广西常用
动物类中药

邓家刚　　甄文全　　主编

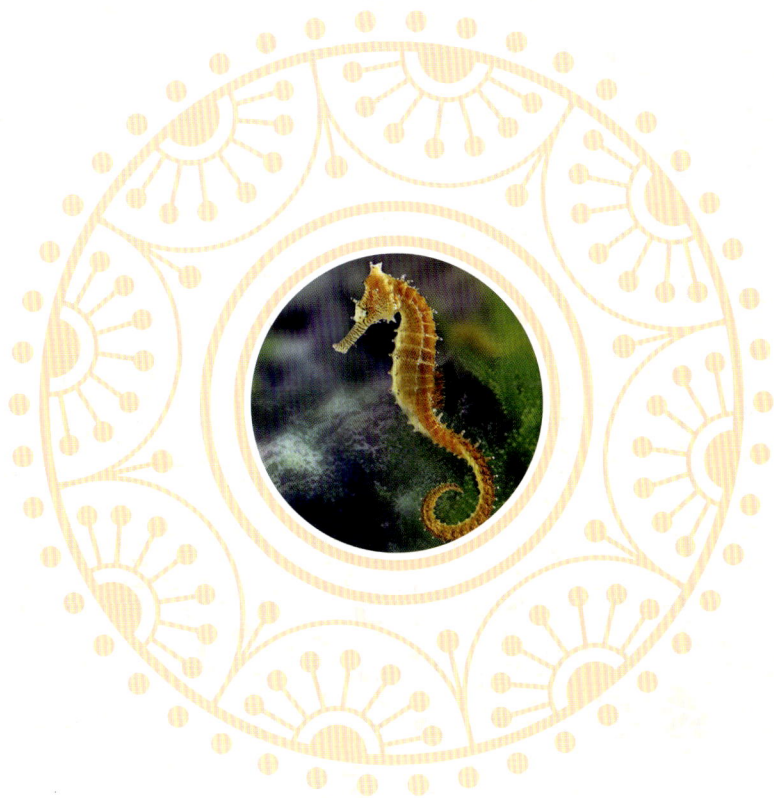

化学工业出版社
·北京·

内容简介

本书共收录了广西地区常见、常用动物类中药 115 种，按照清热解毒、滋阴补血、壮阳补气、祛风湿、平肝息风、利湿化痰、活血化瘀、收敛固涩分类。每味动物类中药按照中文名、拉丁文名、基源、采集、原动物、药材性状、性味归经、功效主治、药理作用、用法用量、使用注意、经验方的顺序进行阐述。并配有原动物或药材的精美、高清彩色图片。本书收录动物类中药品种较多较全，文字介绍全面系统，配图精美丰富，具有较高的参考价值。可供中医药专业医师、药师、研究人员及养殖人员、中医药爱好者参考阅读。

图书在版编目（CIP）数据

广西常用动物类中药 / 邓家刚，甄文全主编．

北京 ：化学工业出版社，2025. 6. -- ISBN 978-7-122-47779-8

Ⅰ. R282.74

中国国家版本馆 CIP 数据核字第 2025BM5010 号

责任编辑：赵兰江　　　　　　　　文字编辑：赵爱萍
责任校对：李雨晴　　　　　　　　装帧设计：张　辉

出版发行：化学工业出版社
　　　　　（北京市东城区青年湖南街 13 号　邮政编码 100011）
印　　装：中煤（北京）印务有限公司
710mm×1000mm　1/16　印张 15¼　字数 219 千字
2025 年 8 月北京第 1 版第 1 次印刷

购书咨询：010-64518888　　　　售后服务：010-64518899
网　　址：http://www.cip.com.cn
凡购买本书，如有缺损质量问题，本社销售中心负责调换。

定　　价：98.00 元

编写人员名单

主　编　　邓家刚　甄文全

副主编　　侯小涛　郝二伟　余丽莹

编　者　　邓家刚　甄文全　侯小涛

　　　　　　郝二伟　余丽莹　杜正彩

　　　　　　泰健峰　覃　信　李　筱

　　　　　　罗远带　周鑫玲　曹富宁

　　　　　　罗　玉　罗　纯

摄　影　　黄克南　邓家刚

前　言

广西蕴藏的药用动物资源极为丰富，陆生与海生药用动物资源有 1300 多种。其中，蛤蚧、白花蛇、合浦珍珠、广地龙均为我国著名的道地药材。广西药用动物以其丰富的资源、优良的品质及确切的疗效闻名遐迩。

本书收录广西常用动物类中药 115 种，按照清热解毒、滋阴补血、壮阳补气、祛风湿、平肝息风、利湿化痰、活血化瘀、收敛固涩的顺序分别介绍。各味动物中药均重点介绍原动物形态、药材性状、药性药效、经验方。

本书编写过程中，查阅中医药古籍著作进行核对，并进行了多版本的比较，希望明确动物药来源、药性药效、经验方等。所选经验方，尽量选味少效佳之方。同时，尽量将古籍中的虚词转换为现代文法，以方便阅读。此外，将所用书籍均列入参考文献，方便读者再次核对。

我国应用药用动物防治疾病历史非常悠久，特别是当代众多专家学者聚焦研究动物中药，取得了丰硕成果，展现了广阔的发展空间与前景。我们期待有志于动物类中药研究和开发利用的同道携起手来，为促进动物中药学术与产业化发展而不懈努力！因编者水平所限及时间仓促，书中难免存在不妥及疏漏之处，敬请同仁及读者批评指正。

编者
2025 年 3 月

目 录

第一章　清热解毒类动物中药 ·················· **001**

蝉蜕 /001　　　　蜗牛 /011　　　　竹蜂 /020

猪胆粉 /003　　　田螺 /013　　　　壁虎 /021

水牛角 /005　　　蚌肉 /015　　　　蛇胆 /024

海蜇 /007　　　　泥鳅 /016　　　　马宝 /027

蛞蝓 /008　　　　蛏壳 /018　　　　狗宝 /028

第二章　滋阴补血类动物中药 ·················· **031**

沙虫 /031　　　　鳝鱼 /046　　　　乌鸡 /061

海参 /032　　　　塘鲺 /048　　　　鸭肉 /063

江珧柱 /035　　　蜂蜜 /049　　　　鸭血 /064

干贝 /037　　　　羊血 /052　　　　猪血 /065

鲍鱼 /039　　　　鳖甲 /053　　　　竹鼠 /067

淡菜 /040　　　　龟甲 /055　　　　阿胶 /068

蚝豉 /042　　　　龟甲胶 /058　　　花胶 /070

章鱼 /044　　　　燕窝 /059

第三章　壮阳补气类动物中药 ·················· **075**

弹涂鱼 /075　　　鸡睾丸 /079　　　鹧鸪 /084

蜂乳 /077　　　　鹌鹑 /081　　　　羊肉 /085

原蚕蛾 /078　　　鸽子 /082　　　　鲨鱼肉 /087

海龙 /089   蛤蚧 /099   狗鞭 /110

海马 /091   鹿角 /102   九香虫 /111

对虾 /094   鹿角胶 /105   禾虫 /114

龙虾 /096   鹿茸 /107

河虾 /097   鹿鞭 /109

第四章　祛风湿类动物中药 ·· 116

蚂蚁 /116   眼镜蛇 /130   三索锦蛇 /138

马鬃蛇 /118   眼镜王蛇 /132   蛇油 /139

蕲蛇 /120   灰鼠蛇 /133   海蛇 /140

乌梢蛇 /123   百花锦蛇 /134   鹿筋 /142

金钱白花蛇 /125   水蛇 /135   狗骨 /143

金环蛇 /128   滑鼠蛇 /137

第五章　平肝息风类动物中药 ·· 145

合浦珍珠 /145   僵蚕 /155   羊角 /165

牡蛎 /147   牛黄 /157   蛇蜕 /167

石决明 /150   全蝎 /160   麝香 /169

地龙 /152   蜈蚣 /163

第六章　利湿化痰类动物中药 ·· 173

蝼蛄 /173   黄颡鱼 /179   螺蛳壳 /183

鲤鱼 /175   青蛙 /180   蚬壳 /185

鲫鱼 /177   乌鳢 /182   蛤壳 /187

第七章　活血化瘀类动物中药 ························· **190**

水蛭 / 190　　　　五灵脂 / 199　　　　海星 / 208

斑蝥 / 193　　　　虻虫 / 202　　　　青蟹 / 210

蟑螂 / 196　　　　刺猬皮 / 204　　　　河蟹 / 211

鱼油 / 197　　　　瓦楞子 / 206　　　　土鳖虫 / 213

第八章　收敛固涩类动物中药 ························· **216**

海螵蛸 / 216　　　　五倍子 / 221　　　　鹿角霜 / 225

桑螵蛸 / 218　　　　龙虱 / 224　　　　鸡内金 / 227

参考文献 ··· **230**

中文索引 ··· **235**

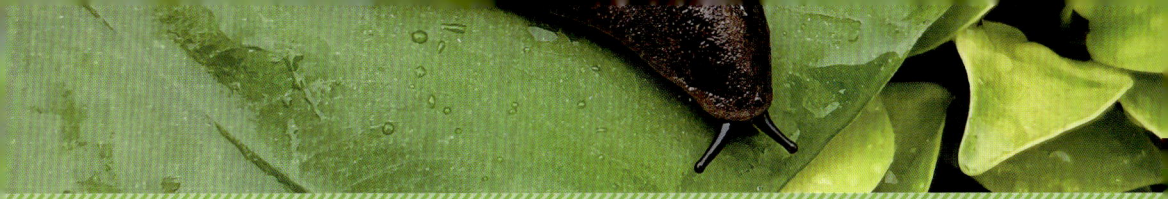

第一章
清热解毒类动物中药

蝉蜕 Chán Tuì　　　　　　　　　　　　　　　　　Cicadae Periostracum

　　本品为蝉科昆虫黑蚱 *Cryptotympana pustulata* Fabricius 的若虫羽化时脱落的蜕（皮壳）。蝉蜕，又称蝉甲、蝉衣、蝉壳、伏壳、知了皮等。夏、秋二季采集，除去泥沙，晒干。

　　【原动物】体黑色，有光泽，着生密浅黄色绒毛。头横宽。复眼 1 对，大，淡黄褐色。单眼 3 个，三角形排列，位于复眼中央。触角短小，刚毛状。刺吸式口器。前胸背板小。中胸背板宽大，中央有 X 形黄褐色隆起。两翅膜质透明；前翅大，近倒等腰三角形，基部烟黑色，脉红褐色，脉端黑褐色；后翅近卵圆形，基部烟黑色。足黑色，有不规则黄褐色斑。前足腿节膨大，腹面有齿。雄性腹部第 1 节和第 2 节有鸣器；雌性腹部无鸣器，有听器。腹部背面黑色，有光泽，生有黄褐色或黄灰色绒毛，腹部侧缘和各腹节后缘黄褐色，腹部腹面黄褐色。

　　黑蚱在广西各地均

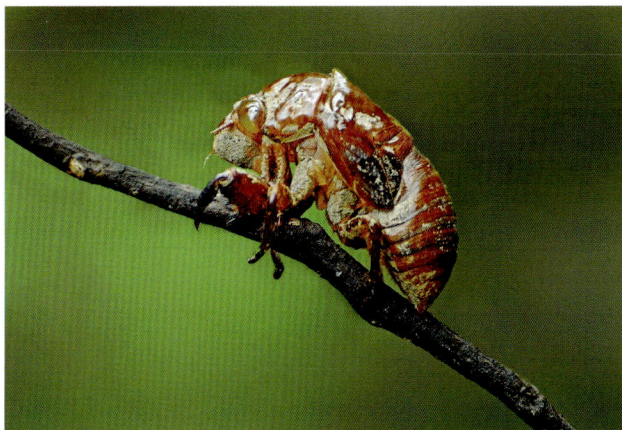

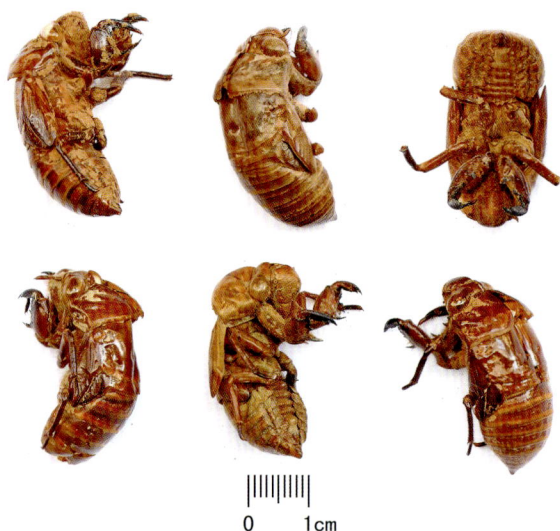

||||||||||
0　　1cm

有分布。

【药材性状】本品椭圆形、弯曲，长约3.5cm，宽约2cm。表面黄棕色，半透明，有光泽。触角丝状，多断落。复眼突出。口吻发达，上唇宽短，下唇伸长成管状。胸部背面呈十字形裂开，裂口向内卷曲。翅芽2对。腹面有足3对，被黄棕色细毛。腹部钝圆，9节。体轻，中空，易碎。无臭，气微，味淡。

【性味归经】味甘，性寒。归肺、肝经。

【功效主治】散风除热，利咽，透疹，明目退翳，息风止痉。主治风热感冒，咽痛音哑，麻疹不透，风疹瘙痒，目赤翳障，惊风抽搐，破伤风。

【药理作用】有解热、镇静、镇痛、抗惊厥、抗过敏、抗肿瘤、免疫抑制作用。

【用法用量】内服：煎汤，3～6g；或入丸、散。一般病证用量宜小，止痉则需大量。

【使用注意】有食用油炸蚱蝉致过敏的报道。孕妇慎用。

【经验方】

（1）治温病，表里俱觉发热：薄荷叶三钱，蝉蜕（去足、土）二钱，生石膏（研细）一两，甘草一钱五分。以上各药一起煎汤服。（《医学衷中参西录》凉解汤）

（2）治风温初起，风热新感，冬温袭肺咳嗽：蝉蜕（去足、翅）一钱，薄荷一钱五分，前胡一钱五分，淡豆豉四钱，瓜蒌皮（栝楼壳）二钱，牛蒡子一钱五分。以上各药一起煎汤服。（《时病论歌括新编》辛凉解表法）

（3）治皮肤风痒：蝉蜕为末，每服一钱，羊肝煎汤送下。一天服二次。

（《本草纲目》）

（4）治肝经蕴热，风毒之气内搏，上攻眼目，翳膜遮睛，赤肿疼痛，昏暗视物不明，隐涩难开，多生眵泪，内外障眼：蝉蜕（洗净，去土）、谷精草（洗去土）、白蒺藜（炒）、菊花（去梗）、防风（不见火）、决明子（炒）、密蒙花（去枝）、羌活、黄芩（去土）、蔓荆子（去白皮）、山栀子（去皮）、甘草（炒）、川芎（不见火）、木贼草（净洗）、荆芥穗各等分。以上各药研为末。每服二钱，用茶清调服，或用荆芥汤入茶少许调服亦可，食后及临卧时服。（《太平惠民和剂局方》蝉蜕散）

（5）痘后目翳：蝉蜕研为末。每服一钱，羊肝煎汤送下，日二。（《本草纲目》）

（6）小儿惊悸：取蝉蜕二七枚，去翅、足，为末，入朱砂末一字，蜜调与吮之。（《本草纲目》）

（7）治小儿咳嗽痰壅，不欲乳食：蝉蜕（微炒）、桔梗（去芦头）、陈皮（汤浸，去白瓤，焙）、人参（去芦头）、甘草（炙微赤，锉）各一分，半夏（汤洗七遍去滑）半分。以上各药捣细罗为散。每服用生姜粥饮调下一字，日三五服。量儿大小以意加减。（《太平圣惠方》蝉壳散）

（8）治小儿一百二十日内夜啼：用蝉蜕四十九个，去前截，用后截，研为末，分四服，钩藤汤调下。（《本草纲目》）

猪胆粉　Zhū Dǎn Fěn　Suis Fellis Pulvis

本品为猪科动物猪 *Sus scrofa domestica* Brisson 胆汁的干燥品。取猪胆汁，滤过，干燥，粉碎，即得。

【原动物】猪，又称豕、豚。体短而宽，略呈椭圆形，肥胖。头长。吻部延伸向前突出，前端裸露，有软骨垫。四肢较短，后腿丰满。背宽向下凹。全身有稀疏的粗硬毛。

猪品种很多，广西产的猪大多为华南型。

【药材性状】本品为黄色或灰黄色粉末。气微腥，味苦，易吸潮。

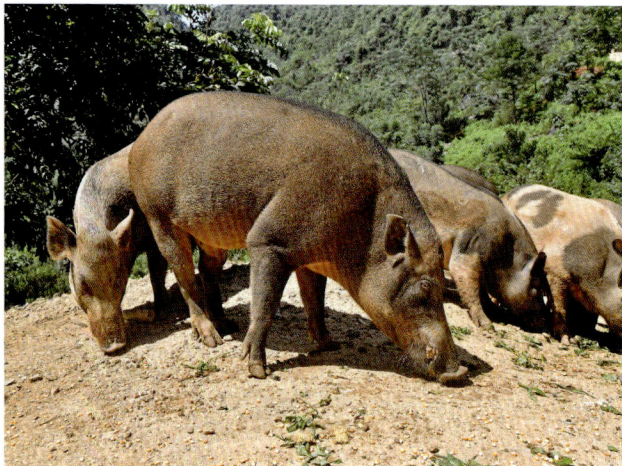

【性味归经】味苦，性寒。归肝、胆、肺、大肠经。

【功效主治】清热润燥，解毒，止咳平喘。主治热病燥渴，目赤，喉痹，黄疸，百日咳，哮喘，泄泻，痢疾，便秘，痈疮肿毒。

【药理作用】有镇静、降血脂、促消化、抗菌抗炎作用。

【用法用量】内服：0.3～0.6g，冲服或入丸散。外用：适量，研末或水调涂敷患处。

【经验方】

（1）治肝胆疾患所致的黄疸、胆囊炎、胆结石及慢性便秘：猪胆300g，制成干燥粉末，水泛为丸如绿豆大，每次2～3g，每日3次，温开水送服。（《叶橘泉现代实用中药》）

（2）治眼青盲：猪胆五枚，取汁，于铜器中。慢火煎令可丸，即丸如黍米大，纳眼中有验。（《太平圣惠方》）

（3）治赤眼有疮，及生翳肉，日夜难开，极痛：獖猪胆（干者，如枣许大）、杏仁（汤浸，去皮，研）各七枚，朴消一钱，龙脑一字。以上四味药，先将杏仁入乳钵中，研令细，次下三味药同研，以瓷盒盛，经一宿。每点如黍米大，纳目眦中，眼中冷泪出，至十日自瘥。慎之，其药密覆，勿令见风。（《圣济总录》獖猪胆方）

（4）治咽喉肿痛：腊八日猪胆一两个，用枯矾五钱、茄柴灰五钱，共入胆装满，阴干。吹些许入喉。（《鲁府禁方》吹喉散）

（5）治阳明病，津液内竭，大便硬，不可攻：①大猪胆一枚，泄汁，和醋少许，以灌谷道中，如一食顷，当大便出宿食甚多。（《伤寒论》猪胆汁导法）②用猪胆取汁，入醋少许，用竹管长三四寸，以一半纳谷道中，将胆汁

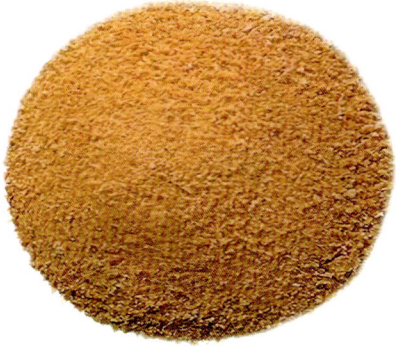

灌入肛中，顷当大便。(《医林纂要探源》导法)

(6) 治臁疮并脚腿血风疮：用猪胆同黄蜡成膏。先以茶清洗净疮口，后用厚纸摊药贴上。(《卫生易简方》)

(7) 治痔疮：猪胆七枚，各取汁，以建盏藏，炭火熬成膏，用单纸摊敷。须先用槐根取白皮煎汤。温洗，然后敷药。(《仁斋直指方》治痔猪胆膏)

(8) 治小便不通：用大猪胆，如鸡子大，入热酒中服之。(《普济方》)

注：猪 *Sus scrofa domesticus* Brisson 引自《中华本草》，现在动物分类学认为其名称应为猪 *Sus scrofa* subsp.*domesticus* Linnaeus，1758。

水牛角　*Shuǐ Niú Jiǎo*　　　　　　　　　　　　Bubali Cornu

本品为牛科动物水牛 *Bubalus bubalis* Linnaeus 的角。取角后，水煮，除去角塞，干燥。

【原动物】水牛，又称河水牛、亚洲水牛、印度水牛、家水牛。体粗壮，被毛稀疏，多为灰黑色。头大，口大。角1对，粗大而扁，并向后方弯曲，上有许多节纹。颈短，腰腹大。四肢短，蹄大，质地坚实，耐浸泡，膝关节和球节灵活，能在泥浆中行走自如。耳郭较短小，头额部狭长，背中

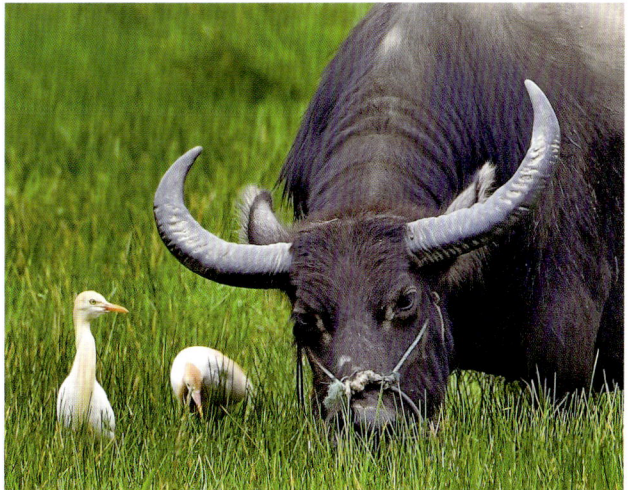

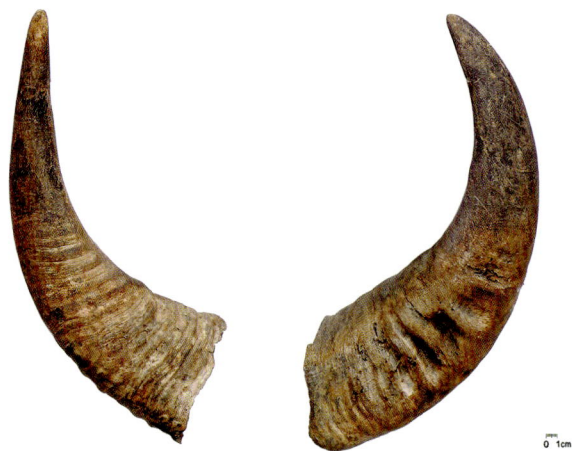

线毛被向前倾斜，背部向后下方倾斜。皮厚，汗腺极不发达，需用水散热，所以经常泡在水中。

水牛分布于广西各地，以桂西地区较多。

【药材性状】本品呈稍扁平而弯曲的锥形，长短不一。表面棕黑色或灰黑色，一侧有数条横向的沟槽，另一侧有密集的横向凹陷条纹。上部渐尖，有纵纹，基部略呈三角形，中空。角质，坚硬。气微腥，味淡。

【性味归经】味苦，性寒。归心、肝经。

【功效主治】清热凉血，解毒，定惊。主治热病头痛，高热神昏，发斑发疹，吐血、衄血，瘀热发黄，小儿惊风及咽喉肿痛，口舌生疮。

【药理作用】有抗炎、抗惊厥、抗癫痫、镇静、通便、保肝作用。

【用法用量】内服：15～30g，宜先煎 3 小时以上。冲服水牛角粉，一次1.5～3g，每日 2 次。

【使用注意】脾胃虚寒者忌用。

【经验方】

（1）治牛程寨肿痛，肿高突起，支脚难行，久则破裂，脓水相流：牛角尖（烧灰）、水龙骨、松香、轻粉各等分。共为末，牛骨髓调搽。虚弱者，兼服十全大补汤。（《外科正宗》牛角散）

（2）治石淋：牛角烧灰，服方寸匕，日五六服，任意饮酒。（《外台秘要》）

（3）治血热毒盛，小儿疮疖，痱毒，咽喉肿痛：水牛角浓缩粉20g，连翘 60g，青黛 20g，黄连 5g，牛蒡子（炒）50g，玄参 60g，地黄 50g，桔梗50g，芒硝 5g，赤芍 50g，甘草 60g。以上十一味药，除水牛角浓缩粉外，其余连翘等十味粉碎成细粉；将水牛角浓缩粉研细，与上述粉末配研，过筛，混匀。每 100g 粉末用炼蜜 45～55g 和适量的水泛丸，干燥，制成水蜜丸；或加炼蜜 100～120g 制成小蜜丸或大蜜丸。（《中国药典》2020 五福化毒丸）

海蜇 Hǎi Zhé Cutis Rhopilemae

本品为根口水母科动物海蜇 *Rhopilema esculenta* Kishinouye 或黄斑海蜇 *Rhopilema hispidum* Vanhöeffen 的全体。海蜇，又称沙海蜇、水母、白皮子。秋季用渔具进行捕捞，后用明矾和食盐制成海蜇干；用时置水中浸泡 2～3 天，每天换水，待漂淡后，捞出，切碎。

【原动物】海蜇：伞部呈半球形，中胶层厚而坚硬，边缘渐薄，伞部宽度通常在 25～50cm。外伞表面光滑，伞缘有 8 个缺刻。内伞有圆形环肌。口腕 8 个，其上方有 8 对褶皱的肩板。各口腕和肩板边缘上有许多长的附属器（150～180 条），每个口腕末端各有一棒状附肢。马蹄形生殖腺 4 个，分别位于间辐处。海蜇生活时通常为青蓝色，有时呈暗红色。口腕附属器乳白色，或近乎透明。

黄斑海蜇与海蜇形态相似。二者最主要的差别是：黄斑海蜇外伞部表面具有许多短小而尖硬的疣突，并有黄褐色小斑点。生殖乳突很大，卵圆形，其表面有尖刺的突起。成体乳白色，外伞表面散布着黄褐色的小斑点。

海蜇与黄斑海蜇在广西北部湾均有分布。

【药材性状】同原动物形态。

【性味归经】味咸，性平。归肝、肾、肺经。

【功效主治】清热化痰，消肿散结。主治热痰咳嗽，痰热哮喘，口燥咽干，食积

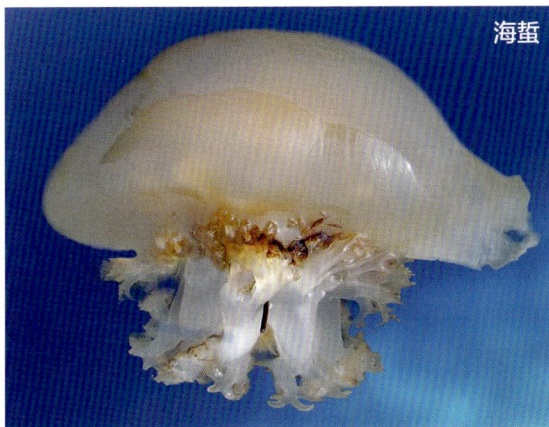
海蜇

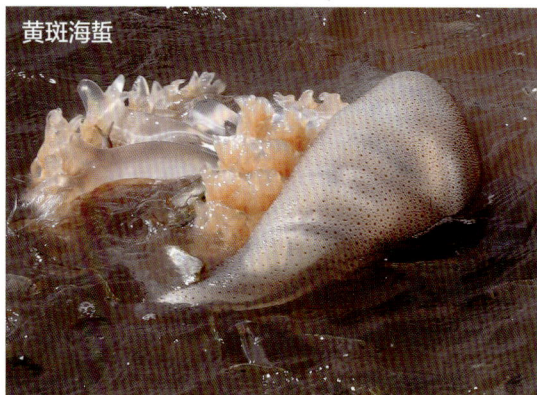

黄斑海蜇

痞胀，瘰疬；高血压，硅沉着病等。

【药理作用】有降血压、降血脂、扩张血管的作用。

【用法用量】内服：煎汤，30～60g。或以姜、醋拌食。外用：适量，蜇皮贴敷。

【使用注意】脾胃寒弱者勿食。

【经验方】

（1）治头风：白皮子贴两太阳。（《本草纲目拾遗》）

（2）治失音：海蜇皮、冰糖各适量，开水炖服。（《海洋药物民间应用》）

（3）治膝髌风湿：白皮子贴之。（《本草纲目拾遗》）

（4）治瘿瘤：海蜇皮、海藻、昆布、浙贝母、玄参、牡蛎、三棱、莪术等分，研末，炼蜜为丸，每次 10g，每日 3 次。（《海洋药物民间应用》）

（5）治便秘（温热后期，肠燥便秘）：海蜇皮加荸荠适量，煎汤内服。（《海洋药物民间应用》）

（6）治小儿一切积滞：荸荠与海蜇同煮，去蜇食荠。（《本草纲目拾遗》）

（7）治烫伤：海蜇皮外敷。（《海洋药物民间应用》）

注：海蜇 *Rhopilema esculenta* kishinouye 引自《中华本草》，现在动物分类学认为其名称应为海蜇 *Rhopilema esculentum* kishinouye，1891。黄斑海蜇 *Rhopilema hispidum* Vanhöeffen 引自《中华本草》，现在动物分类学认为其名称应为黄斑海蜇 *Rhopilema hispidum*（Vanhöeffen，1888）。

蛞蝓 Kuò Yú　　　　　　　　　　　　　　Limacus

本品为野蛞蝓科动物野蛞蝓 *Agriolimax agrestis*（Linnaeus）、蛞蝓科动物黄蛞蝓 *Limax flavus*（Linnaeus）、足襞蛞蝓科动物覆套足襞蛞蝓 *Vaginulus alte*

（Ferussac）的新鲜或干燥全体。夏秋捕捉，一般随采随用；或洗净，焙干，干燥保存。

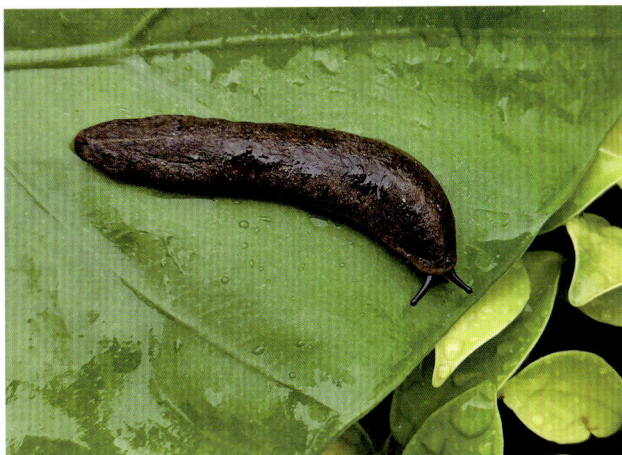

【原动物】野蛞蝓：体长梭形，柔软、光滑而无外壳；体表暗黑色、暗灰色、黄白色或灰红色。触角2对，暗黑色；前触角短，后触角长、端部具眼。体背前端具外套膜，为体长的1/3，边缘卷起，其内有退化的贝壳（即盾板）。呼吸孔在体右侧前方，其上有细小的色线环绕。

黄蛞蝓：体裸露而柔软，无外壳。两对触角淡蓝色。在体背部前端的1/3处有一椭圆形的外套膜，其前半部呈游离状，当动物收缩时可覆盖其头部。生殖孔在右前触角基部稍后方2～3mm处。尾部具有短的尾嵴。体色为黄褐色或深橙色，并具有零散的浅黄色和淡白色相间的斑点，靠近足部两侧的颜色较浅。跖足为淡黄色。

覆套足襞蛞蝓：体表呈黑褐色，有无数细小的颗粒状突起，背部中央有一条细的黄褐色条纹，两侧有无数细小的黄褐色斑点。跖面为淡黄色。前触角长，具有黑色的眼。

蛞蝓在广西各地均有分布。

【药材性状】本品长条形，常扭曲。头尾近等宽。灰褐色或黑褐色。体具细小横皱纹。质脆，断面胶质状。气腥，味咸。

【性味归经】味咸，性寒。归肝、肺、大肠经。

【功效主治】清热祛风，消肿解毒，破瘀通经，镇静，平喘，固脱。主治中风，筋脉拘挛，惊痫，喘息，喉痹，咽肿，热疮肿毒，丹毒，经闭，癥瘕，蜈蚣咬伤，痔疮肿痛，脱肛等。

【药理作用】有抑制肿瘤、抗白血病作用。

【用法用量】内服：焙干，研末，或研烂为丸，2～3条。外用：研末，5～10条。

【使用注意】小儿体弱多泄者不宜用。非实热者及脾胃虚寒者慎用。

【经验方】

（1）治喘息：蛞蝓一百条，洗净，加贝母适量，同捣如泥，为丸，每次五分，日服二次。（《吉林中草药》）

（2）治白喉、喉痛：蛞蝓适量，寒水石30g，共捣烂，晒干，研末，加入青黛（飞过）3g，拌匀，备用。用小竹管蘸药，吹到患处。日四五次。（《广西药用动物》）

（3）治脚气烂疮：蛞蝓焙干，研末，香油调敷。日二次。（《吉林中草药》）

（4）治臁疮：蛞蝓焙干研末，香油调敷。（《中国动物药志》）

（5）治痔疮肿痛：① 蛞蝓四五条，捣烂，外敷患处。（《广西药用动物》）② 蛞蝓（大者）一二条，研令烂，入研细龙脑一字、坯子胭脂半钱。同研极细，瓷瓶收贮。先以石薜荔煮水，熏洗患处，拭干。后蘸药敷疮上，每日早晚各一次。（《妇人大全良方》）③ 大蛞蝓1～2条，用70%酒精浸洗消毒后，用消毒乳钵研烂，加入梅花冰片少许，涂敷患部。（《叶橘泉现代实用中药》）

（6）治烧烫伤：蛞蝓10条，麻油适量。一同放进玻璃瓶内浸泡，蛞蝓溶化后，用鸭毛蘸药液涂患处，干了再涂。（《广西药用动物》）

注：野蛞蝓 *Agriolimax agrestis*（Linnaeus）引自《中华本草》，现在动物分类学认为其名称应为野蛞蝓 *Deroceras agreste*（Linnaeus，1758）。黄蛞蝓 *Limax flavus*（Linnaeus）引自《中华本草》，现在动物分类学认为其名称应为黄蛞蝓 *Limacus flavus*（Linnaeus，1758）。覆套足襞蛞蝓 *Vaginulus alte*

（Ferussac）引自《广西壮族自治区壮药质量标准》，现在动物分类学认为其名称应为覆套足襞蛞蝓 *Laevicaulis alte*（Férussac，1822）。

蜗牛 Wō Niú

本品为坚螺科动物同型巴蜗牛 *Bradybaena similaris*（Férussac）的全体。夏、秋两季捕捉。用开水烫死，全体鲜用，或晒干、焙干后放在瓶内贮存备用。

【原动物】贝壳中等大小。壳质厚，坚实，右螺旋，呈扁球形，黄褐色、红褐色或栗色，壳面生长线细密而明显，有光泽。有螺层 5～6 层，在体螺层周缘及缝合线上，常有 1 条暗褐色色带。壳口马蹄形，口缘锋利，无壳盖。头上有 2 对触角，第 1 对触角短，第 2 对触角长，顶端有眼。口在头的前部腹面。口缘略反曲，里面白色。脐孔小，呈圆孔状。爬行时，头和足伸出壳外。

蜗牛在广西有广泛分布。

【药材性状】外形如原动物。

【性味归经】味咸，性寒；有小毒。归膀胱、胃、大肠经。

【功效主治】清热解毒，镇惊，消肿。主治风热惊痫，消渴，喉痹，疟腮，痈肿丹毒，痔疮，脱肛，蜈蚣咬伤。

【用法用量】内服：30～60g，煎汤或捣汁、焙干研末。外用：捣敷或焙干研末调敷。鲜品每天用量 30～100g。

【使用注意】不宜久服。脾胃虚寒者禁用。

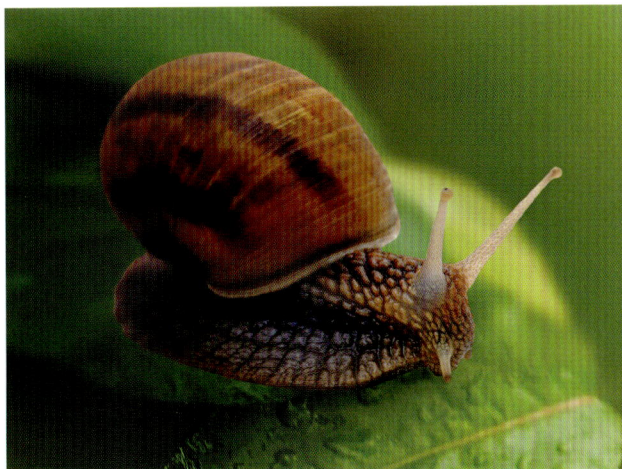

【经验方】

（1）治风邪惊痫：鲜蜗牛 10 个，蜈蚣 1 条，全蝎 2.1g，朱砂 0.5g，钩藤 9g，牛胆汁 3g。水煎服。孕妇忌服。（《山东药用动物》）

（2）治消渴热，或心神烦乱：活蜗牛 49 枚，以水一大盏，于瓷器中浸一宿，以器盖之，其蜗牛自沿器上，去蜗牛取清水，顿服之，重者不过三服。（《太平圣惠方》）

（3）治血热冲肺，鼻衄不止：蜗牛一分（炙干），海螵蛸（乌贼鱼骨）半钱。以上二味捣研为散，含水一口，搐一字入鼻内。（《圣济总录》蜗牛散）

（4）治发背：活蜗牛一百个，纳净瓶中，用新汲水一盏，浸之封系，自晚至明，取蜗牛放之，其水如涎，用蛤粉三钱调匀，以鸡翎扫疮上，日十余度，痛止疮愈。（《卫生易简方》）

（5）治丹毒：活蜗牛 20 个，冰片一分。将活蜗牛放入碗内撒上冰片，待蜗牛化水，以水外擦患处。（《青岛中草药手册》）

（6）治瘰疬，已破或未破：蜗牛不拘多少，以竹签串，瓦上阴干，烧存性，为末。入轻粉少许，猪骨髓调，用油纸量疮大小贴之。（《三因极一病证方论》蜗牛散）

（7）治喉痹：① 蜗牛绵裹，水浸含咽。（《本草纲目》）② 蜗牛七枚，白梅三枚取肉。同研烂，绵裹如枣核大，含咽津即通。（《太平圣惠方》）

（8）小便不通：① 鲜蜗牛 20 个，鲜马齿苋 30g。捣泥糊状，敷脐处，至排尿后为止。（《青岛中草药手册》）② 蜗牛 15g。水煎，日服 3 次。（《山东药用动物》）

（9）脱肛：蜗牛 30g，焙干；诃子 15g。共研细末，用猪油调匀，敷患处。（《山东药用动物》）

注：在广西分布的巴蜗牛科灰尖巴蜗牛 *Bradybaena ravida*（Benson，1842）、巴蜗牛科江西鞭巴蜗牛 *Mastigeulota kiangsinensis*（Martens，1875）也有类似功效。

田螺 Tián Luó

本品为田螺科中国圆田螺 *Cipangopaludina chinensis*（Gray）、中华圆田螺 *Cipangopaludina cathayensis*（Heude）的全体。田螺又称螺蛳、香螺。全年出产，以 5～10 月最多。鲜用时，随用随采。

【原动物】中国圆田螺：壳大而薄，圆锥形。壳外表面光滑，无肋，具有细密而明显的生长线。壳右旋，体螺层膨大，有 6～7 个螺层，各螺层高、宽度增长迅速，壳面凸。缝合线极明显。螺旋部高起呈圆锥形，其高度大于壳口高度，顶端骤尖。壳口呈卵圆形，上方有 1 个锐角，周缘具有黑色框边，外唇简单，内唇上方贴覆于体螺层上，部分或全部遮盖脐孔，脐孔呈缝状。厣角质，为一个黄褐色圆形薄片，有明显的同心圆生长线，厣核位于内唇中央处。头部明显，头顶两侧有 1 对触角，眼在触角基部的外侧。腹足很发达。雄性的触角左长右短，雌性的触角左右相等。

中华圆田螺：贝壳大，薄而坚。体型较中国圆田螺略小，呈卵圆形。螺层 6～7 层。螺旋部较短而宽，体螺层特别膨圆。壳顶尖，缝合线深。壳面绿褐色或黄褐色。壳口卵圆形，周围具黑色框边。外唇简单；内唇厚，遮盖脐孔。厣角质。

田螺在广西各地均有分布。

【药材性状】同原动物形态。

【性味归经】味甘、咸，性寒。归肝、脾、膀胱经。

【功效主治】清热明目，利水通淋，止渴，解毒。主治目赤痛、小便赤涩、尿闭、黄疸、脚气、消渴、痔疮、中耳炎等。

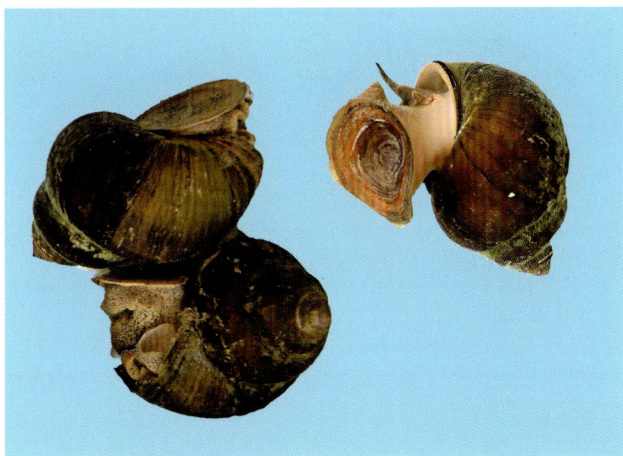

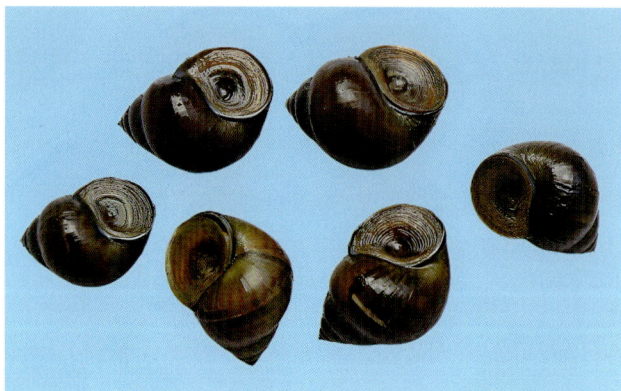

【药理作用】有保肝、抗菌、抗病毒、抗肿瘤作用。

【用法用量】内服：适量，煎汤；或烧存性研末。外用：适量，取涎涂或捣敷。

【使用注意】脾胃虚寒者慎用，便溏腹泻、风寒感冒期间、女子行经期间及妇人产后忌食。

【经验方】

（1）治瘰疬：① 大田螺连壳肉烧存性，研末，破者干贴，未破者香油调敷。（《医林类证集要》）②（田螺肉）烧研。（《濒湖集简方》）

（2）治反胃呕噎：大田螺不拘多少，洗净，瓷盆内养令吐出泥，用米筛张灰于地上，再将沙皮纸铺于灰上，去已养田螺，令吐出水澄清，旋去上面清水，再将泥倾于纸上，候泥干稠，丸如梧桐子大，每服三十丸，藿香汤下。另一方用烂壳烧灰服之。（《奇效良方》螺泥丸）

（3）治酒毒肠风下血：大田螺五个，洗净，仰置新瓦上，火上烧，以壳白肉干为度，然后碾为细末，只作一服，热酒调下。（《是斋百一选方》）

（4）治酒疸：田螺七个，水养去泥土，捶碎取螺头细锉，以热酒浸，频服。（《是斋百一选方》）

（5）治小便热郁不通：用田螺捣朴硝，加少许麝香，捣如泥，贴脐上。寒郁不通，炒盐熨脐下即通。（《医钞类编》）

（6）治内痔外痔肿痛：① 大田螺一个，以冰片一分（掺靥中），仰放盏内，少顷水流出，取（汁）搽痔疮。多食雪梨，不必服药，蛇床子煎汤熏洗。（《经验良方全集》）② 田螺一个，挑开靥，入冰片一分，过一宿，取螺内水，搽疮。先用冬瓜瓢煎汤洗净。（《卫生易简方》）

（7）治小儿惊风有痰，疮疡脓水：田螺烂壳，研细末，服。（《濒湖集简方》）

（8）治小儿噤口痢，下水气淋闭：田螺肉捣烂，贴脐，引药下行。(《濒湖集简方》)

蚌肉 Bàng Ròu

本品为蚌科动物褶纹冠蚌 *Cristaria plicata*（Leach）、三角帆蚌 *Hyriopsis cumingii*（Lea）等蚌类的肉。全年可捕捉，捕后去壳，取肉，洗净，鲜用。

【原动物】褶纹冠蚌，俗称鸡冠蚌、湖蚌、绵蚌、水蚌、水壳、大江贝、棉鞋蚌等。壳大，呈不等边三角形，前背缘突出不明显，后背缘伸展成巨大的冠。壳后背部有一列粗大的纵肋。铰合部不甚发达，左、右壳各有 1 枚大的后侧齿及 1 枚细弱的前侧齿。

三角帆蚌，壳大而扁平，壳质厚重、坚硬。壳顶低，位于前端，后背缘向上突起形成帆状的后翼，此翼脆弱易断。壳面黄褐色或漆黑色，有生长纹，后背有数条斜行粗肋。左壳有 2 个拟主齿和 2 个长的侧齿。珍珠层乳白色或肉红色，富有珍珠光泽。

【药材性状】鲜蚌肉主体乳黄色，去黑色外套膜。

【性味归经】味甘、咸，性寒。归肝、肾经。

【功效主治】清热，滋阴，明目，解毒。主治烦热，消渴，血崩，带下，痔瘘，目赤。

【药理作用】有抗肿瘤作用。

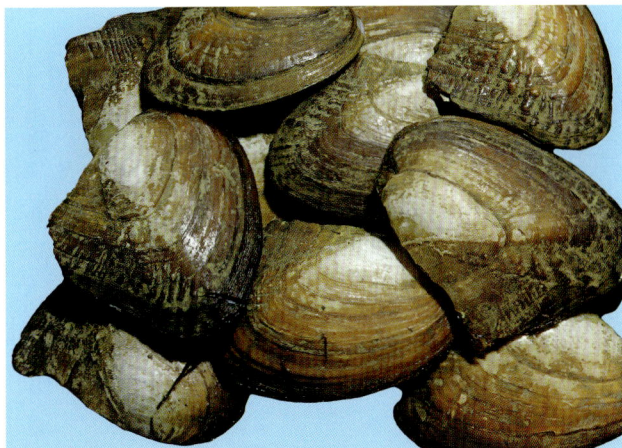

【用法用量】内服：煮食，90～150g。

【使用注意】脾胃虚寒者慎服。

【经验方】

（1）治崩漏带下：鲜蚌肉 60g，白果肉

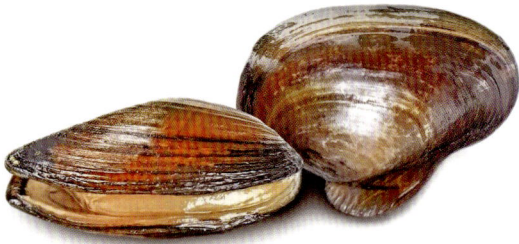

15g，黄芪12g，党参12g，当归9g。炖汤服。（《广西药用动物》）

（2）治痔疮：鲜蚌肉半碗。洗净，先用油炒，再放少量盐、油、生姜调味，加水煮烂，共1碗，1次服完。隔天早、晚空腹服。（《广西药用动物》）

（3）明目：鲜蚌肉60g，蝉花9g。炖汤服。孕妇用时要慎重。（《广西药用动物》）

（4）治小儿胎毒、湿疹：鲜河蛤蜊一个。烧存性，研细。香油调涂患处。（《吉林中草药》）

（5）治鼻疗：活河蛤蜊一个，冰片一分，硼砂二分。将硼砂和冰片研细，放入蛤蜊壳内。待其死后，用水溶液滴入鼻内。（《吉林中草药》）

注：三角帆蚌 *Hyriopsis cumingii*（Lea）引自《中国药典》2020年版，现在动物分类学认为其名称应为三角帆蚌 *Sinohyriopsis cumingii*（I.Lea，1852）。

泥鳅 Ní Qiū

本品为鳅科动物泥鳅 *Misgurnus anguillicaudatus*（Cantor）的全体。泥鳅，又称鱼鳅、泥鳅鱼、拧沟、泥沟娄子。四季均可捕捉，捕后洗净，用清水放养，使其肠内容物排尽后，鲜用，或剖除内脏，阴干或烘干。

【原动物】体长形，圆柱状，尾柄侧扁而薄。头小。吻尖。口下位，呈马蹄形。须5对。眼小，侧上位，被皮膜覆盖。鳃孔小，鳃裂止于胸鳍基部。鳞细小，深陷皮内。侧线完全。侧线鳞多于150枚。鳔小。背鳍短，起点与腹鳍起点相对，具不分枝鳍条2、分枝鳍条7。胸鳍距腹鳍较远，具不分枝鳍条1、分枝鳍条10。腹鳍不达臀鳍，具不分枝鳍条1、分枝鳍条5～6。臀鳍具不分枝鳍条 2、分枝鳍条 5。尾鳍圆形。体上部灰褐色，下部白色，体侧有不规则的黑色斑点。背鳍及尾鳍上有斑点。尾鳍基部上方有一个黑色大斑。其他各鳍灰白色。

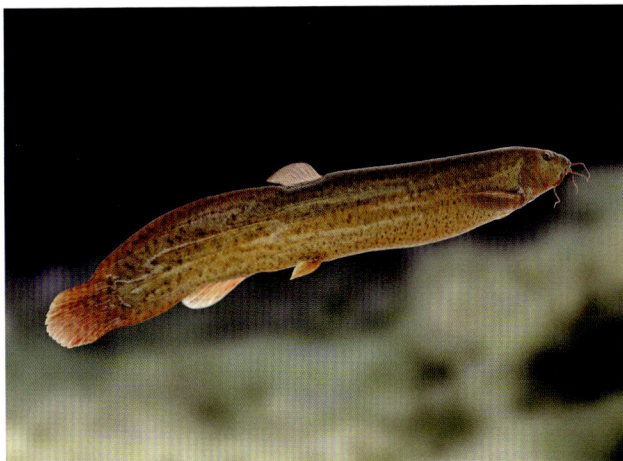

泥鳅在广西各地均有分布。

【药材性状】干品长条形，不直，色黑。气微腥。

【性味归经】味甘，性平。归胃、小肠经。

【功效主治】清热解毒，消肿止渴，滋阴潜阳。主治温病大热、神昏口渴、水肿黄疸、小便不利、阳痿等，近代用于治疗传染性肝炎和糖尿病。

【用法用量】内服：250～300g，煮食，或烧存性入散剂。外用：烧存性，研末，调敷，或用活泥鳅捣碎外敷。

【使用注意】泥鳅不宜与狗肉及螃蟹同食；阴虚火盛者忌食。

【经验方】

（1）治消渴饮水无度：泥鳅鱼十头（阴干，去头尾，烧灰，碾细为末），干荷叶（碾细为末）。上二味末等分。每服二钱匕，新汲水调下，遇渴时服，日三，候不思水即止。（《圣济总录》沃焦散）

（2）治急慢性肝炎：泥鳅烘干，研末，每天 3 次，每次 9g，饭后服。小儿量酌减。（《广西药用动物》）

（3）治营养不良性水肿：泥鳅 90g，大蒜头 2 个，猛火炖吃，不加盐，连续吃几次。（《广西药用动物》）

（4）治小便不通，热淋：用白糖撒在泥鳅身上，使黏液、白糖混合，然后取混合液冲冷开水服。（《广西药用动物》）

蛏壳 Chēng Ké　　　　　　　　　　　　　　　Concha Solinis

本品为蛏科动物缢蛏 *Sinonovacula constricta*（Lamarck）、长竹蛏 *Solen strictus* Gould、大竹蛏 *Solen grandis* Dunker 等的贝壳。

【原动物】缢蛏：贝壳长方形，壳顶位于背缘的最靠前端，约为贝壳全长的 1/3 处。背腹缘近于平行，前、后端圆。两壳关闭时，前后端开口。外韧带黑褐色，略近三角形。壳表生长线明显。壳中央稍靠前端有 1 条自壳顶至腹缘微凹的斜沟，壳面被有一层黄绿色的外皮，在成长的个体中，常被磨损脱落而呈白色。壳内面白色，壳顶下面有与壳表凹沟相应的 1 条突起。铰合部小。右壳具有 2 枚主齿，前面 1 枚略垂直于壳面，后面 1 枚向后方倾斜。左壳具有 3 枚主齿，中央有 1 个大而分叉。前闭壳肌痕三角形，尖端斜向壳顶，后闭壳肌痕三角形，大于前者。外套痕显著。外套窦宽大，前端呈圆形，与外套线相平行地向前伸，大约延伸至壳长的 2/5。

长竹蛏：壳细圆柱形，壳长为壳高的 5～6 倍。壳质薄脆，壳顶不明显，位于贝壳最前端。两壳闭合后呈竹筒状，前后两端均开口。贝壳前缘为截形、略倾斜，后缘近网形；壳顶不明显。壳表光滑，生长纹明显，外被黄绿色壳皮，腹缘壳皮较完整，壳顶部常脱落。壳内面白色与淡黄褐色混杂，有光泽。铰合部不发达，两壳各具 1 枚主齿。前闭壳肌痕极细长，部分个体超过韧带长度；后闭壳肌痕近似拉长的三角形。外套痕明显，外套窦半圆形。

大竹蛏：贝壳长，一般壳长为壳高的 4～5 倍。亮口缘与腹缘平行，只在腹缘中部稍向内凹。壳顶位于壳的最前端，壳前缘截形，后端圆。两壳合抱呈竹筒状，前后两端开口。壳质薄脆。壳表光滑，被黄褐色壳皮，有时有淡红色彩带。生长线明显，沿后缘及腹缘方向排列。壳内面白色或稍带紫色，可见淡红色彩带。铰合部小，两壳各具主齿 1 枚。

【药材性状】缢蛏壳：贝壳类长方形。壳背腹缘近于平行，前后端圆形。外表面生长线明显，被有黄绿色的外皮；内表面白色或淡黄色；铰合部小，右壳具主齿 2 枚，左壳具主齿 3 枚，中央 1 枚大而分叉。质硬而脆。味微咸。

长竹蛏壳：贝壳长方形。壳长为壳宽的 6～7 倍。壳背腹缘几平行，前端截形，后端圆形。外表面光滑，被有黄褐色外皮，生长线明显，呈弧形；内表面白色或淡黄色；铰合部小，左右壳各具主齿 1 枚。质薄脆，易碎。味微咸。

大竹蛏壳：贝壳长方形。壳长为壳宽的 4～5 倍。壳背腹缘平行，前端斜截形，后端圆形；内表面白色或淡红色；铰合部小，左右壳各具主齿 1 枚。质薄脆，易碎。味咸。

【性味归经】味咸，性凉。归肺、胃经。

【功效主治】和胃，消肿。主治胃病，咽喉肿痛。

【用法用量】内服：煅存性研末入散剂，3～6g。外用：适量，研末调敷或吹喉。

【经验方】

（1）治喉风急痹：蛏壳置瓦上，日晒夜露，经年取下，色白如雪，捣细，水漂净末，晒干。同冰片吹喉。（《本草纲目拾遗》引《万选方》）

（2）治咽喉肿痛：① 蛏壳适量，捣研细末，水漂净，晒干，加冰片适量，共研匀，每次取少量吹咽喉。（《广西药用动物》）② 缢蛏，水漂净，晒干，研细极末，同冰片吹喉。（《中国药用海洋生物》）

（3）治胃病：蛏壳适量，煅存性，放凉，研细末，每次 9g，开水送服。（《广西药用动物》）

（4）治赤白带下、瘿瘤等：大竹蛏，煅存性，研粉，每次 3～6g。（《中国药用海洋生物》）

注：其他蛏，如直线竹蛏 *Solen linearis* Spengler（1794）、紫斑竹蛏 *Solen sloanii* Gray（1843）、花刀蛏 *Ensiculus cultellus*（Linnaeus，1758）、小刀蛏 *Cultellus attenuatus* Dunker（1862）、椭圆刀蛏 *Cultellus subellipticus* Dunker

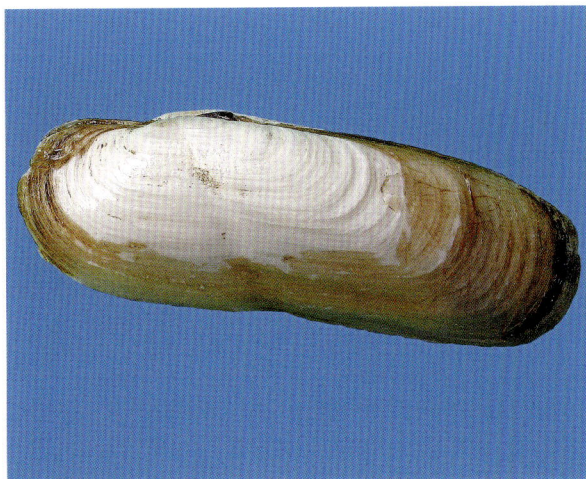

（1862）、尖齿灯塔蛏 *Pharella acutidens*（Broderip & Sowerby，1829），其壳也能入药。

竹蜂 Zhú Fēng   Xylocopa

　　本品为蜜蜂科动物竹蜂 *Xylocopa dissimilis*（Lepeletier）的全体。秋、冬季蜂群居竹内时捕捉，先封闭竹孔，将竹砍下，燃火加热，待蜂闷死后，破竹取出，晒干。或用盐水腌浸贮存。

　　【原动物】竹蜂，又称乌蜂、竹蜜蜂、竹筒蜂、熊蜂、象蜂、笛师、留师。体钝圆肥大。体及足部密被黑色绒毛，中胸及翅下方、腹部各节背板两侧和腹末端毛长而浓密，颜面为棕色绒毛。翅基部蓝紫色，向外缘顶部呈黄铜色，均有金属光泽。复眼大。胸足 3 对，黑色且短。

　　竹蜂在广西各地均有分布。

　　【药材性状】类似原动物，触角、翅、足常折断。气微腥。

　　【性味归经】味甘，性寒。归胃、大肠经。

　　【功效主治】清热化痰，定惊。主治小儿惊风，口疮，咽喉肿痛，乳蛾。

　　【用法用量】内服：煎汤，3～5 只；或入散剂。

　　【使用注意】虚寒无火者禁用。

　　【经验方】

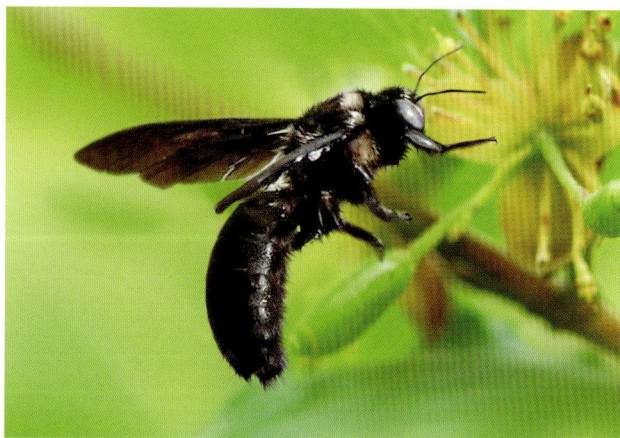

　　（1）治小儿惊风，发热：竹筒蜂 3 只，放在火上稍烤一下（不要烤焦），煎水服；或研末，分 2 次，开水冲服。（《广西药用动物》）

　　（2）治喉炎，双单乳蛾（扁桃体红肿）：炒竹筒蜂 5 只，六月

雪根 9g，岗梅根 9g，水煎服。(《广西药用动物》)

注：① 灰胸木蜂 *Xylocopa phalothorax* Lepeletier（1841）也有类似功效。(《广西中药志》第二辑) ② 中华木蜂 *Xylocopa sinensis* Smith（1854）、黄胸木蜂 *Xylocopa appendiculata* Smith（1852）、蓝紫木蜂 *Xylocopa violacea*（Linnaeus，1758）也有类似功效。(《广东中药志》第一卷)

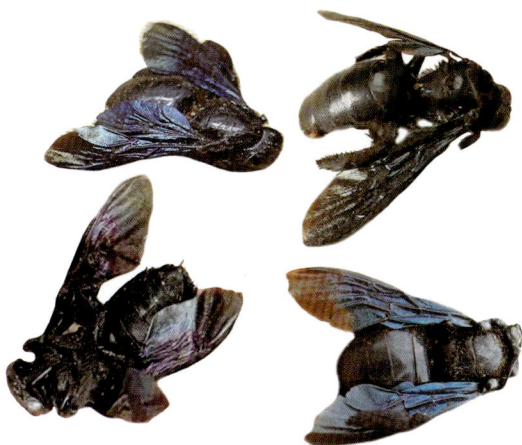

壁虎 Bì Hǔ　　　　　　　　　　　　　　　Gekko Swinhoanis

本品为壁虎科动物无蹼壁虎 *Gekko swinhonis* Günther、多疣壁虎 *Gekko japonicus*（Schlegel）、蹼趾壁虎 *Gekko subpalmatus*（Günther）等的全体。夏秋季，在晚间灯光昆虫聚集处捕捉。捕后处死，烘干。或用刀破腹去内脏，将血液擦干，用细竹片撑之，使身体及四肢顺直，烘干。采捕加工时，应注意勿使尾部脱落。

【原动物】无蹼壁虎，又称爬墙虎、守宫、蝎虎、天龙。体扁平。头吻三角形。吻鳞长方形。鼻孔近吻端，位于吻鳞、第一上唇鳞、上鼻鳞与后鼻鳞之间。无活动眼睑，耳孔小，卵圆形。上下颌具有细齿，舌长。上唇鳞 8～12 枚，下唇鳞 7～11 枚，颏片 2 对，弧形排列，外侧 1 对较小。

多疣壁虎，又称多痣壁虎、天龙、守宫、壁虎、扒壁虎。吻长稍大于眼径的 2 倍。吻鳞长方形，宽约为高的 2 倍，上缘中央无缺刻。鼻孔位于吻鳞、第一上唇鳞、上鼻鳞及 2～3 枚后鼻鳞间。两上鼻鳞被 1 枚圆形小鳞隔开。上唇鳞 9～13 枚，下唇鳞 8～13 枚。颏鳞五角形。颏片弧形排列，内侧 1 对较

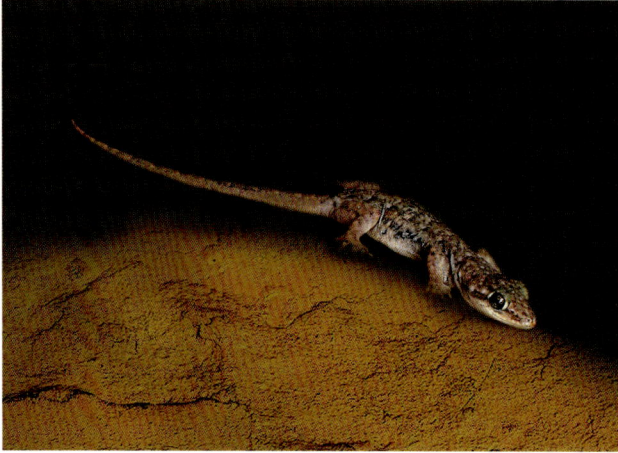

大，呈长六角形，长大于宽。外侧 1 对较小。体背被粒鳞。吻部粒鳞扩大，自鼻孔至眼的纵列鳞约 15 枚。眶间部横列鳞 32～35 枚。体背疣鳞显著大于粒鳞，呈圆锥状，颞部、枕部、颈背及荐部疣鳞甚多。过体中部处有 12～14 不规则列。体腹面被覆瓦状鳞，过体中部处有 42～46 列。四肢背面被小粒鳞，前臂粒鳞间有少量疣鳞，小腿粒鳞间的疣鳞较多。四肢腹面被覆瓦状鳞。指、趾间具蹼迹。尾稍纵扁，基部每侧大多有 3 个肛疣。尾背面被小覆瓦状鳞，每 7～9 行成一节。尾腹面的覆瓦状鳞较大，中央具一列横向扩大的鳞板。体背面灰棕色。多数有一黑色纵纹从吻端经眼至耳孔。头及躯干背面有深褐色斑，并在颈及躯干背面形成 5～7 条横斑。四肢及尾背面有褐色横斑，尾背横斑 9～13 条。体腹面淡肉色。

蹼趾壁虎，又称土壁虎、扒壁虎。吻长大于眼径的 2 倍。吻鳞长方形，宽约为高的 2 倍，上缘中央一般无缺刻。鼻孔位于吻鳞、第一上后鳞、上鼻鳞及 2～3 枚后鼻鳞间。两上鼻鳞被 1～2 个圆形小鳞隔开。上唇鳞 8～12 枚，下唇鳞 7～12 枚。第一上唇鳞之宽不及吻鳞之半。颏鳞五角形。颏片弧形排列，内侧一对较大，六角形，长大于宽。体背被均一粒鳞。吻部粒鳞扩大，自鼻孔至眼的纵列鳞 13 个左右。眶间部横列鳞 32 个左右。体腹面被覆瓦状鳞，过体中部处 40～42 列。四肢背面被小粒鳞，腹面被覆瓦状鳞。指、趾间具蹼。尾稍纵扁，基部每侧有 1 个肛疣，雄性的明显扩大。尾背面被小覆瓦状鳞，每 7～9 行成一节。尾腹面的覆瓦状鳞较大，中央具一列横向扩大的鳞板。体背面灰色或深棕褐色。从眼前经眼至耳孔有 1 条褐色纵纹，头顶部亦满布褐斑，颈及躯干背面的褐斑形成 4～6 条横斑。四肢及尾背有褐色横斑，尾背横斑 7～9 条。体腹面肉色，散布有许多深棕斑点。

　　壁虎在广西各地均有分布，被列入《国家保护的有益的或者有重要经济、科学研究价值的陆生野生动物名录》。

　　【**药材性状**】干壁虎呈弯曲状，干瘪，易折断。头卵圆形。尾多残缺不全。背部黑色。腹部黄褐色。质脆，气腥。

　　【**性味归经**】味咸，性寒；有小毒。归肝经。

　　【**功效主治**】祛风定惊，解毒散结。主治中风瘫痪，历节风痛，风痰惊痫，瘰疬，恶疮。

　　【**药理作用**】有抗肿瘤、降血压作用。

　　【**用法用量**】内服：煎汤，2～5g；研末，每次1～2g；亦可浸酒或入丸、散。

　　【**使用注意**】病属血虚气弱，非关风痰风毒所感者，宜斟酌用之。（《本草汇言》）

　　【**经验方**】

　　（1）治历节风，疼痛发歇，不可忍：壁虎（研）三枚，蛴螬（湿纸裹，煨熟，研）三枚，地龙（去泥，研）五条，乳香（研）一分，草乌头（生，去皮）三枚，木香半两，麝香（研）一钱，龙脑（研）半钱。上八味，将草乌头、木香捣罗为末，合研匀为丸。如干，入少酒煮面糊，丸如梧桐子大。每服三十丸，临卧乳香酒下。（《圣济总录》麝香丸）

　　（2）治疬风：蝎虎（焙干）一条，大蚕沙（筛净，水淘二遍，晒干）五升，白面四斤或五斤，拌蚕沙为络索，晒干。上为末，每服一二合，熬柏叶汤调服，食前，日三服。（《卫生宝鉴》祛风散）

　　（3）治久年惊痫，心血不足：守宫（即蝎虎）一两。珍珠、麝香、片脑，各一字，细研。上将守宫一个，以铁钤钤定，剪子取去四足，连血细研，入珍珠、麝香、片脑各一字许，研细。薄荷汤调作一服，先须用夺命散，逐下痰涎，或用吐法，次服此药。（《奇效良方》守宫膏）

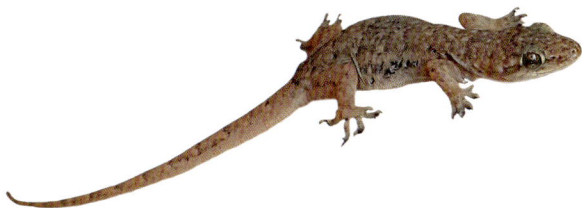

（4）治胎赤眼连睫，赤烂昏暗，服药久无应者：活蝎虎数枚，上一味，用一水罐盛黄土，按令实，入蝎虎在罐内，不令损伤，仍爱护其尾，用纸系罐口，于纸面上着箸扎数眼子，令出气，后有粪数粒，不要粪上一头黑者，只要一头白者。如有病，每用津唾研成膏，涂在眼睫毛周围，不得揩拭，候来日早，以温浆水洗过眼，三次立效。（《圣济总录》妙应膏）

（5）治淋巴结核溃烂：壁虎20条，烧存性，研细粉，取适量麻油调涂患处。同时以此粉内服，每次1～2g，每日3次，温开水送服。（《叶橘泉现代实用中药》）

（6）治破伤风，身体拘急，口噤，眼亦不开：守宫（酒浸三日，曝干，捣罗为末）一条，腻粉半分。以上各药同研令匀，以煮槐胶和丸如绿豆大，不计时候拗口开，以温酒灌下七丸，逡巡汗出瘥，未汗再服。（《太平圣惠方》守宫丸）

（7）小儿撮口：取活蝎虎（壁虎）一个，装入瓶内，朱砂细末不拘多少也入瓶内，封口使壁虎食朱砂。月余取出，其身赤色，阴干为细末。每服一二分，酒下。（《丹溪心法附余》）

蛇胆 Shé Dǎn　　　　　　　　　　　　　　　　Fel Serpentis ·

本品为眼镜蛇科动物金环蛇 *Bungarus fasciatus*（Schneider）、银环蛇 *Bungarus multicinctus* Blyth、眼镜蛇 *Naja naja*（Linnaeus）、眼镜王蛇 *Ophiophagus hannah*（Cantor），游蛇科动物乌梢蛇 *Zaocys dhumnades*（Cantor）、灰鼠蛇 *Ptyas korros*（Schlegel）、百花锦蛇 *Elaphe moellendorffi*（Boettger）、黑眉锦蛇 *Elaphe taeniura* Cope 以及蝰科动物五步蛇 *Agkisrrodon acutus*（Guenther）等多种药用蛇的胆囊。杀死蛇后，剖腹取出胆囊，通风处晾干。

【原动物】银环蛇：又称白带蛇、白节蛇、金钱蛇、银脚带、金钱白花蛇、小白花蛇。体背有白环和黑环相间排列，白环较窄。尾细长。具前沟毒牙。背面黑色或蓝黑色，具30～50个白色或乳黄色窄横纹；腹面污白色。头背黑褐。背脊较高，横截面呈三角形，尾末端较尖。头椭圆形，头背具典型的9枚大鳞片，无颊鳞，背正中一行脊鳞扩大呈六角形。尾下鳞单行。

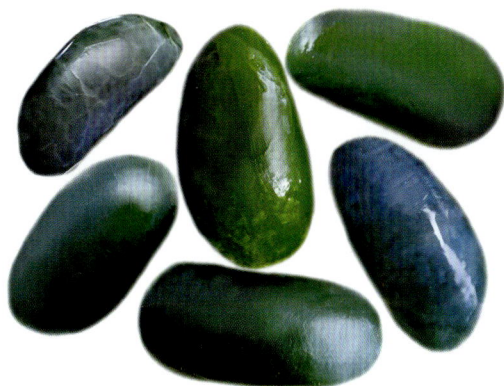

银环蛇在广西各地有分布。

黑眉锦蛇：又称家蛇、锦蛇、花广蛇。体较大，头体背黄绿色或棕灰色，眼后有一条明显的黑纹延伸至颈部，如黑眉状，故名黑眉锦蛇。体前中段有黑色梯形或蝶形纹，至后段不明显。从体中段开始，两侧有明显的黑纵带达尾端。腹面灰黄色或浅灰色，两侧黑色。背中央数行背鳞稍有起棱。尾下鳞2列。

五步蛇，又称蕲蛇、白花蛇、蕲州白花蛇、花蛇、百步蛇、盘蛇、棋盘蛇、龙蛇。体形粗壮。头大呈三角形。吻端较长而尖。背面深棕色或棕褐色。背正中有方形大斑块。尾短而细，末端鳞片侧扁而尖长；雄性尾部较长，尾基部较粗，向后逐渐变细；雌性尾部较短，向后骤然变细尖。

五步蛇在广西梧州有分布。

金环蛇、眼镜蛇、眼镜王蛇、乌梢蛇、灰鼠蛇、百花锦蛇详见后文相关内容。

金环蛇、银环蛇、眼镜蛇、眼镜王蛇、灰鼠蛇、五步蛇被列入《国家保护的有益的或者有重要经济、科学研究价值的陆生野生动物名录》。

【药材性状】本品一般为类圆形，表面褐色、绿褐色。气微腥，味苦。

【性味归经】味苦、微甘，性寒。归肝、肾经。

【功效主治】清肺，凉肝，明目，解毒。主治风热惊痫，痰热惊厥，痰热咳嗽，皮肤热毒，百日咳，目赤，目翳，痔疮肿痛，痤疮。

【药理作用】有镇咳、祛痰、平喘、抗菌作用。

【用法用量】内服：开水或酒冲服，0.5～1个；或入丸、散；或制成酒剂。

外用：取汁外涂；或研末调搽。

【经验方】

（1）治痰迷心窍：蛇胆配陈皮、胆南星、黄连、川贝母、琥珀共为丸服。（《四川中药志》1960 年版）

（2）治咳嗽痰多：蛇胆末 3g，川贝母末 100g，拌匀，每次 1.5g，每天 2～3 次。（《广西药用动物》）

（3）治恶风：乌蛇胆一枚，冬瓜（截作五寸许，去瓤）一枚，梨一枚。上三味，掘地可深三尺，扫拭令净洁，以物盛冬瓜置其中，次安乌蛇胆、梨于其上，以物隔之，用土盖覆，三七日一看，冬瓜未甚坏，则候七七日看，蛇胆、梨混化为汁，在冬瓜皮内即取汁。每服温一茶脚许，小可风疾，以匙头湿过，搅酒吃三两，服愈。（《圣济总录》乌蛇胆汁方）

（4）治肝火目赤，肺热咳嗽：蛇胆汁加陈皮（研末）各适量，拌匀，以干湿适中为度，制成黄豆大的丸子，每次 3 粒，日 2 次，饭后温开水送服。（《广西药用动物》）

（5）治眼不明：银环蛇胆泡酒服，或冲酒服。蛇胆 1 个配 50mL 白酒。每天 1 个，分 2 次服。（《广西药用动物》）

（6）治舌强不语：蛇胆一枚，焙干，研末，敷舌上，有涎吐之。（《圣济总录》）

（7）治急性风湿性关节炎：蛇胆 2～3 个，将胆囊切开，浸泡于 500mL 白酒。每次 20mL，日饮 2 次。（《中国动物药志》蛇胆酒）

（8）治小儿惊风：银环蛇胆，冲开水服，每次半个。（《广西药用动物》）

注：乌梢蛇 Zaocys dhumnades（Cantor）引自《中国药典》2020 年版，现在动物分类学认为其名称应为乌梢蛇 Zaocys dhumnades（Cope，1860）。黑眉锦蛇 Elaphe taeniura Cope 引自《中国药典》2020 年版，现在动物分类学认为其名称应为黑眉锦蛇 Elaphe taeniura（Cope，1861）。五步蛇 Agkisrrodon acutus（Guenther）引自《中国药典》（2020 年版），现在动物分类学认为其名称应为尖吻蝮 Deinagkistrodon acutus（Günther，1888）。

马宝 Mǎ Bǎo

Calcalus Equi

　　本品为马科动物马 *Equus caballus* Linnaeus 的胃肠结石。宰杀病马时，如发现消化道内有硬块，取出洗净，再用开水煮沸几分钟，然后晾干或晒干。用纸包装，放在木箱内贮存。如果是粉末状的，装在瓶中保存。

　　【原动物】大型家畜，身体高大健壮，品种繁多。广西马多属西南马，体型小，头小额凹，颈短弓形，蹄小坚实。头和颈长，头上有额发，颈上有鬃毛，自头后沿颈背向下垂。耳壳长而大，直立能动。四肢细长，第三趾特别发达，第二、第四趾只有残存的掌骨。蹄硬实。尾毛长，有栗、青、白等毛色。公马有犬齿，母马无犬齿。

　　马分布于广西各地，桂西地区较多。

　　【药材性状】本品呈球形、卵圆形或扁圆形，大小不等，一般直径5～20cm，重250～2500g，但也有小如豆粒者；表面蛋青色、灰白色至油褐色，光滑有光泽，或附有杂乱的细草纹，亦有凹凸不平者。质坚体重，剖面灰白色而有同心层纹，俗称"涡纹"，且微具玻璃样光泽。气无味淡，嚼之可

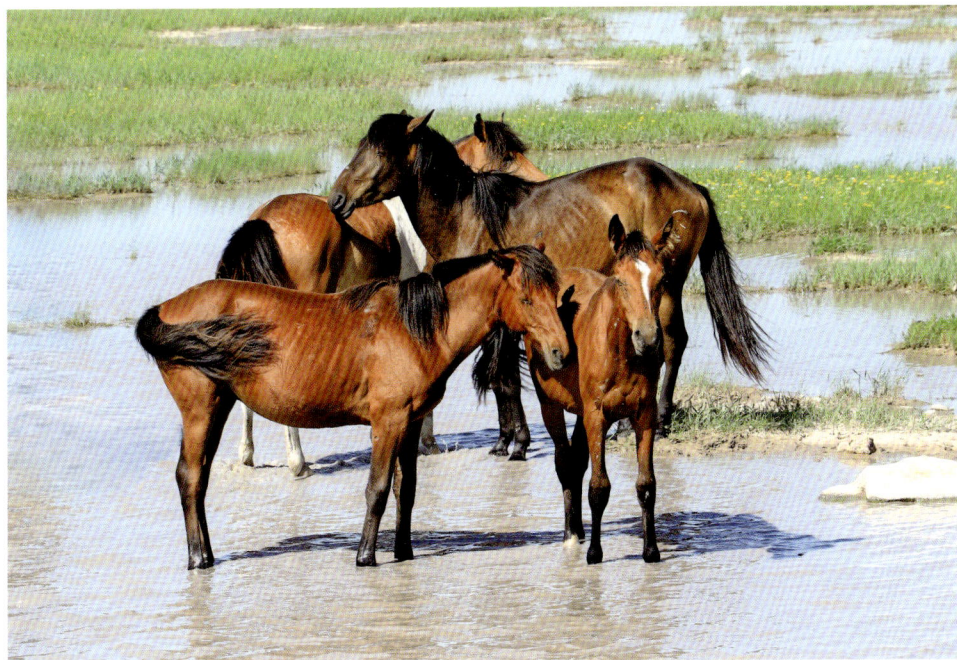

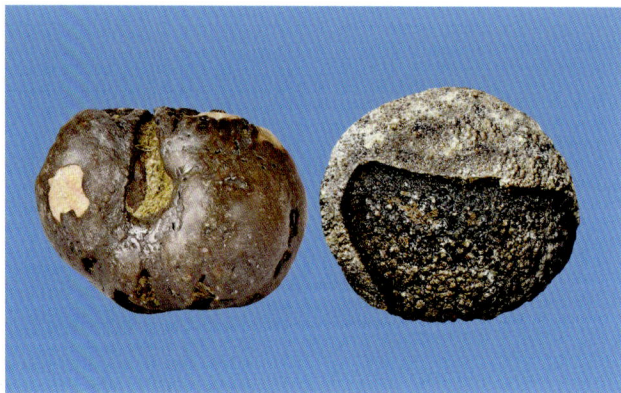

成细末。

【性味归经】味甘、咸、微苦，性凉；有小毒。归心、肝经。

【功效主治】镇惊豁痰，清热解毒。主治惊痫癫狂，痰热神昏，吐血衄血，痰热咳嗽，恶疮肿毒。

【用法用量】内服：研末，0.3～3g。

【使用注意】中寒痰湿而无热痰者忌用。

【经验方】

（1）治顽固性失眠，年轻人精神分裂：马宝研成细末，每次1～3g，每日2～3次，温开水送服。（《叶橘泉现代实用中药》）

（2）治肺结核：马宝6g，百部6g，白及12g。以上各药共研细末，每次1.5～3g，日服3次。（《吉林中草药》）

（3）治噎膈：马宝、狗宝、鱼脑石各等分。以上各药共研为末。水冲服，每服3g。（《青岛中草药手册》）

（4）小儿惊痫：马宝6g，牛黄1.5g。以上二药共研为细末，每次1分，日服2次。2岁以下小儿酌减。（《吉林中草药》）

（5）治小儿抽搐，癫痫：马宝0.6g，研为末，开水冲服。（《广西药用动物》）

狗宝 Gǒu Bǎo　　　　　　　　　　　　　　Calcalus Canis

本品为犬科动物狗 *Canis lupus* subsp.*familiaris* Linnaeus 的胃结石。宰杀后，剖开胃，如发现有结石，用刀割取，去除粗皮膜，洗净，敲碎，除去核心中异物，阴干。

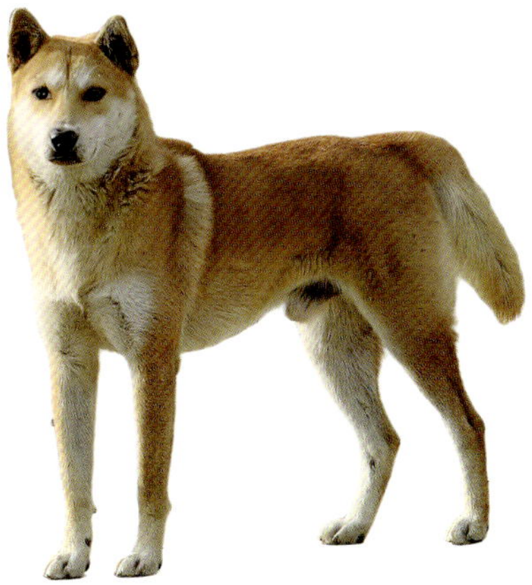

【原动物】体形大小、毛的长短和颜色随品种不同而异，有黄、白、黑和混杂色。颜面部向前突出成口吻，吻长尖，口裂深，齿常外露。齿锐利，犬齿特别发达。口鼻的两侧有坚硬的触须。耳朵较大。颈部较长。四肢矫健，前肢五趾，后肢四趾，有钩爪。母犬有乳头4～5对。尾有丛毛。雄性阴茎棒状，阴茎内有阴茎骨1根。阴茎后端由韧带连接2个睾丸。

狗在广西各地都有饲养。

【药材性状】本品呈圆球形，大小不一。表面灰白色或灰黑色，略有光泽，多数有类圆形突起。质重，坚实而细腻，指甲划之，留有痕迹，断面有同心环状层纹，近中心较疏松。气微腥，味微苦，嚼之有粉性而无砂性感觉。

【性味归经】味甘、咸，性平；有小毒。归胃经。

【功效主治】降逆开郁，解毒消积。主治噎膈反胃、胃痛、痈疽、疮疡等。

【药理作用】有抗菌、抗肿瘤作用。

【用法用量】内服：研末，0.9～1.5g，或入丸、散。外用：适量，研末，撒。

【使用注意】脾胃虚弱、气血少者慎服。

【经验方】

（1）治噎膈反胃：狗宝3g，麝香0.3g，共研末。每日1次，每次0.3g，开水送服。（《广西药用动物》）

（2）治痈疽疮疡：狗宝1.5g，蜂房3g。每天2次，水煎服。（《广西药用动物》）

（3）治痈疽发背，附骨疽，诸般恶疮：狗宝（生用，癞狗腹中得之）一两，蟾酥二钱，乳香（另研）、没药（另研）、雄黄、硇砂、轻粉、麝香、铅

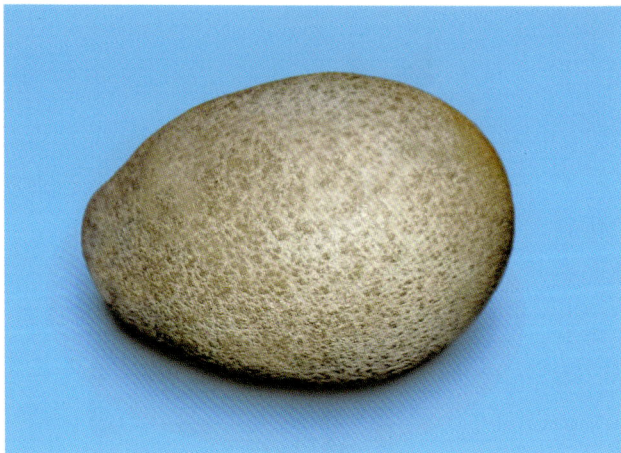

白霜、粉霜（另研）各一钱，金头蜈蚣（头、尾、脚炙黄色，研如泥）七个，乌金石（即石炭）二钱，鲤鱼胆（干，去皮）七个，狗胆（干，去皮）一个，头胎孩儿乳一合，黄蜡三钱。先将头胎孩儿乳、黄蜡放在铫内，文武火化开，用前药末和成剂，放在瓷器内备用，旋丸如麻子大两丸，用白丁香七个（直者佳），以新汲水化开，送下狗宝丸。腰以下病，食前服；腰以上病食后服，如人行三里，用热葱白粥投之，以衣被盖定，汗出出为度。以后只吃瓜薤白粥，常服十奇散，留头四边，以乌龙膏贴之。(《重辑严氏济生方》狗宝丸)

（4）治妇人反胃：黄丹（水飞三次）三钱，狗宝一个。以上二味药共和为一丸，金箔为衣，韭菜汤下。(《万氏济世良方》一粒金丹)

第二章
滋阴补血类动物中药

沙虫 Shā Chóng

本品为方格星虫科动物裸体方格星虫 *Sipunculus nudus* Linnaeus 的体壁。在南方全年可捕捉。退潮时在滩涂寻找小洞穴，进行掘取。加工时，用竹签将沙虫逐条翻转，洗净泥沙，加水煮到虫体由红变白时捞起，晒干。干品每隔 20 天左右需翻晒一次，以免发霉或色泽发黄变质。

【形态特征】体壁厚或较厚，不透明或半透明。生活时体浅红紫色。纵肌束 27～32 束，体表面由于纵横肌束交叉排列，形成了许多整齐的方形小块。

沙虫在广西北部湾有分布。

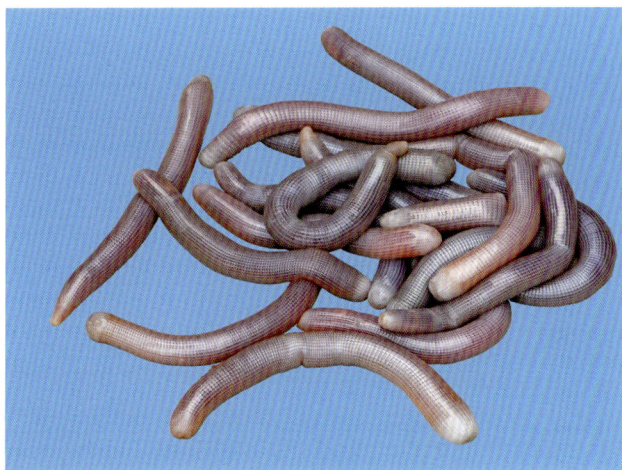

【药材性状】鲜者如原动物。干品黄白色或白色；表面主格状纹理明显；一端圆，另一端有小尾状物，其肉纹内可能有细砂，用时除去。味微咸，气稍腥。

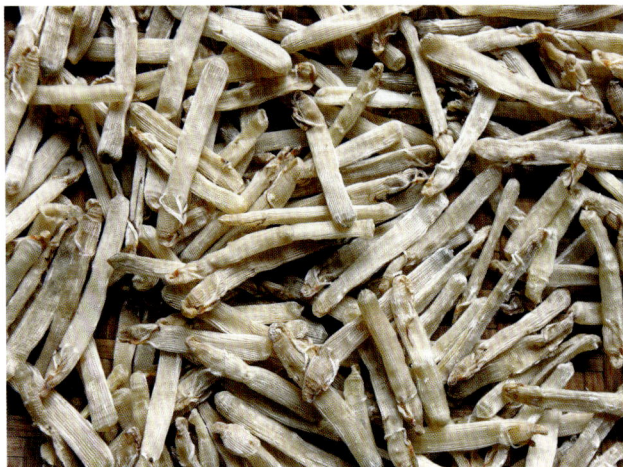

【性味归经】味咸，性寒。归肝、肾经。

【功效主治】清肺健脾，滋阴降火。主治骨蒸潮热、阴虚盗汗、胸闷、肺痨咳嗽、痰多、夜尿症及牙肿痛等。

【药理作用】有抗疲劳、抗辐射、调节免疫、抗菌作用。

【用法用量】内服：煎汤或干炒，也可适量炒黄研服，或泡酒服。

【使用注意】本品性寒，体质虚寒或有痛风之人不宜多食。

【经验方】

（1）治骨蒸潮热，阴虚盗汗，肺痨咳嗽，胸闷痰多：①沙虫干品20g。水煎服。（《海药撷英》）②干沙虫5g，青蒿5g，地骨皮3g。每天1次，水煎服。（《广西药用动物》）

（2）治病后体弱，补气生血：老鸭一只洗净，去毛和内脏，劈开鸭头，纳入5只除去内脏的沙虫，以线缝好，加酱油、盐等佐料，蒸烂后吃鸭喝汤。（《海药撷英》星虫鸭）

（3）治痰喘、咳嗽、胸闷：干沙虫5g，桔梗5g，旋覆花3g。水煎服。（《广西药用动物》）

（4）治牙龈肿痛：鲜或干沙虫适量。每天2次，煮汤服。（《广西药用动物》）

海参 Hǎi Shēn

本品为刺参科动物花刺参 *Stichopus variegatus* Semper、海参科动物黑海

参 *Holothuria leucospilota*（Brandt）或同科属多种海参的干燥体。潜水员春、秋季下水捕捞。捕后，将花刺参从背面或腹面后部割开一裂口，取出内脏，洗净腔内泥沙、血污，置煮沸的海水内，煮1～2小时，捞起放冷。经暴晒或烘焙至八九成干时，再加入蓬叶汁中略煮，至颜色转黑时取出，晒干。

【原动物】花刺参，又称方参、黄肉、白刺参、黄海参、猪虫参。体长30～40cm，体四方柱形。背面散生多数圆锥形肉刺，排列不规则。腹面管足排列成3条纵带，其中中带较宽。口周围有触手20个。体色多数为深黄色，带深浅不同的橄榄色斑点、黄灰色带浅褐色的网纹或浓绿色的斑纹等，肉刺末端有的带红色。皮肤内有3种骨片：桌形体，C形体，花纹样体。管足内骨片为大型支持杆状体，其中央部常扩大。生活时体色变化大，一般为深黄色带有深浅不同的橄榄色斑纹，有的为灰黄色带有浅褐色网纹或黄褐色带浓绿色斑纹。疣足末端常呈红色。

黑海参：又称黑怪参、黑狗参、黑参。全体黑褐色，或带褐色；管足末端白色，表面常粘有细沙。体细圆筒状，前段常比后段略细；口偏于腹面，触手20个。肛门端位。背面疣足小，排列无规则；腹面管足较多，排列无规则。体壁薄，骨片包括桌形体和花纹样体。桌形体底盘小，周缘呈环形；塔部由4个立柱和1个横梁构成，塔部顶端，小齿12个，成4组排列，每组3个，1个竖立，2个横出。

两种海参在广西北部湾有分布。

【药材性状】本品类圆柱形，表面黑褐色，有大小不等的钝刺。质硬。气微腥，味微咸。

【性味归经】味甘、咸，性平。归肾、肺经。

【功效主治】补肾益精，养血润燥，止

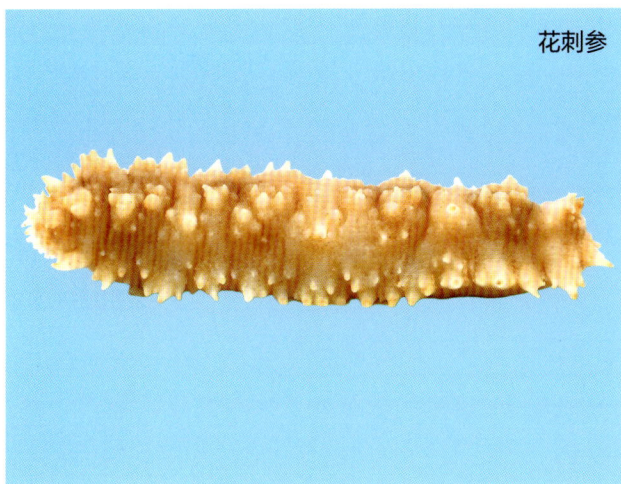
花刺参

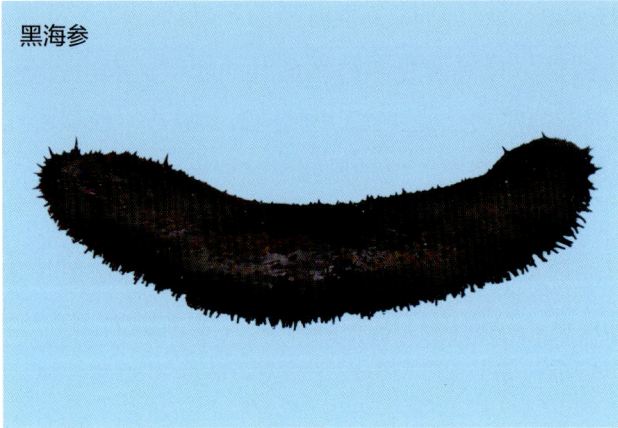

黑海参

血。主治精血亏损，虚弱劳怯，阳痿，梦遗，小便频数，肠燥便秘，肺虚咳嗽咯血，肠风便血，外伤出血。

【药理作用】有抗肿瘤、抗凝血、抗血小板凝集、抗真菌、抗放射性损伤、镇痛作用。

【用法用量】内服：煎汤、煮食，10～30g；入丸、散，9～15g。外用：研末敷。

【使用注意】脾虚不运、外邪未尽者禁服。

【经验方】

（1）治神经衰弱：海参500g，焙燥研细末，每次1～3g，每日2～3次，温水或黄酒调服。（《叶橘泉现代实用中药》）

（2）治糖尿病：海参3个，鸡蛋1个，猪胰1个，地肤子、向日葵秆芯各2钱。把前3味蒸熟，再加后2味的水煎液共煮，内服。（《中国药用海洋生物》）

（3）治再生障碍性贫血：鲜海参煮食，每日一个。（《青岛中草药手册》）

（4）治肺结核咯血：海参1斤，白及半斤，龟甲（炙酥）4两，共研末。每次5钱，每日3次。（《中国药用海洋生物》）

（5）治痿，滋肾补阴：海参煮烂，细切，入米，加五味。（《老老恒言》海参粥）

（6）治休息痢：海参，每天煎汤服。（《本草纲目拾遗》）

（7）治体虚软，小便多：海参干品30g，水浸软，和猪瘦肉或鸡一起炖或煲汤服。（《广西药用动物》）

（8）治遗尿：海参蒸熟加糖喝汤，每次一匙，每日一次。（《青岛中草药手册》）

（9）治虚火燥结：海参、木耳（切烂），入猪大肠煮食。（《脉药联珠药性食物考》）

注：花刺参 *Stichopus variegatus* Semper 引自《中华本草》，现在动物分类学认为其名称应为花刺参 *Stichopus horrens* Selenka（1867）。黑海参 *Holothuria leucospilota*（Brandt）引自《广西壮族自治区壮药质量标准》，现在动物分类学认为其名称应为玉足海参 *Holothuria leucospilota*（Brandt，1835）。

此外，棘辐肛参 *Actinopyga echinites*（Jaeger，1833）、棕环海参 *Holothuria fuscocinerea*（Jaeger，1833）、马氏海参 *Holothuria martensii*（Semper，1868）、黑乳海参 *Holothuria nobilis*（Selenka，1867）、糙海参 *Holothuria scabra*（Jaeger，1833）、二色桌片参 *Mensamaria intercedens*（Lampert，1885）也有相似功效。

江珧柱 Jiāng Yáo Zhù

本品为江珧科栉江珧 *Atrina pectinata*（Linnaeus）的后闭壳肌。全年采收。于浅海处拖网捞取，除去肉，取后闭壳肌，鲜用或加工为干制品，俗称"干贝"。

【原动物】栉江珧，又称牛角蛤、牛角蚶、江珧蛤、江瑶、玉珧。贝壳极大，呈直角三角形。壳顶尖细，位于壳最前端。背线直；腹缘前半部较直，后半部逐渐突出；后缘直。壳表面一般有 10 余条放射

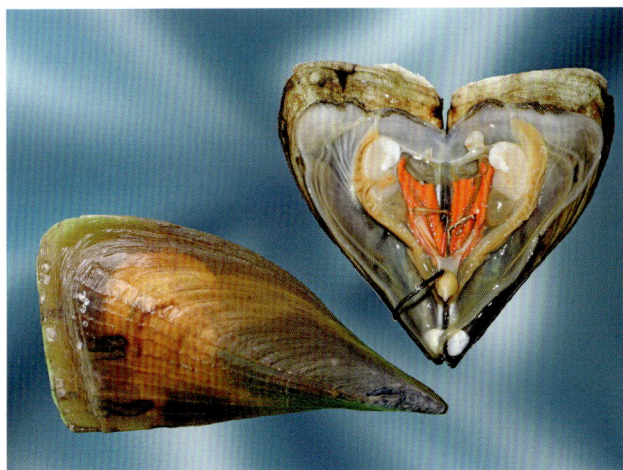

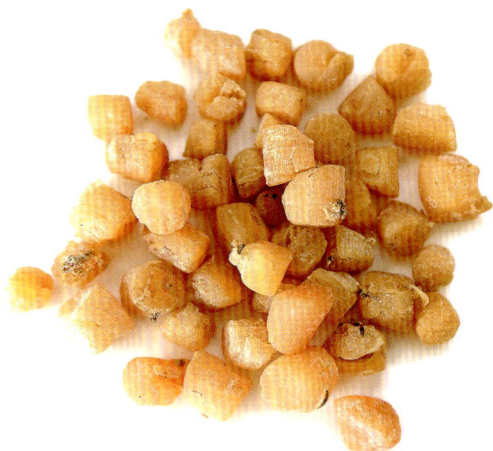

肋，肋上具有三角形略斜向后方的小棘。棘状突起在背线最后一行多变成强大的锯齿。壳表面颜色，幼体多呈白色或浅黄色，成体多呈浅褐色或褐色。壳顶部常因被磨损而露出珍珠光泽。壳内颜色与壳表略同，其前半部具珍珠光泽。韧带发达，淡褐色，其高度与背缘相等，自壳顶至背缘2/3处韧带较宽，颜色亦较深。闭壳肌巨大。

栉江珧在广西北部湾有分布。

【药材性状】干品黄白色，近圆柱形，表面有肌肉纹理。味淡，气微腥。

【性味归经】味甘、咸，性平。归脾、肾经。

【功效主治】滋阴补肾，调中消食。主治消渴，五心烦热，腹中宿食。

【用法用量】内服：煮食，15～25g。

【经验方】

（1）治消渴：栉江珧肉，煮食。（《海洋药物民间应用》）

（2）治目赤痛或干涩视物不清：栉江珧肉30g，杭菊花10g，白芍10g，冰糖30g，炖服。（《海洋药物民间应用》）

（3）治虚劳咳嗽：栉江珧肉30g，百合20g，麦冬15g，炖服。（《中药大辞典》）

（4）治肺热咳嗽：栉江珧肉30g，川贝母10g，南杏仁15g，炖服。（《中国海洋药物志》）

（5）治脾虚食少：栉江珧肉30g，山药20g，薏苡仁15g，煮粥服。（《中国药典》）

（6）治高血压：栉江珧肉30g，芹菜50g，决明子15g，煮汤服。（《现代中药学》）

（7）治慢性肝炎：栉江珧肉 30g，茵陈 20g，丹参 15g，炖服。（《中医药临床应用》）

（8）治肾虚腰痛：栉江珧肉 30g，杜仲 15g，续断 15g，炖服。（《中华本草》）

干贝 Gān Bèi

本品为扇贝科动物华贵栉孔扇贝 *Mimachlamys crassicostata*（G.B.Sowerby Ⅱ）的闭壳肌。全年采收，捞取后，取肉，晒干，称为"干贝"。

【形态特征】贝壳大，圆形，壳质较坚韧。壳长与壳高略相等，两壳相等，左壳比右壳稍凸，壳两侧略等。壳背缘直，腹缘圆形。壳顶位于背缘中部，壳顶前方和后方有壳耳。两耳不等，左壳前耳稍大，两耳均呈三角形，肋上有细肋 7～8 条；右壳前后耳差异很大；前耳大，近三角形，表面有粗肋 4 条左右，下方有足丝孔，足丝孔有小栉齿数枚；后耳三角形，有细肋数条。壳表颜色有各种变化，呈红、橙、紫、黄等色，多具枣红色烟云状花斑。壳表放射肋较粗，约有 23 条；肋圆形，排列较整齐，肋上有较小的翘起的鳞片，肋间沟较深，沟内具有细放射肋数条。生长纹细密较明显。贝壳内面色浅，多呈浅黄褐色，有与壳表相应的放射肋和沟。铰合部较窄，无齿。韧带紫褐色，位于三角形的韧带槽中。一般壳缘较薄。

华贵栉孔扇贝在广西北部湾有分布。已养殖。

【药材性状】本品近圆柱形，乳白色或淡黄褐色，柱形断面较平坦，可见肌肉丝，柱形

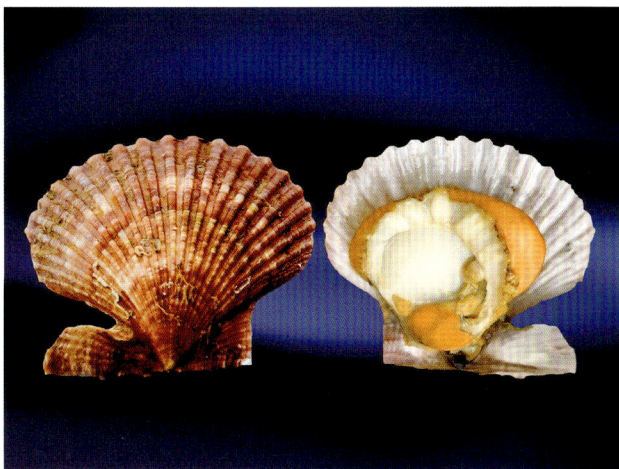

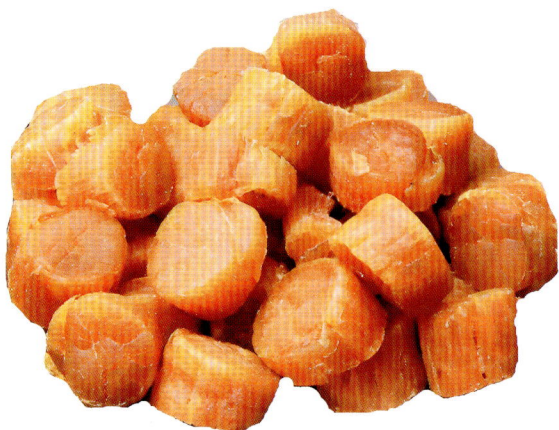

侧面有浅沟或褶。味淡，气稍腥。

【性味归经】味甘、咸，性微温。归肝经。

【功效主治】滋阴，养血，补肾，调中。主治消渴、小便频数、宿食不消等。

【药理作用】有抗肿瘤、抗氧化、抗菌、促生长作用。

【用法用量】内服：10～25g，研粉或煎汤服。

【经验方】

（1）治久病体虚、遗精、滑精、早泄：干贝100g，煮食。（《海洋中药学》）

（2）治肺结核、咳嗽、气短：干贝50g，冰糖适量，煮汤服用，每日1次，连服7天。（《中华本草》）

（3）治肝炎、黄疸：干贝30g，茵陈15g，水煎服，每日1剂。（《现代中药学大全》）

（4）治慢性胃炎、胃溃疡：干贝15g，姜片适量，煮汤服用，每日1次。（《中药大辞典》）

（5）治慢性肾炎、水肿：干贝20g，薏苡仁30g，煮粥，每日1次。（《实用中药手册》）

（6）治糖尿病、口渴：干贝50g，苦瓜30g，煮汤，每日1次，连服15天。（《中医食疗学》）

（7）治便秘：干贝30g，蜂蜜适量，蒸服，每日1次。（《中药材》）

注：栉孔扇贝 *Chlamys farreri*（K.H.Jones & Preston，1904）、海湾扇贝 *Argopecten irradians*（Lamarck，1819）、虾夷扇贝 *Mizuhopecten yessoensis*（Jay，1857）的干燥闭壳肌也有类似功效。

鲍鱼　Bào Yú

本品为鲍科动物杂色鲍 *Haliotis diversicolor* Reeve、多变鲍 *Haliotis varia* Linnaeus、皱纹盘鲍 *Haliotis discus* subsp.*hannai* Ino 的肉。一般在夏、秋两季进行采捕，去内脏团，取肉鲜用，或制成鲍鱼干。鲍鱼又称鳆鱼。

【原动物】杂色鲍：又称九孔鲍、鲍鱼。贝壳坚硬，螺旋部小，体螺层极大。壳面的左侧有一列突起，前面的 7～9 个有开口，其余皆闭塞。壳口大，外唇薄，内唇向内形成片状边缘。壳表面绿褐色，生长纹细密，生长纹与放射肋交错使壳面呈布纹状。壳内面银白色，具珍珠光泽。腹足发达。

多变鲍：贝壳长卵圆形，螺面粗糙。螺旋部小。体螺层极大。螺层 3 层，顶部位于后端偏右。壳面被一列突起螺肋分成左右两部分，前方有 4～6 个孔。左部螺肋稍窄，右部螺肋粗宽，螺肋与生长线交叉形成小结。壳口广，壳内有珍珠光泽。外唇薄，内唇边缘片状。外唇薄。壳面暗绿色，杂有红褐色，多有黑色和白色斑带，壳面颜色多变。

皱纹盘鲍：贝壳呈椭圆形。3 螺层，缝合线浅。自第 2 螺层中部始，具 1 列由小渐大、螺旋排列的 20～30 个突起，至体螺层的边缘，近壳口 3～5 个突起开口与外面相通，形成呼水孔。壳面深绿褐色，有许多粗糙而不规则的皱纹。壳内面银白色，有珍珠样光泽。

鲍鱼在广西沿海有分布。已养殖。

【药材性状】鲜鲍鱼肉乳黄色。鲍鱼干，椭圆形，黄褐色，半透明，一般 3～5cm 长；裙边均匀完整，肥厚，鲍身无黑斑，身面常有白霜（盐析出）；气腥，

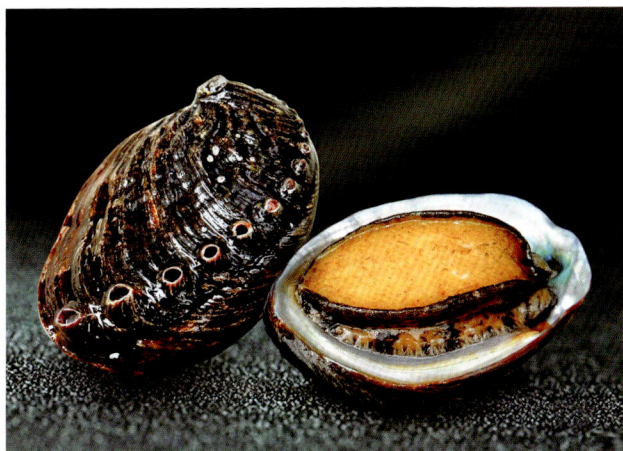

鲍鱼干

味咸。

【性味归经】味甘、咸，性寒。归肝经。

【功效主治】滋阴清热，益精明目。主治劳热骨蒸，咳嗽，青盲内障，月经不调，带下，肾虚小便频数，大便燥结。

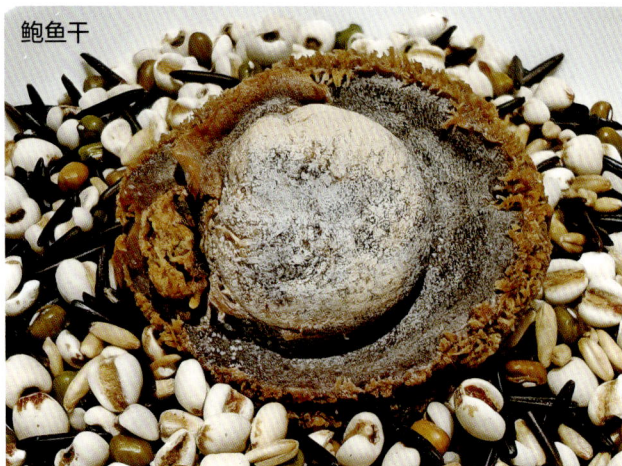

【药理作用】有双向性调节血压作用。

【用法用量】内服：煮食或煎汤，适量。

【使用注意】脾胃虚弱者不可多服。

【经验方】

（1）治肺结核，淋巴结核，潮热盗汗：鲍鱼肉，适量，煮熟做菜吃。常吃有滋养之效，不宜过量。（《广西药用动物》）

（2）治胃炎，胃溃疡：鲍鱼肉100g，加蒜头10g，放入猪肚内，炖服。（《海洋药物民间应用》）

（3）治女子血枯病伤肝，利肠：鲍鱼肉煮汁，饮。（《濒湖集简方》）

（4）治妊娠感寒，腹痛：干鱼（鲍鱼干）一枚，烧灰，酒服方寸匕，取汗出，瘥。（《本草纲目》引《子母秘录》）

（5）治产后乳汁不下：鲍鱼肉（切细）半斤，麻子仁（另研，末）一两，香豉（另研）半合，葱白（切碎）三茎。先取鲍鱼肉，以水三升煮熟后，入麻仁、豉、葱白等，煮做羹。任意食之。（《濒湖集简方》）

淡菜 Dàn Cài   Mylilussiccus

本品为贻贝科动物翡翠贻贝 *Perna viridis*（Linnaeus）的肉。全年采收。

低潮期在海边石砾间拾取，取肉去壳，晒干。

【原动物】贝壳较大。壳顶位于贝壳的最前端。腹缘直或略弯。壳面前端具有隆起肋。壳表呈翠绿色，前半部常呈绿褐色，光滑。生长纹细密。贝壳内面呈白瓷色。铰合齿左壳 2 个，右壳 1 个。无前闭壳肌痕，后闭壳肌痕大，位于壳后端背缘。

翡翠贻贝在广西北部湾有分布。

【药材性状】干品大体呈椭圆状楔形，皱缩，有深褐色内斑。水泡后，有明显入水孔和出水孔，紫褐色。透过外套膜可见深褐色的内脏团。味咸，气微腥。

【性味归经】味咸，性温；无毒。入肝、肾经。

【功效主治】补肝肾，益精血，消瘿瘤，止痢。主治虚劳羸瘦，眩晕，盗汗，阳痿，腰痛，吐血，崩漏带下，瘿瘤，疝瘕等。

【药理作用】有保护心血管、延缓衰老的作用。

【用法用量】内服：煎汤，15～30g；或入丸、散。

【经验方】

（1）治既厥且哕，脉细而劲：鸡子黄（生用）一枚，阿胶二钱，生龟甲六钱，童便一杯，淡菜三钱。水五杯，先煮龟甲、淡菜得二杯，去渣，入阿胶，上火烊化，纳鸡子黄，搅令相得，再冲童便，顿服之。（《温病条辨》小定风珠）

（2）治瘿气（地方性甲状腺肿）：淡菜30g，昆布15g。煎煮熟烂，连药带汁一次服，每日 2 次，连服 2 周为一个疗程，间隔一周再服。（《山东药用动物》）

（3）治头晕及盗汗：淡菜（焙燥，研细

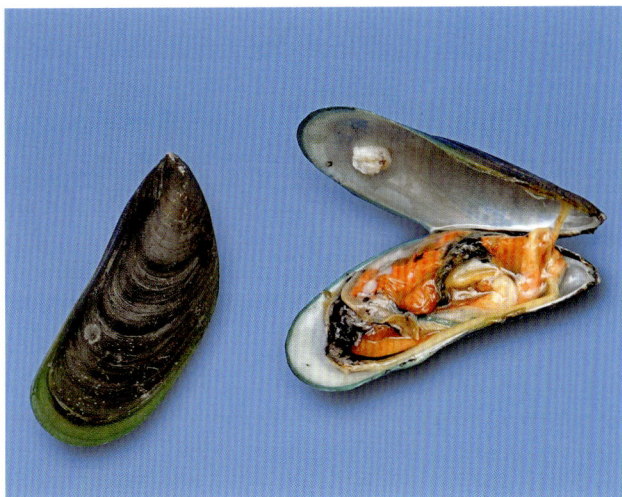

粉）三两，陈皮（研细粉）二两。以上二味药共研细末，蜂蜜为丸，每服二钱，每日 3 次。（《叶橘泉现代实用中药》）

（4）治高血压：淡菜 30g，松花蛋 1 个。共煮服。（《中国药用海洋生物》）

（5）治贫血：淡菜、黄芪各 50g，熟地黄 40g，当归 10g。水煎服，每日 2 次。（《中国动物药志》）

（6）治阳痿，肾虚痛：淡菜 30g，狗肾 1 具。煎煮至熟烂，饮汁食肉，为一天量。（《山东药用动物》）

（7）治肾阴不足之肾病、梦遗：淡菜配猪腰，共煮熟服。（《广西药用动物》）

（8）治咯血，便血，血尿，漏下：贻贝干 30g，水煎服。（《海洋药物民间应用》）

蚝豉 *Háo Chǐ*

本品为牡蛎科动物近江牡蛎 *Ostrea rivularis* Gould 或长牡蛎 *Ostrea gigas* Thunberg 肉的干燥品。全年采收，拾取后，取肉洗净，鲜用或晒干。

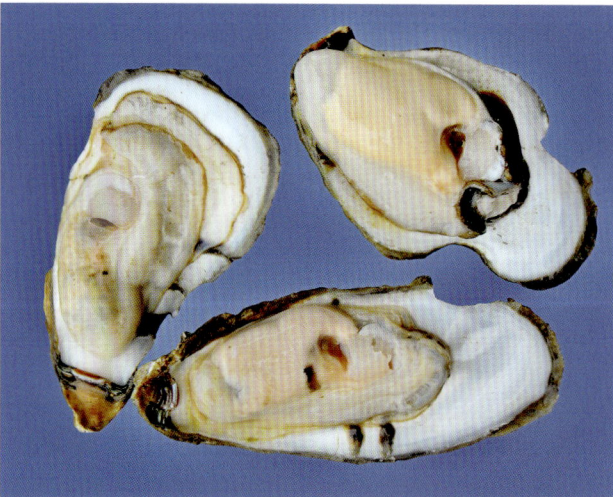

【原动物】近江牡蛎：左右两壳不等，形状不规则。右壳表面有较松散的同心鳞片，左壳也有同样的鳞片，但趋于愈合状态，壳缘处有不明显的放射状刻纹。左壳稍凹，右壳较平。韧带槽较宽。壳内面白色，肌痕肾脏形，紫色。壳形随生活环境变化很大。

近江牡蛎在广西北部湾有分布。已养殖。

【**药材性状**】干品为皱缩不规则块状，表面灰白色，偶有黑斑。气稍腥，味咸。

【**性味归经**】味甘、咸，性平。归心、肝经。

【**功效主治**】养血安神，软坚消肿。主治烦热失眠，心神不安，瘰疬。

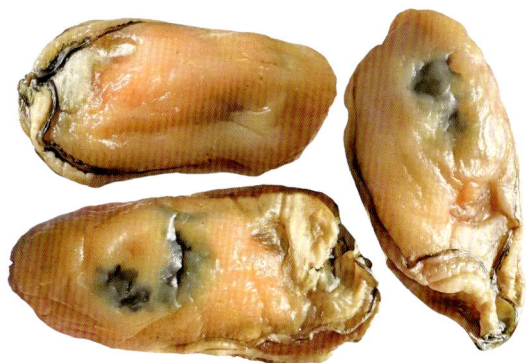

【**药理作用**】蚝豉含有丰富的蛋白质、氨基酸、维生素（如 B 族维生素）和矿物质（如钙、铁、锌），以及多种抗氧化物质如多酚类化合物和硒。通过提高免疫功能、减少氧化应激、调节血压、促进消化酶活性，进而对心血管健康、免疫调节和消化系统健康产生多方面的益处。

【**用法用量**】内服：煮食，30～60g。外用：适量，捣敷。

【**使用注意**】适量食用，避免过量引发消化不良或过敏反应；对海鲜过敏者应避免食用，并建议在专业医师指导下使用。

【**经验方**】

（1）治颈淋巴结核：牡蛎肉捣烂外敷。（《中国药用海洋生物》）

（2）治高血压、高血脂：牡蛎肉 50g，决明子 15g，加水煮至肉烂时服。（《广西药用动物》）

（3）治心脏病：生食牡蛎鲜肉，每服 25 个，日服 2 次。（《青岛中草药手册》）

（4）治疗肾虚腰痛：蚝豉肉 30g，杜仲 15g，共煮汤服用。（《中国药用海洋生物》）

（5）治疗贫血：蚝豉肉 50g，红枣 20g，桂圆肉 10g，共煮汤服用。（《中国药用动物》）

（6）治疗失眠：蚝豉肉 20g，百合 15g，酸枣仁 10g，共煮汤服用。（《中医药学报》）

（7）治疗便秘：蚝豉肉25g，火麻仁15g，蜂蜜适量，共煮汤服用。（《海洋药物研究》）

（8）增强免疫力：蚝豉肉30g，黄芪20g，枸杞子10g，共煮汤服用。（《中国中医药报》）

注：近江牡蛎 Ostrea rivularis Gould 引自《中国药典》（2020年版），现在动物分类学认为近江牡蛎为 Magallana rivularis（Gould，1861）。

章鱼 Zhāng Yú　　　　　　　　　　　　　Octopus

本品为蛸科动物真蛸 Octopus vulgaris Lamarck、长蛸 Octopus variabilis（Sasaki）、短蛸 Octopus ocellatus Gray、卵蛸 Octopus ovulum（Sasaki）等的去内脏全体。春季或秋、冬季捕捉。用延绳钓法捕取，捕得后除去内脏，洗净，鲜用或干制成章鱼干。长蛸是次生经济种，常是捕鲷鱼时兼捕到的。

【原动物】真蛸：又称惯鱼、章举、蟑、望潮、络蹄、蛸、母猪章、章鱼。体小。胴部卵圆形，稍长。体表光滑，有极细的色素点斑，胴背有一些明显的白点斑。短腕型，腕长为胴长的4～5倍，各腕长度相近，腕吸盘2行。雄性右侧第3腕茎化，甚短于左侧对应腕，端器锥形。鳃片数9～10个。中央齿为五尖形，第1侧齿小，齿尖居中，第2侧齿较短，基部边缘较平，齿尖略偏一侧，第3侧齿近似弯刀状。

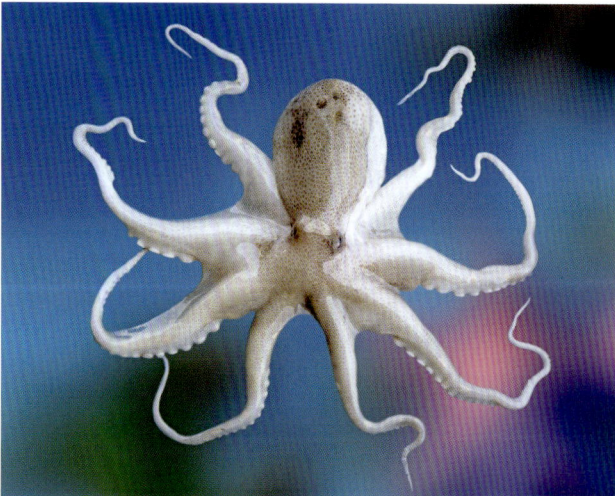

长蛸：又称章鱼、八带、短脚蛸、母猪章、长章、坐蛸、石柜、马蛸、长腿蛸、大蛸、石拒、章拒、长爪章、水鬼、望潮。胴部卵圆形，胴腹长10cm，体重450g；胴长为胴

宽的 2 倍。体表光滑，具极细的色素斑点。长腕型，腕长为胴长的 6～7 倍，各腕长度不等，第一对腕径约为其他腕径的 2 倍，腕吸盘 2 行。雄性右侧第 3 腕茎化，甚短，为左侧对应腕的一半。

短蛸：又称坐蛸、短腿蛸、望潮、短脚章、短爪章。体小。胴部短小，近卵圆形。头足部有肉腕 4 对，一般腕的长度相当于胴部的 2～5 倍。腕上有大小不一的吸盘。无肉鳍，壳退化。体表有很多近圆形颗粒，第 2 和第 3 腕间膜基部有 1 对眼点，背面两眼附近生 2 个近纺锤形的浅色斑。腕短，腕长为胴长的 4～5 倍，各腕长度相近，腕吸盘 2 列。雄性右侧第 3 腕茎化，较左侧第 3 腕短，端器锥形。

卵蛸：又称短爪章、四眼鸟。体小。胴部卵圆形。体表密生许多圆小颗粒。在每一眼的前方，位于第 2 对和第 3 对腕之间，各有一个近椭圆形的褐黑斑块，其中生有一个小银圈，背面两眼间无任何斑块。短腕型，腕长为胴长的 3～4 倍，各腕长度相近，腕吸盘 2 行。雄性右侧第 3 腕茎化，较左侧对应腕短，端器锥形。鳃片数 8～10 个。中央齿为三尖形，狭而长，第 1 侧齿较小，齿尖略居中；第 2 侧齿基部边缘较平，两端略等距，齿尖略居中；第 3 侧齿近似弯刀状。

章鱼在广西北部湾均有分布。

【药材性状】鲜用时，药材性状如原动物。干品完整者灰白色，表面偶有灰黑色点。一端近圆球形，另一端各腕卷缩紧实，可见小吸盘。味咸，气稍腥。

【性味归经】味甘、咸，性平。归肝、肾经。

【功效主治】养血通乳，解毒，生肌。主治血虚经行不畅，产后缺乳，疮疡久溃。

【药理作用】有抗应激、抗菌、抗肿瘤、延缓衰老、增强记忆力的作用。

【用法用量】内服：煎汤，30～60g（鲜品用 150g）。外用：适量，捣敷。

【使用注意】有荨麻疹者不宜服。（《泉州本草》）

【经验方】

（1）治贫血：章鱼肉 100g，花生 80g，大枣 5 枚。将肉切薄片，与花生、

大枣水煎。食用，每日一次，连用 3 日。(《广西药用动物》)

　　(2)治痈疽肿毒：鲜章鱼肉 200g，冰片适量。将肉洗净，切碎捣烂如泥，加冰片粉调膏。外敷患处。(《海洋中药学》)

　　(3)治产妇缺乳：章鱼干 30～60g，炖猪脚或花生(60g)，连汤服。(《广西药用动物》)

　　(4)治宫颈炎，盆腔炎，阴道炎：章鱼 3 条，加米酒 2 杯，炖熟后内服。(《海味营养与药用指南》)

　　注：真蛸 *Octopus vulgaris* Lamarck 引自《中华本草》，现在动物分类学认为其名称应为真蛸 *Octopus vulgaris*(Cuvier，1797)。短蛸 *Octopus ocellatus* Gray 引自《中华本草》，现在动物分类学认为其名称应为短蛸 *Amphioctopus fangsiao*(d'Orbigny，1839)。卵蛸 *Octopus ovulum*(Sasaki)引自《中国药用动物志》，现在动物分类学认为其名称应为卵蛸 *Amphioctopus ovulum*(Sasaki，1917)。

鳝鱼 Shàn Yú

　　本品为合鳃科动物黄鳝 *Monopterus albus*(Zuiew)的肉。黄鳝又称鳝鱼、长鱼、海蛇。捕后，除去内脏，取肉，洗净，鲜用或晒干。

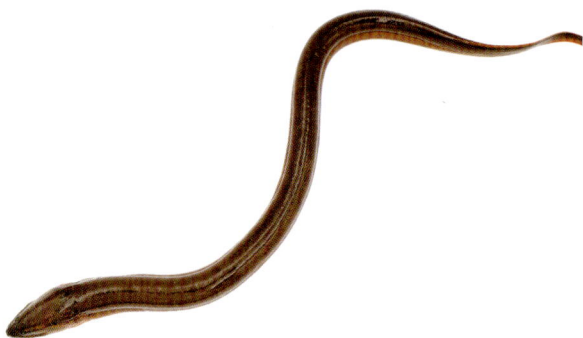

　　【形态特征】头粗尾细，体表有一层光滑的黏膜保护，无鳞。体细长，圆柱状，呈蛇形，体前圆后部侧扁，尾尖细。体背为黄褐色，腹部颜色较淡，全身具不规则黑色斑点纹，体色常随栖居的环境而不同。头部膨大，长而圆，颊部隆起。口大，端位。吻端尖。唇发达，下唇尤其肥厚。上颌稍突出。上下颌及口盖骨上都有细齿。眼甚小，为一薄皮所覆盖。两个鼻孔分离较远，后鼻孔在眼前缘的上方，前鼻孔在吻端。左右鳃孔在腹面合而为一，呈"V"字形。鳃膜连于鳃峡。鳃常退化。侧线完全，沿体侧中央直走。无胸鳍和腹鳍，背鳍和臀鳍退化，仅留皮褶，无软刺，都与尾鳍相连。全身只有一根三棱刺，刺少肉厚。

黄鳝在广西各地有分布。

【药材性状】鲜肉乳白色，半透明。气微腥。

【性味归经】味甘，性平。归肝、脾、肾经。

【功效主治】滋阴补血，健脾益气，消食导滞，化痰止咳。主治虚劳咳嗽、消渴、小儿疳积、偏头痛、腰膝酸软、产后淋沥、肠风痔瘘等。

【药理作用】有抗氧化作用。

【用法用量】内服：煮食，100～250g；或捣肉为丸。

【经验方】

（1）治虚劳咳嗽、身体消瘦：黄鳝250g，冬虫夏草3g，炖汤，连服几次。（《广西药用动物》）

（2）治消渴：鲜黄鳝250g，炖熟食，常食。（《海洋药物民间应用》）

（3）治瘰疬：先于疮上灸三壮，然后用药溃作疮口，用新活鳝鱼截长一指大，批开，就掩在疮口上，少时觉疮内痒，急揭起鱼觑之，鱼上有细虫如马尾，一节虫出，如卷三五次，取尽虫子，后用敛疮口药：龙脑、乳香各一字，麝香、粉霜、雄黄、轻粉各半钱。以上各药共研为细末，水糊为丸如小麦大，每用一二丸，入在疮口内，觉肿痛是效。（《奇效良方》）

（4）治肾虚性腰痛：黄鳝鱼250g，切碎，蒸猪肉100g，同蒸熟后食用。（《常见药用动物》）

（5）治腹胀：黄鳝鱼250g，大蒜头1个，酒1杯，共煮熟食。（《广西药用动物》）

（6）治久痢虚证，便带脓血：鳝鱼1条，去内脏，放瓦上文火焙干，加红糖10g，共研末，开水送服，每天1次。（《海洋药物民间应用》）

（7）治内痔出血：黄鳝1～2条，煮熟内服。（《海洋药物民间应用》）

（8）治小儿疳积：黄鳝鱼60g，切碎加香薷适量，炖服。（《广西药用动物》）

塘鲺 Táng Shī

本品为胡子鲶科动物塘鲺 *Clarias fuscus*（Lacepède）的去内脏全体。塘鲺又称胡子鲶、塘角鱼、土杀。全年均可捕捞。捕后，放在清水池中，每日换水 1 次，用时从鳃孔取出内脏，洗净，鲜用。

【原动物】体长形，头部平扁，尾部侧扁。体裸露无鳞，皮肤光滑，多黏液。体黄褐色或棕黑色，腹部色浅。体侧有不规则的白色小斑点。侧线平直。头扁宽，口阔，吻宽短，唇厚，牙细小，上颌突出，有触须 4 对，上下颌各 2 对。眼小。鼻孔每侧 2 个，前鼻孔为 1 根短管，近吻端。鳃耙细长。胸鳍小，尾鳍圆扇形。

塘鲺分布于广西各内陆水系。

【性味归经】味甘，性平。归肾、肺、胃经。

【功效主治】益肾，调中，养血，止血。主久病体虚，腰膝酸痛，小儿疳积，哮喘，衄血，倒经。

【用法用量】内服：100～200g，炖服。

【经验方】

（1）治体虚：塘鲺 150g，黑豆 60g，红枣 10 枚，陈皮 1 片。煮熟连渣吃。（《中国有毒及药用鱼类新志》）

（2）治虚火证（头晕，心悸，出血，口干，手、足心发热，急躁，失眠）：塘鲺 100g，黑豆 100g。煎汤吃。（《中国有毒及药用鱼类新志》）

（3）治黄疸、慢性肝炎：塘鲺 250g，绿豆 150g，陈皮 5g。加水煮至烂熟吃，每周吃 3 次。（《中国有毒及药用鱼类新志》）

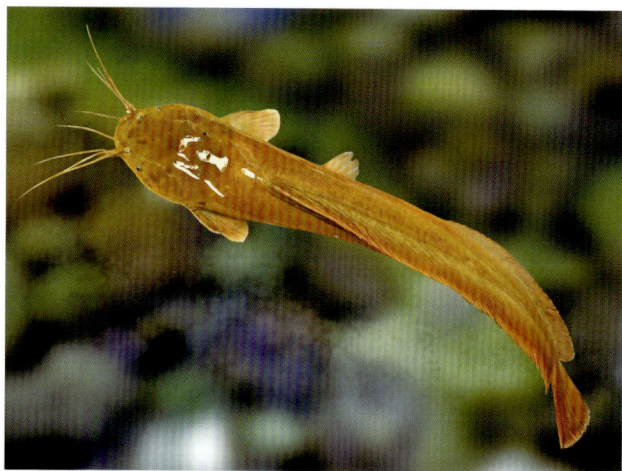

（4）治哮喘：塘鲺1条，将鱼肚切开一小口，把重楼（七叶一枝花）的根茎3g放入鱼肚，蒸熟。吃时加少量童尿，每日1次，7天为一个疗程。（《广西药用动物》）

（5）治鼻出血：塘鲺数尾，去内脏洗净，黑豆50g，共煮熟食用；或塘鲺3尾，去内脏洗净，糯米150g，将糯米煮饭，饭将熟时，把鱼放在饭上共煮熟食用。（《常见药用动物》）

（6）助伤口愈合：外科手术后，常食塘鲺，能促进伤口愈合。（《中国有毒及药用鱼类新志》）

（7）治妇女倒经，日久不愈而消瘦：塘鲺120g，珍珠石榴花10朵。加油、盐，同煮吃，每月吃4～5次。（《广西药用动物》）

（8）治小儿疳积：①塘鲺30g，加少量油、盐，蒸熟吃。（《广西药用动物》）②塘鲺30g，独脚金、紫背金牛各9g。后两味研末，拌塘鲺，加少量油、盐，蒸熟吃。（《广西药用动物》）③塘鲺250g，鸡内金适量。共清蒸，熟后食用。（《常见药用动物》）④塘鲺50g，瘦猪肉60g，加少量油、盐，共煮熟食用。（《常见药用动物》）⑤塘鲺1尾，莲子肉1g，米适量，煮粥食用。（《常见药用动物》）

蜂蜜 Fēng Mì

本品为蜜蜂科昆虫中华蜜蜂 *Apis cerana* Fabricius 或意大利蜂 *Apis mellifera* Linnaeus 所酿的蜜。春至秋季采收，滤过。

【原动物】中华蜜蜂：颜面、触角鞭节、中胸黑色；足和腹部

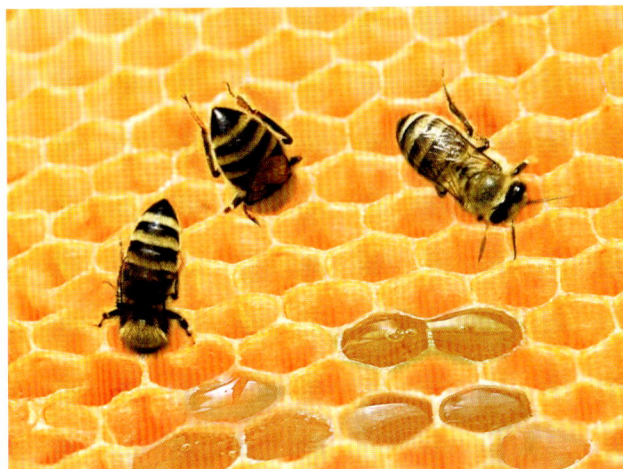

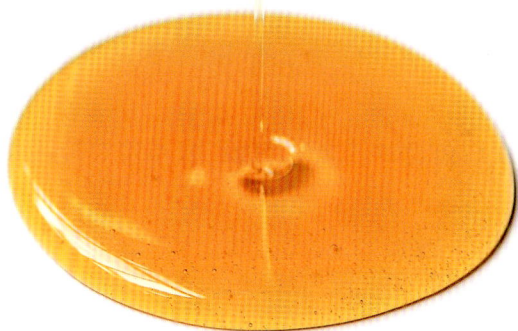

第 3～4 节红黄色；腹部第 5～6 节色暗，有黑色环带。体表密生浅黄色绒毛。头部：1 对复眼，大；3 个单眼，小，三角形排列，周围有灰黄色毛；膝状触角；嚼吸式口器；触角柄节黄色；唇基中央稍隆起，中央具三角形黄色斑；上唇长方形，黄色。后足胫节三角形，扁平；后足跗节宽且扁平。后翅中脉分叉。

意大利蜂：体形与体色与中华蜜蜂相似，但个体稍大；主要区别为：唇基黑色，无黄斑；后翅中脉不分叉。

蜜蜂在广西各地均有分布。

【药材性状】本品为半透明、带光泽、浓稠的液体，白色至淡黄色或橘黄色至黄褐色，放久或遇冷渐有白色颗粒状结晶析出。气芳香，味极甜。

蜂蜜的色泽分为水白色、特白色、白色、特浅琥珀色、浅琥珀色、琥珀色及深琥珀色 7 种。天然蜂蜜含有活性酶，60℃以上会使酶变性失活，破坏其营养成分。蜂蜜用温开水或凉水冲泡时口感甜。

【性味归经】味甘，性平。归肺、脾、大肠经。

【功效主治】补中，润燥，止痛，解毒；外用生肌敛疮。主治脘腹虚痛，肺燥干咳，肠燥便秘，解乌头类药毒；外治疮疡不敛，水火烫伤。

【药理作用】有润肠通便、润肺止咳、治疗溃疡、外敷疗伤作用。

【用法用量】内服：适量。一般入丸剂或膏剂。外敷适量。

【使用注意】痰湿内蕴、中满痞胀、大便不实者禁服。

【经验方】

（1）治大风疾：白蜜二十两，酸石榴七颗，生姜半斤。上药将生姜、石榴并皮同捣，绞取汁，更滤令净，入蜜中相和令匀。用一瓷瓶先秤知斤两，另入药蜜汁后用三重蜡密封瓶头，置于釜中，重汤煮一复时，后时时秤，但除瓶斤两外，得二十两便住。每服空心以温酒调下一茶匙，晚食前再服。（《太平圣惠方》百花煎）

（2）治上气咳嗽：苏子、杏仁、生姜汁、生地黄汁、白蜜各一斤。将苏子捣烂，以二汁和之，绢绞取汁，又捣又和，如此六七次则味尽，乃去渣，以蜜和之，置铜器中，于汤上煎之如饴。每服二匙，日三次，夜一二次。（《景岳全书》苏子煎）

（3）治咳嗽唾血，痈疽劳瘵：生地黄汁十六斤取汁，人参末一斤半，白茯苓末三斤，白沙蜜十斤，滤净拌匀，入瓶内，箬封，安砂锅中，小火熬三昼夜，成膏。每服一匙，开水或酒送下。（《本草纲目》琼玉膏）

（4）治口疮：① 蜜浸大青叶含之。（《药性论》）② 黄柏不计多少，蜜炙灰色，研为细末。干掺上，临卧。忌酒、醋、浆，犯之则疮难愈。（《证治准绳》蜜柏散）③ 舌上生疮，或苔干涩，语言不真：白蜜、薄荷自然汁等分。先以生姜蘸水揩净，然后敷之。（《医学入门》）。

（5）治胃反不受食，食入即吐：半夏（洗完用）二升，人参三两，白蜜一升。以上三味药，以水一斗二升，和蜜扬之二百四十遍，煮药取二升半，温服一升，余分再服。（《金匮要略》大半夏汤）

（6）治胃溃疡、十二指肠溃疡：蜂蜜50g，生甘草10g，陈皮5g。水适量，选煎甘草、陈皮，去渣，冲入蜂蜜，每日3次分服。（《叶橘泉现代实用中药》）

（7）治热淋，小便涩少，碜痛沥血：葡萄绞取汁、藕汁、生地黄汁各五合，白蜜五两。上药和匀，煎如稀饧，每于食前服二合。（《太平圣惠方》葡萄煎）

（8）治大便不通：用蜜二合，微煎至饴糖状，趁热做成挺，长一寸许，一端尖细。待冷变硬后，塞入肛门中，不久即可通便。（《本草纲目》）

羊血 Yáng Xuè

　　本品为牛科动物山羊 *Capra hircus* Linnaeus 的血液。全年可采收，宰杀时收集血液，鲜用。

　　【原动物】中型家畜。体较窄长，四肢长，强健，头长，颈短。额有角1对，角大，公羊角更大，角基略呈三角形，角尖向后，表面有环纹，中空。耳大。上颌无门齿和犬齿。公羊下颌有须。毛粗直，有白、黑、灰和黑白相间等色。

　　山羊在广西各地均有分布。

　　【药材性状】鲜羊血，暗红色，味稍咸，气微腥。

　　【性味归经】味咸，性平。归脾经。

　　【功效主治】补血，止血，散瘀解毒。主治妇女血虚中风，月经不调，崩漏，产后血晕，吐血，衄血，便血，痔血，尿血，筋骨疼痛，跌打损伤。

　　【药理作用】有调节新陈代谢、抗衰老作用。

　　【用法用量】内服：煮食或以鲜血饮之。外用：适量，涂敷。

　　【经验方】

　　（1）治伤寒发豌豆疮欲出：以生羊血一小盏顿服，即不生。（《太平圣

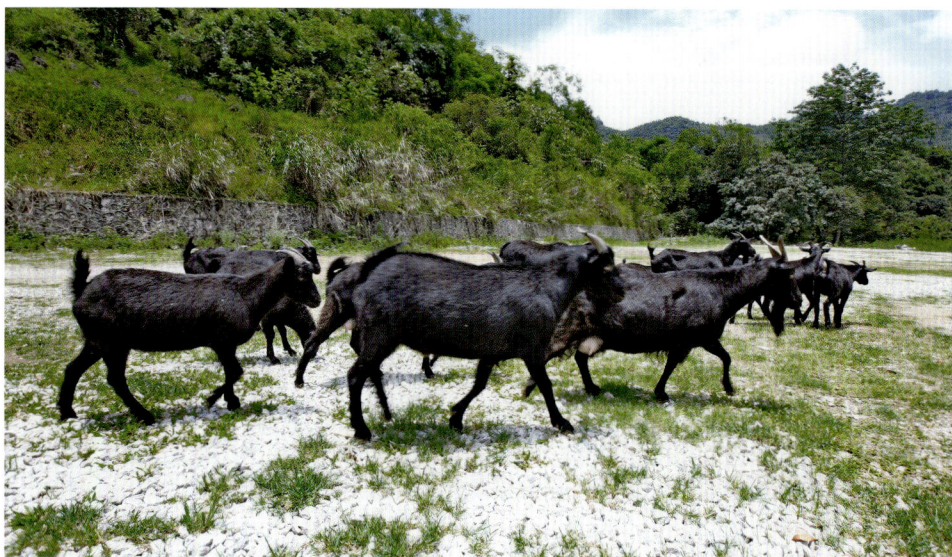

惠方》）

（2）治热病发斑，须臾遍身，皆带白浆：以鲜羊血，服二三合即止，初患急服之。（《太平圣惠方》）

（3）治急心痛：山羊血一分，烧酒化下。（《本草纲目拾遗》引《集验方》）

（4）治吐血、衄血，积日不止：①新羊血，热饮一二小盏。（《太平圣惠方》）②广西山羊血，每服三分，不过二三服。（《本草纲目拾遗》蒋莘田经验方）

（5）治大便出血：将羊血煮熟，拌醋服。（《广西药用动物》）

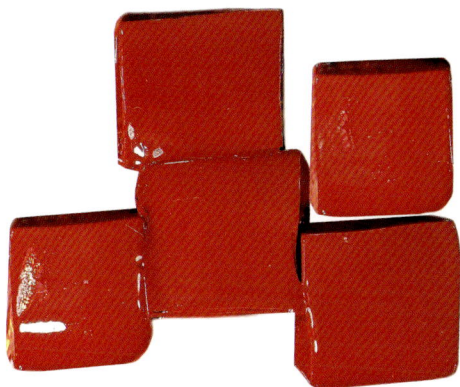

鳖甲 Biē Jiǎ　　　　　　　　　　　　　　Trionycis Carapax

本品为鳖科动物鳖 *Trionyx sinensis* Wiegmann 的背甲。中华鳖，也叫鳖、甲鱼、团鱼、脚鱼、水鱼、王八。全年均可捕捉，以秋、冬为多。捕后处死，置沸水中烫至背甲上的硬皮能剥落时，取出，除去残肉，剥取背甲，晒干。

【原动物】体呈椭圆形，扁平，背腹具甲；通体被柔软的革质皮肤，无角质盾片。头前端略呈三角形，吻端延长呈管状。眼小，口无齿，脖颈细长，圆筒状，伸缩自如。颈基两侧及背甲前缘均无明显疣突。背甲暗绿色或黄褐色，裙边肥厚。腹甲灰白色或黄白色，平坦光滑。四肢扁平，趾间有蹼，后肢比前肢发达。尾部较短。

中华鳖自然分布于广西贵港、南宁。已养殖。

【药材性状】本品呈椭圆形或卵圆形，背面隆起，长10～15cm，宽9～14cm。外表面黑褐色或墨绿色，具细网状皱纹及灰黄色或灰白色斑点，中间有一条纵棱，两侧各有左右对称的横凹纹8条，外皮脱落后，可见锯齿

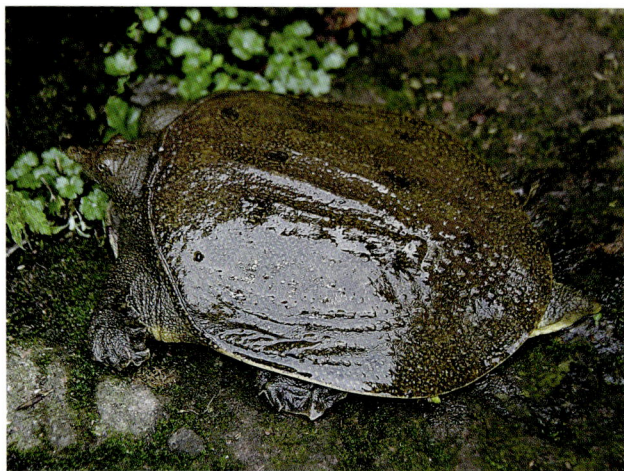

状嵌接缝。内表面类白色，中部有突起的脊椎骨，颈骨向内卷曲，两侧各有肋骨 8 条，伸出边缘。质坚硬。气微腥，味淡。

【性味归经】味咸，性微寒。归肝、肾经。

【功效主治】滋阴潜阳，退热除蒸，软坚散结，益肾健骨。主治阴虚发热，骨蒸劳热，阴虚阳亢，头晕目眩，经闭及癥瘕，久疟。

【药理作用】有抗疲劳、抗肿瘤作用及免疫促进作用。

【用法用量】内服：先煎，9～24g，或作散、丸剂。

【使用注意】产后泄泻的产妇及孕妇忌用。

【经验方】

（1）治上气喘急，不得睡卧，腹胁有积气：鳖甲（涂醋炙令黄，去裙）、赤茯苓、木香各一两，杏仁（汤浸，去皮、尖、双仁，麸炒微黄）半两。以上各药共捣筛为散，每服五钱，以水一中盏，入生姜半分，灯心一大束，煎至六分，去渣，不计时候温服。（《太平圣惠方》）

（2）治腹中痞块，久疟有之：鳖甲（醋炙）二两，三棱（醋炙）、莪术（醋炙）、香附子（泔水浸）一两半，陈皮一两，阿魏五钱。以上各药研为末，醋糊为丸如梧桐子大，每服三十丸，姜汤送下。（《世医通变要法》）

（3）治疮疖痈疽不收口：鳖甲烧灰存性，掺。（《经验良方全集》）

（4）治砂石淋痛不可忍：① 鳖甲（九肋者，酥炙令脆）一个，研细末，每服一匙，酒调服，当下砂石，以效为度。（《奇效良方》）② 鳖甲烧灰，捣筛为散，酒服方寸匕，频服数剂，当去石。（《外台秘要》）

（5）治产后早起中风冷，泄痢及带下：鳖甲（如手大）、当归、黄连、干姜各二两，黄柏（长一尺，广三寸）。以上五味药共捣粗末，以水七升煮取

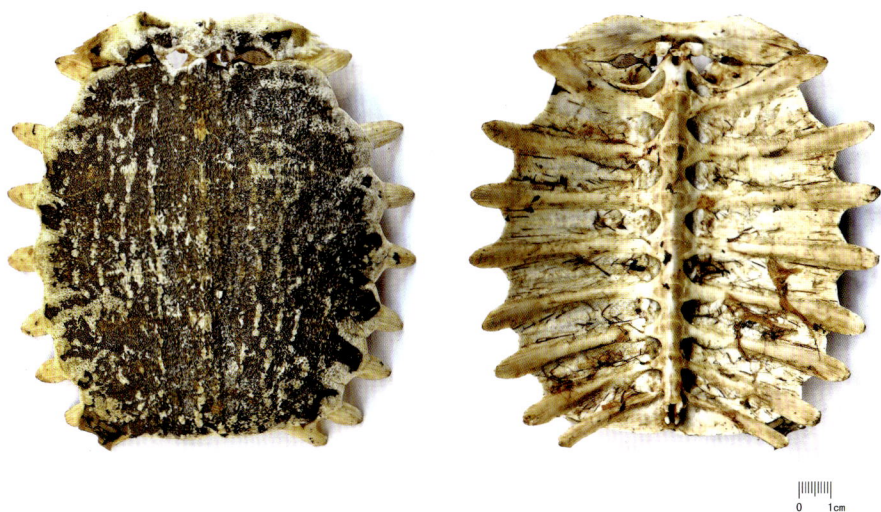

三升，去渣，分三服，日三。(《备急千金要方》鳖甲汤)

　　注：鳖 *Trionyx sinensis* Wiegmann 引自《中国药典》2020 年版，现在动物分类学认为其名称应为中华鳖 *Pelodiscus sinensis*(Wiegmann，1835)。

龟甲 Guī Jiǎ　　　　　　　　　Testudinis Carapax et Plastrum

　　本品为龟科动物乌龟 *Chinemys reevesii*(Gray)的背甲及腹甲。乌龟，又称中华草龟、大头乌龟、金龟、草龟、泥龟、山龟。全年均可捕捉，以秋、冬二季为多。捕杀后，用沸水烫死，除去残肉，剥取背甲和腹甲，晒干。

　　【原动物】体中等大小，体卵圆形。头中等大，头宽为背甲宽的1/4～1/3；头顶前部平滑，后部有细粒状小鳞。吻短，吻端向内侧下斜切，喙缘的角质鞘较薄弱，下颚左右齿骨间的交角小于 90 度。背甲平扁，具 3 条纵棱。颈盾小，椎盾5枚，肋盾4枚，缘盾11对，臀盾1对。甲桥明显，具腋盾和胯盾。腹甲平坦，几乎与背甲等长，前缘平截上翘，后缘缺刻较深，前宽后窄。四肢略扁平，指、趾间均有全蹼，具爪。尾较小。

　　乌龟自然分布于广西八步、上思、宁明、梧州等地。乌龟被列入《国家

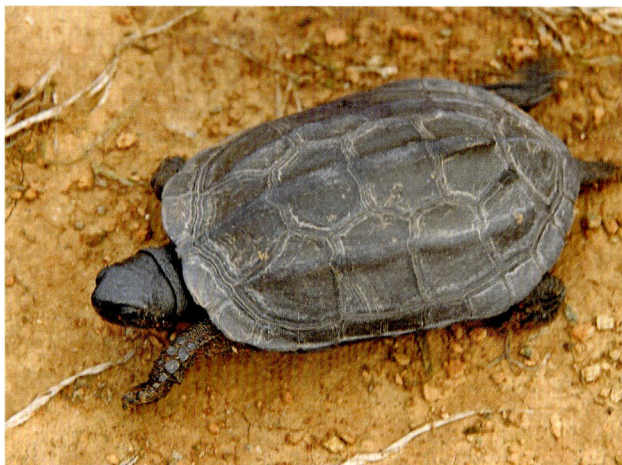

重点保护野生动物名录》二级（仅限野外种群）；列入《国家保护的有益的或者有重要经济、科学研究价值的陆生野生动物名录》；列入《世界自然保护联盟》（IUCN）2012年濒危物种红色名录3.1——易危（VU）。

【药材性状】本品背甲和腹甲由甲桥相连，但二者常分离。背甲长椭圆形，外表面棕褐色或黑褐色，脊棱3条。颈盾1块，椎盾5块，肋盾两侧各4块，缘盾两侧各11块，臀盾2块。腹甲板片状，长方椭圆形，外表面淡黄棕色或棕黑色，盾片12块，每块有紫褐色放射状线纹；内表面黄白色或灰白色，可见腹板9块；前端钝圆，后端有三角形缺刻。质坚硬，气微腥，味微咸。

【性味归经】味甘、咸，性微寒。归肾、肝、心经。

【功效主治】滋阴潜阳，益肾强骨，养血补心，固经止崩。主治骨蒸盗汗、阴虚潮热、头晕目眩、虚风内动、筋骨痿软、心虚健忘、崩漏经多等。

【药理作用】有改善甲状腺、肾上腺功能，提升机体免疫力，延缓衰老的作用。

【用法用量】内服：9～24g，先煎。

【使用注意】脾胃虚寒及孕妇禁服。

【经验方】

（1）降阴火，补肾水：龟甲（酥炙）、熟地黄（酒蒸）各六两，黄柏（炒褐色）、知母（酒浸，炒）各四两。以上药研为末，猪脊髓蜜丸。服七十丸，空心，盐白汤下。（《丹溪心法》大补丸）

（2）治慢性久疟：龟甲（砂炒炙脆，研细粉）、鳖甲（细粉）各500g，上等透明雄黄（细粉）50g，研和后，用何首乌200g（或加适量蜂蜜）捣和

为丸如绿豆大，每次 3～6g，每日 2～3 次，温开水送服。(《叶橘泉现代实用中药》)

（3）治水火不济，心神恍惚，血虚气弱，寒热往来：龟甲（羊酥炙）、生地黄、熟地黄、山药（炒）、茯苓、石斛、枸杞子、牛膝、牡丹皮（炒）各二两，当归、泽泻、黄柏（盐水炒）、甘草各一两五钱，鹿茸（酥炙）、黄连（酒炒）各一两。以上各药研为末，炼蜜为丸，每服三钱，空心盐汤下。(《丹台玉案》古庵心肾丸)

（4）治郁结不散：用龟下甲（酒炙）五两，侧柏叶（炒）一两半，香附（童尿浸、炒）三两，研为末，酒糊丸梧桐子大。每空心，温酒服一百丸。(《濒湖集简方》)

（5）治痿厥：龟甲（酒炙）、黄柏（炒）各一两半，陈皮半两，牛膝一两，干姜二钱。以上各药研为末，姜汁和丸，或酒糊丸。每服七十丸，白汤下。(《丹溪心法》补肾丸)

（6）治五痔，结硬焮痛不止：龟甲（涂醋炙令黄）二两，蛇蜕（烧灰）一两，露蜂房（微炒）半两，麝香（研入）一分，猪后悬蹄甲（炙令微黄）一两。以上各药捣细罗为散，每于食前以温粥饮调下一钱。(《太平圣惠方》龟甲散)

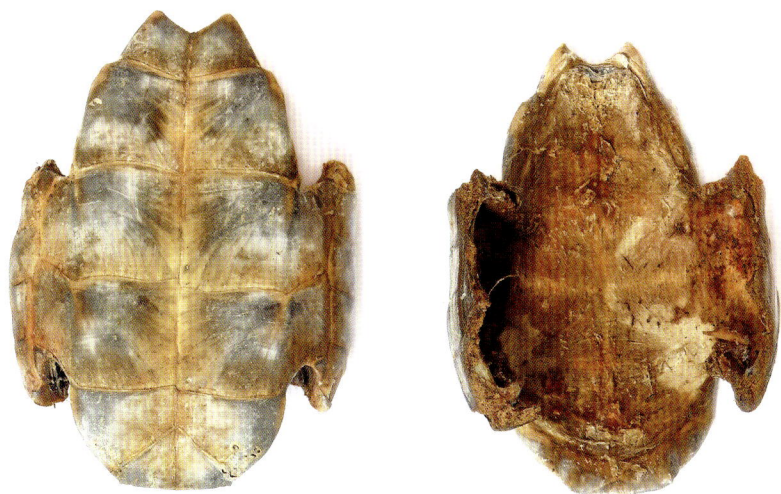

（7）治崩中漏下，赤白不止，气虚竭：龟甲、牡蛎各三两。以上二味药捣粗末过筛，酒服方寸匕。日三。（《备急千金要方》）

（8）治赤白带下，或时腹痛：龟甲三两，黄柏一两，干姜（炒）一钱，栀子二钱半。以上各药研为末，酒糊丸，白汤下。（《医学入门》龟柏姜栀丸）

（9）治乳吹乳痈：龟背板一个，以新瓦两块对合，外用黄泥封固，煅焦，勿令成灰，研细末，以无灰陈酒送下，尽量取醉，覆被出汗即愈。至重二三服。（《经验良方全集》）

注：乌龟 Chinemys reevesii（Gray）引自《中国药典》2020 年版，现在动物分类学认为其名称应为乌龟 Mauremys reevesii（Gray，1831）。

此外，柴棺龟 Mauremys mutica（Cantor，1842）、东南亚闭壳龟 Cuora amboinensis（Daudin，1801）的背甲及腹甲也作龟甲。

龟甲胶 Guī Jiǎ Jiāo　　Carapacis et Plastri Testudinis Colla

本品为龟甲经水煎熬、浓缩制成的固体胶块。

【原动物】见"龟甲"条目。

【药材性状】多为扁块，深褐色略带微绿，质硬而脆，对光照视时呈半透明状。气微腥，味淡。

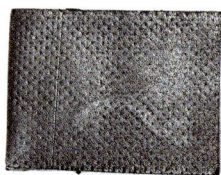

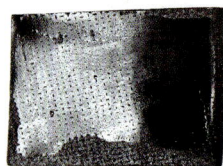

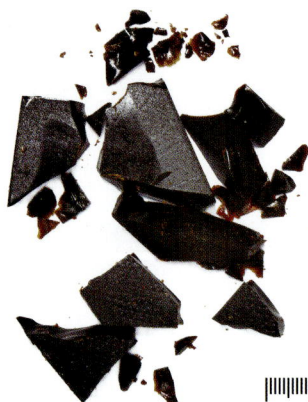

0　1cm

【性味归经】味甘、咸，性凉。归肝、肾、心经。

【功效主治】滋阴，养血，止血。主治骨蒸盗汗，阴虚潮热，腰膝酸软，血虚萎黄，崩漏带下等。

【用法用量】内服：

烊化兑服，3～9g。

【使用注意】孕妇禁用。

【经验方】

（1）治寒热久发，疟疾不止：龟甲胶一两，肉桂五钱，白术（土拌炒）二两。分作五贴。煎服。（《本草汇言》）

（2）治初期肝硬化：龟甲胶30g，加红糖适量，分2次早晚分服。（《中国动物药志》）

（3）治阴虚血热，月经过多：龟甲胶、黄柏、黄芩、生白芍、制香附各15g。水煎服。日服2次。（《常见药用动物》）

（4）治口咸：杜仲、石斛、枸杞子、山茱萸、补骨脂（破故纸）各二两，龟甲胶、何首乌各一两五钱，当归、生地、人参各一两，五味子八钱。以上各药研为末，炼蜜为丸，每服三钱，空心滚汤下。（《丹台玉案》滋肾丸）

（5）治妇人淋带赤白不止：龟甲胶三钱。酒溶化，每日清晨调服。（《本草汇言》）

（6）治肾虚腰痛：龟甲胶30g，枸杞子、淫羊藿各15g，熟地黄、巴戟天各10g，水煎服，每日2次。（《本草纲目》）

燕窝 Yàn Wō

为雨燕科动物金丝燕 *Collocalia esculenta* Linnaeus 及多种同属燕类用唾液或唾液与绒羽等混合凝结所筑成的巢窝。2月、4月、8月间采集。金丝燕在每年4月间产卵，产卵前必营筑新巢，此时其喉部黏液腺非常发达，所筑之巢，纯为黏液凝固而成，色白洁净，称为白燕；这时如被采去，金丝燕立即第二次筑巢，往往带有一些绒羽，颜色较暗，称为毛燕；有时亦可见有血迹，称为血燕。

【原动物】小型鸟类。体长约9cm。头部和背部暗褐色，腰部较浅。翅长而尖，合翅时翼端超过尾端；飞羽和尾羽纯黑色，有绿色光泽。腹面全为褐色。尾短，尾羽略呈方形。嘴短宽阔，略弯曲。脚褐色，被羽，细弱；爪

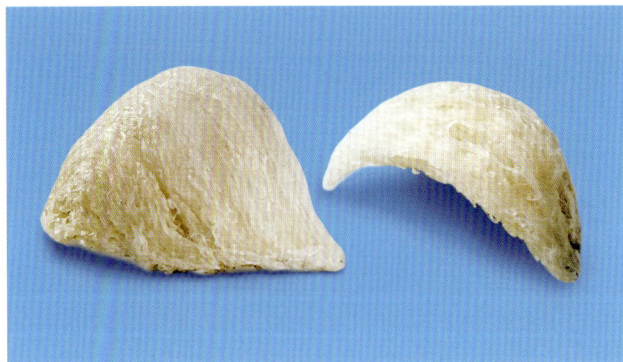

黑色。

金丝燕在广西边境分布。

【药材性状】本品呈不整齐的半月形，长6.5～10cm，宽3～5cm，凹陷成兜状。附着于岩石的一面较平，外面微隆起，附着面黏液凝成层排列较整齐，较隆起面细致，呈波状，窝的内部粗糙，呈丝瓜络样。质硬而脆，断面微似角质。入水则柔软而膨大。

【性味归经】味甘，性平。归肺、胃、肾经。

【功效主治】养阴润燥，益气补中，化痰止咳。主治虚损，痨瘵，咳嗽痰喘，咯血，吐血，久痢，久疟，噎膈反胃。

【药理作用】有抗病毒、抗炎、滋补强壮作用。

【用法用量】内服：绢包，煎汤或蒸服，5～10g；或入膏剂。

【使用注意】肺胃虚寒、湿痰停滞及有表邪者忌用。

【经验方】

（1）治慢性疟疾久不愈，胃溃疡：燕窝15～30g，拣去毛，清水炖烂，加入适量冰糖溶解后，每日2次分服。（《叶橘泉现代实用中药》）

（2）治老年痰喘：秋白梨一个，去心，入燕窝一钱，先用开水泡，再入冰糖一钱，蒸熟。每日早晨服下，勿间断。（《文堂集验方》）

（3）治劳咳吐红痰：燕窝与冰糖煮食。（《本草纲目拾遗》）

（4）治虚劳咳嗽：沙参二钱，燕窝三钱，百合五钱。共炖烂食。（《不知医必要》燕窝汤）

（5）治体虚自汗：黄芪20g，燕窝5g。煎服，日服2次。（《中国动物药》）

（6）治噤口痢：白燕窝二钱，人参四分。水七分，隔汤炖熟，徐徐食之。（《本草纲目拾遗》引《救生苦海》）

注：爪哇金丝燕 Aerodramus fuciphagus（Thunberg，1812）、苔巢金丝燕 Aerodramus salangana（Streubel，1848）所筑的窝，均作燕窝入药。

乌鸡 Wū Jī

本品为雉科动物乌骨鸡 *Gallus gallus domesticus* Brisson 去羽毛及内脏的全体。宰杀后去羽毛及内脏，取骨骼，鲜用；亦可冻存、酒浸贮存，或烘干磨粉备用。

【原动物】乌鸡，又称乌骨鸡、武山鸡、药鸡、黑脚鸡、松毛鸡、丝羽乌骨鸡、竹丝鸡。体态小巧玲珑。全身羽毛全白色或全黑色，全身皮肤及眼睑、喙、胫、趾均呈乌黑色。鸡冠草莓状，略带红色；头顶有一丛丝毛，形如白绒球，雌性比雄性更为明显，形成毛冠，又称"凤头"；耳叶呈暗绿色；下颌有较细长的丝毛，雌鸡比雄鸡更为发达。全身羽毛呈绒丝状，洁白光滑，只有主翼羽和尾羽的基部有少量的扁毛。翼羽较短，羽片末端常有不完全的分裂，尾羽和雄鸡镰羽不发达。胫部和第 4 趾长有白色的羽毛，外侧明显。脚有 5 趾。全身肌肉及内脏膜及腹膜均呈乌色，但胸肌和腿肌颜色较浅。骨膜深黑色，骨质为浅黑色。

乌鸡在广西各地均有养殖。

【药材性状】乌鸡宰杀后，开水烫过，去毛，胴体黑色。

【性味归经】味甘，性平。归肝、肾、肺经。

【功效主治】补肝肾，益气血，养阴，退虚热。主治阴虚潮热，消渴，遗精，带下，久痢。

【药理作用】有滋补强壮、延缓衰老、抗诱变、增强非特异性免疫的作用。

【用法用量】内服：煮食，烧存性研末；或入丸、散。

【经验方】

（1）治久虚劳惫，

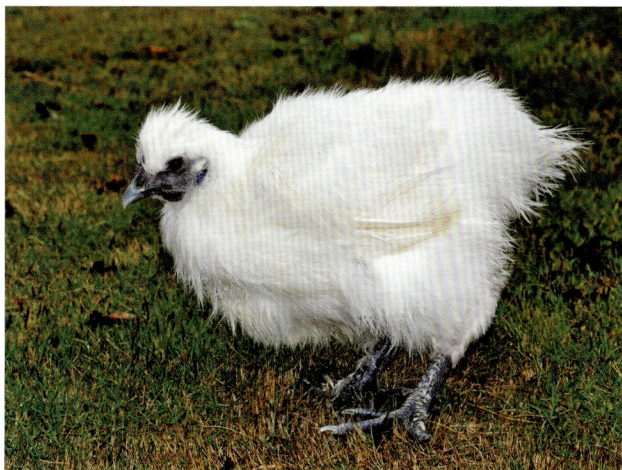

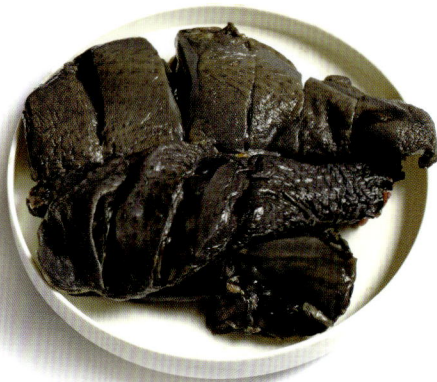

髓干精竭，血枯气少：乌鸡一只，团鱼一枚，羊脊髓一条，猪脊脊一条。以上四味药，制净去骨存肉，用酒一大碗，于砂锅内煮熟，擂细，与前熟肉一处，再用慢火熬之，再下明矾四两、真黄蜡三两，以上二味药逐渐下，与前八味和一处，擂成膏子，和平胃散末、四君子汤末、知母末、黄柏末各一两，共十一两，研和成剂。如十分硬，再入白蜜同熬，取起放青石上，用木槌打如泥，丸如梧桐子大。每服一百丸，不拘时，枣汤下。(《古今医统大全集要》十珍丹)

（2）治中风手足不遂，口面歪斜：乌雌鸡肉（炙干）二两半，桂皮（去粗皮）一两三分，细辛（去苗叶）三两，防风（去叉，锉）二两半，干姜（炮）二两半。上五味，共捣罗为散。每服半钱，加至一钱匕，食后良久，温酒调下，日二夜一；未觉效，稍增至一钱匕，以效为度。(《圣济总录》乌鸡散)

（3）治积劳虚损，或大病后不复常，四体沉滞，骨肉酸疼，饮食无味，无力少气：乌鸡（雌）一只，治如食法，以生地黄（切片）一斤，饴糖二升，纳鸡腹，急缚，铜器贮，甑中蒸五升米久，须臾取出，食肉饮汁，勿啖盐，三月三度作之。(《肘后备急方》)

（4）治脾虚滑泄：乌骨母鸡一只治净，用豆蔻一两，草果二枚，烧存性，掺入鸡腹内，扎定煮熟，空腹服。(《濒湖集简方》)

（5）治卒得鼠瘘，有瘰疬未发疮而速热者：捣乌鸡足，合车前草，敷之。(《肘后备急方》)

（6）治反胃吐食：用乌雄鸡一只，治如食法，入胡荽子半斤在腹内。烹食二只。(《濒湖集简方》)

（7）治肾虚耳聋：乌雄鸡一只治净，以无灰酒三升煮熟。趁熟食三五只。（《濒湖集简方》）

（8）治寒疝，来去每发腹绞痛：宿乌鸡一头，生地黄七斤，合细锉之，着甑蔽中蒸，铜器承。须取汁，清晨服，到日落前服完。期间当下诸寒癖，讫，作白粥渐食之。久疝者，下三剂。（《肘后备急方》）

（9）治赤白带下，下元虚惫：白果、莲肉、江米各五钱，胡椒一钱，研为末。乌骨鸡一只，如常治净，装末入腹煮熟。空心食之。（《濒湖集简方》）

注：乌鸡 *Gallus gallus domesticus* Brisson 引自《中华本草》，现在动物分类学认为其名称应为鸡 *Gallus gallus f.domesticus*（Linnaeus，1758）。

鸭肉 Yā Ròu

本品为鸭科动物家鸭 *Anas platyrhynchos* subsp.*domestica* Linnaeus 的肉。四季均可宰杀，秋冬季更适宜。宰杀后，脱毛，除去内脏，洗净，备用。

【原动物】鸭的体型较小，体扁，颈短。体色因品种而异，羽毛甚密，色有全白、栗色、黑褐色等。嘴长而扁平。翅小，覆翼羽大。腹面舟形。尾短，公鸭尾有卷羽4枚。公鸭颈部多黑色而有金绿色光泽。脚矮，位于身体后方。前3趾有蹼，后1趾略小。

家鸭在广西各地均有养殖。

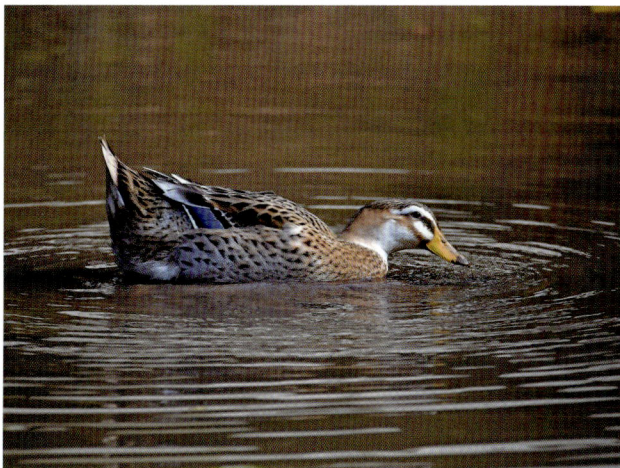

【药材性状】鲜鸭肉肉红色，鸭皮灰白色。

【性味归经】味甘，性平。归肺、脾、肾经。

【功效主治】补阴益气，利水消肿。主

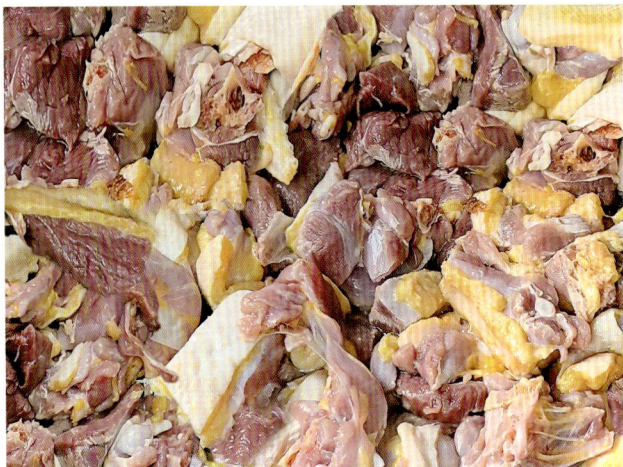

治虚劳骨蒸，咳嗽，水肿。

【用法用量】内服：适量，煨烂熟，吃肉喝汤。

【使用注意】外感未清、脾虚便溏、肠风下血者禁食。

【经验方】

（1）治卒大腹水病：公鸭，以水五升，煮取饮汁一升，稍稍饮，令尽，浓覆之，取汗佳。（《肘后备急方》）

（2）治十种水病，不瘥，垂死：①青头公鸭一只，治如食法，细切，和米并五味，煮令极熟作粥，空腹食之。（《肘后备急方》）②白鸭一只，去内脏洗净，馈饭半升，以饭、姜、椒酿鸭腹中缝定，如法蒸，候熟，食之。（《肘后备急方》）

（3）治体弱多汗：选用公鸭1只，去毛及内脏，加入山药30g、白术15g、熟地黄10g，煮汤食肉，日服1次。（《本草备要》）

（4）治虚寒泄泻：选用母鸭1只，去毛及内脏，加入干姜30g、苍术15g、黄芪15g，煮汤食肉，每日1次。（《本草从新》）

（5）治慢性肾炎水肿：取三年以上绿头老鸭一只，去毛去内脏，填入大蒜头4～5个，煮至烂熟（不加盐或略加糖），吃鸭、蒜并喝汤，可隔若干天吃一只。（《中华食物养生大全》）

鸭血 Yā Xuè

本品为鸭科动物家鸭的血液。四季均可宰杀，秋冬季更适宜。宰杀时收集血液，鲜用。

【原动物】参见"鸭肉"条目。

【药材性状】鲜血为红色液体，易凝固，凝固后易碎，手挤压易变形而水被挤出。气微，味淡。

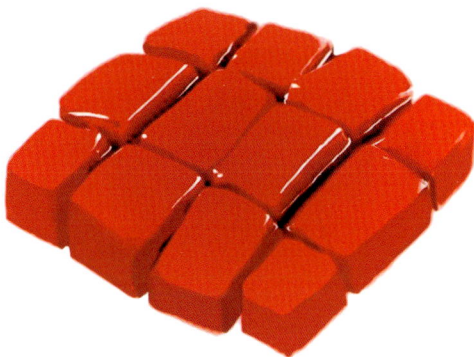

【性味归经】味咸，性凉。归肝、脾经。

【功效主治】补血，解毒。主治劳伤吐血，贫血虚弱，药物中毒。

【用法用量】内服：趁热生饮或隔水蒸熟，100～200mL。外用：适量，涂敷。

【经验方】

（1）治各种药毒：白鸭血，热饮之。（《本草纲目》孟诜方）

（2）治经来潮热，饮食不下：乌嘴白鸭一只，取血，冲入温酒内服。（《秘传内府经验女科》鸭血酒）

（3）治消化不良：鸭血一碗，加入少许薄荷叶，煮沸后食用。（《本草纲目》）

（4）治口臭：鸭血半碗，加入适量醋，晨起空腹服用。（《本草纲目》引《艺搜》）

（5）治肾虚腰痛：鸭血100g，加入山药50g、枸杞子30g，煮汤食用。（《本草纲目》）

（6）治风湿关节痛：乌嘴白鸭一只，取血100mL，加入干姜30g、川芎15g，温酒冲服。（《本草纲目》引《神农本草经》）

猪血 Zhū Xuè

本品为猪科动物猪的血液。全年出产，工厂化宰猪，卧式放血，1～2分

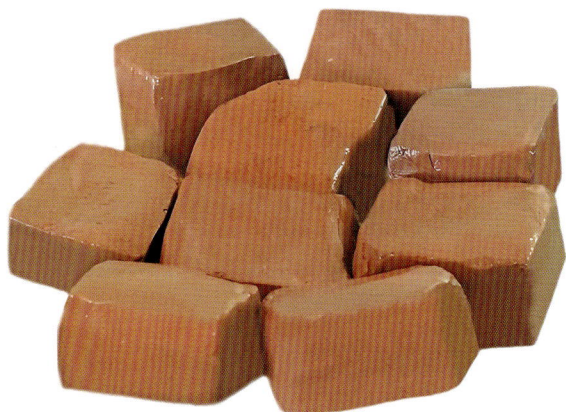

钟的沥血后，猪体有90%的血液流入血液收集槽。

【原动物】参见"猪胆粉"条目。

【药材性状】干品黑褐色，碎块状。气稍腥，味稍咸。

【性味归经】味咸，性平。归心、肝经。

【功效主治】补血养心，息风镇惊，下气，止血。主治头风眩晕、癫痫惊风、中满腹胀、奔豚气逆、淋漏下血。

【药理作用】有促进伤口愈合、清除自由基、抗炎、保肝、抗肿瘤作用。

【用法用量】内服：煮食，适量；或研末，每次3～9g。外用：适量，生血涂敷，或研末撒。

【经验方】

（1）痰热型哮喘：鲜猪血、海蜇皮各200g。上二味分别切成薄片，共炖熟。食用，日一剂。（《动物药验方集成》海蜇猪血汤）

（2）治心恙及邪祟：猪心血、朱砂各一两，干青靛花一匙。将猪心血、靛花研匀，朱砂和丸，桐子大，每二十丸，茶酒下。甚者不过三服。（《冯氏锦囊秘录》蕊珠丸）

（3）治中满腹胀，旦食不能暮食：不着盐水猪血，漉去水，晒干为末，酒服取泄。（《本草纲目》引李楼《怪症奇方》）

（4）治蜈蚣入腹：猪血灌之。或饮食，少顷饮桐油，当吐出。（《本草纲目》）

竹鼠 Zhú Shǔ

本品为竹鼠科动物中华竹鼠 *Rhizomys sinensis* Gray 或银星竹鼠 *Rhizomys pruinosus* Blyth 的肉、脂肪。全年采捕，挖洞捕捉。处死，剥皮，取肉，取腹内脂肪炼油，备用。

【原动物】中华竹鼠：体型粗壮，呈圆筒形。头部钝圆，头骨粗壮坚实，颧弓外扩，骨脊高起，肌肉发达；吻较大；共有16颗牙齿，门齿粗大，臼齿短小，具有啮齿目动物的特征。眼小；耳隐于毛被内。四肢短小，但粗壮而具爪，第2与第3指爪几近相等。尾部短小，无毛或毛短而稀。全身披长毛，体色随年龄而不同，从深色到浅色，幼体的毛色比成体的毛色深，周身均为深灰黑色。成体身体背部毛色为棕灰色并长有白色针毛，吻部及两侧的毛色略淡，身体的腹部毛被较为稀疏，色白而暗，其间也杂有闪亮的细毛，透过毛被可看到粉红色的皮肤。个别个体的足背与尾部的毛色均为灰棕褐色。

银星竹鼠：体型粗壮，呈圆筒形。头部圆钝、眼小、吻大、耳朵极短，隐于毛丛中。尾较长，接近体长的一半。上门齿强大，并略向后倾斜。齿隙较短。齿列较长。四肢短，趾端有利爪。乳头排列均匀，4对。体毛较粗糙，体背面毛灰褐色。吻部稍淡，有黑褐色的长须。鼻部与眼周纯灰褐色。额部、颊部、背部及体侧一般为灰褐色，但有一些长的白尖针毛伸出毛皮外，似银星，故名银星竹鼠。身体腹面纯褐灰色，无白色斜毛。尾毛少或无。

竹鼠在广西北部地区有分布。

【性味归经】味甘，性平。归肺、胃经。

【功效主治】养阴益气，解毒排脓。主治

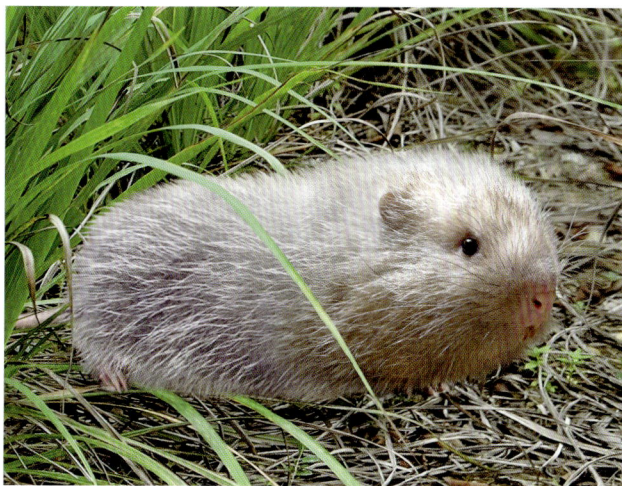

痨肺发热，胃热消渴，生肌止痛。

【用法用量】内服：适量，煮熟。外用：油，适量，涂敷。

【使用注意】内服不宜过量。

【经验方】

（1）治痨瘵、消渴：肉适量，煮熟服。（《广西药用动物》）

（2）治无名肿毒、烧烫伤：取油适量，外涂患处。（《广西药用动物》）

（3）补中益气，解毒：肉适量，煮熟服。（《本草纲目》）

（4）养阴除热，杀疳露，治痨瘵，止消渴：肉适量，煮熟服。（《医林纂要》）

（5）益肺胃气，化痰解毒：肉适量，煮熟服。（《本草求原》）

阿胶 Ē Jiāo　　　　　　　　　　　　　　Asini Corii Colla

本品为马科动物驴 *Equus asinus* Linnaeus 的干燥皮或鲜皮经煎煮、浓缩制成的固体胶。

【原动物】驴，也叫毛驴、驴子。体型比马小，体重不过 200kg，多为灰褐色。肌肉结实，体质健壮。头较长，眼圆，耳特别长，面部平直，头颈高昂，颈部较宽厚。嘴部有明显的白色嘴圈。颈背有一条短的深色横纹。胸部稍窄，背圆凸，躯干较短，因而体高和身长大体相等，呈正方形。腹部和四肢的内侧白色。四肢粗短，第 3 趾发达，有蹄，其余各趾都已退化，蹄小质坚硬。尾基部粗，末梢细，尾尖部有丛毛。

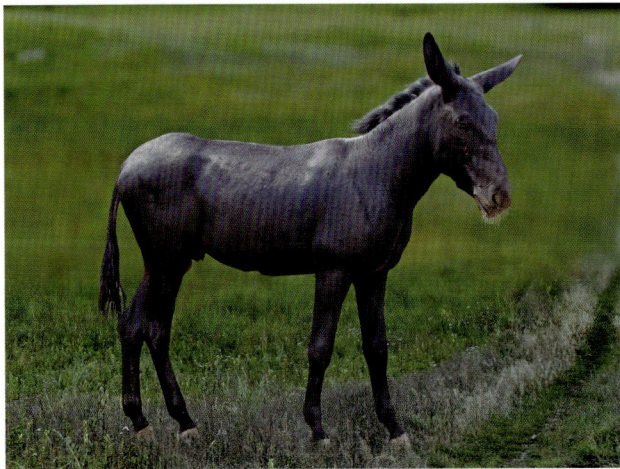

驴在广西各地均有

分布。

【药材性状】成品阿胶呈整齐的长方形块、方形块或丁状。表面棕黑色或乌黑色，平滑，有光泽。对光照视略透明。质坚脆易碎，断面棕黑色或乌黑色，平滑，有光泽。气微弱，味微甘。

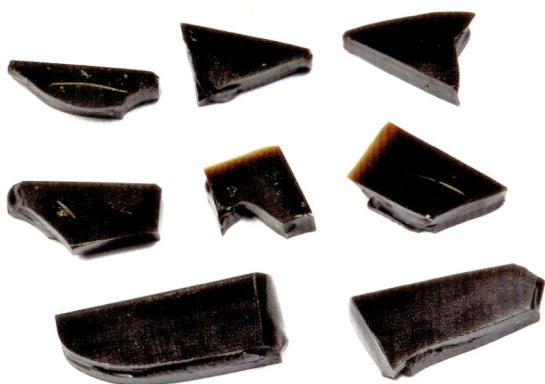

【性味归经】味甘，性平。归肺、肝、肾经。

【功效主治】补血止血，滋阴润燥。主治血虚萎黄，眩晕心悸，肌萎无力，心烦不眠，虚风内动，肺燥咳嗽，劳嗽咯血，吐血，尿血，便血，崩漏，妊娠胎漏。

【药理作用】有抗贫血、抗休克、抗疲劳、耐缺氧、免疫调节、改善血管通透性、增强记忆力的作用。

【用法用量】内服：烊化兑服，5～10g；炒阿胶可入汤剂或丸、散。滋阴补血多生用，清肺化痰多蛤粉炒，止血蒲黄炒。

【使用注意】脾胃虚弱、消化不良者慎服。

【经验方】

（1）治肠胃气虚，冷热不调，下痢赤白，里急后重，脐腹疼痛，小便不利：阿胶（碎，炒）一两，黄连（去毛）三两，茯苓（去皮）二两。将黄连、茯苓同研为细末，水调阿胶末溲和，丸如梧桐子大。每服二十丸，温米饮下，食前服。（《太平惠民和剂局方》黄连阿胶丸）

（2）治久咳嗽：① 阿胶（炙燥）一两，人参二两。上二味药，捣罗为散。每服三钱匕，豉汤一盏，入葱白少许，同煎三沸放温，遇嗽时呷三五口，依前温暖，备嗽时再呷之。（《圣济总录》）② 阿胶饮：阿胶（炙燥）二两，人参半两，杏仁（去皮尖、双仁，炒）二十粒，黄蜀葵花一分，款冬花一分，甘草（炙，锉）二钱。以上六味药同捣罗为散。每服二钱匕，空心热糯米饮调下，晚食前再服。（《圣济总录》阿胶散）

（3）治一切下痢，冷热脓血，肠滑里急，脐腹绞痛：阿胶（捣碎，炒如珠子，为末，以醋四升熬成膏）、当归（去芦）各十五两，黄连（去毛）三十两，干姜（炮）十两。以上各药研为细末，以阿胶膏和，并手丸如梧桐子大。每服三十丸，食前，温米饮下，日三服。凡小儿服，丸如麻子大，更量岁数加减。（《太平惠民和剂局方》驻车丸）

（4）治便血如小豆汁：阿胶（炙令燥），赤芍药、当归（切，焙）各一两，甘草（炙，锉）半两。上四味，共捣粗末过筛，每服五钱匕，水一盏半，入竹叶二七片，同煎至八分，去渣，食前温服。（《圣济总录》阿胶芍药汤）

（5）妇人漏下不止：阿胶、鹿茸各三两，海螵蛸（乌贼骨）、当归各二两，蒲黄一两。以上五味药同捣为粗末过筛。空心酒服方寸匕，日三，夜再服。（《备急千金要方》）

（6）治产后虚羸，大便秘涩：阿胶（碎炒）、枳壳（浸，去瓤，麸炒）各二两，滑石（研飞为衣）半两。以上各药共研为末，炼蜜为丸如梧桐子大。每服二十丸，温水下，半日未通再服。（《太平惠民和剂局方》阿胶枳壳丸）

花胶 Huā Jiāo

本品为鱼鳔的干制品，主要为大黄鱼 *Larimichthys crocea*（Richardson）、小黄鱼 *Larimichthys polyactis*（Bleeker）、黄唇鱼 *Bahaba taipingensis*（Herre）、黄姑鱼 *Nibea albiflora*（Richardson）、鮸鱼 *Miichthys miiuy*（Basilewsky）、中华鲟 *Acipenser sinensis* Gray 等的干燥鱼鳔。常年均可捕捞，捕后，剖腹取出鱼鳔，除去血管及黏膜，洗净，剖开，压扁，晒干或洗净鲜用。或者溶化后，冷凝成冻胶。

【原动物】

大黄鱼：体延长而侧扁，体侧腹面有多列发光颗粒。头钝尖形，较大。口裂大，端位，倾斜；吻不突出，上颌长等于下颌，上颌骨后缘达眼眶后缘；下颌内列齿较大，外列齿紧贴内列齿；颏孔4个或6个，中央4孔呈四方形排列在颏缝合周围，前2孔细小。鼻孔2个，长圆形后鼻孔较圆形前鼻孔大。眼眶下缘伸达前上颌骨顶端水平线。前鳃盖后缘具锯齿，鳃盖具2扁棘。头部除头顶后部外皆被圆鳞，体侧前1/3被圆鳞，余部被栉鳞；鳞片较小。侧线完全。腹鳍基起点在胸鳍基上缘点垂线之后；尾鳍楔形。体侧上半部黄褐色，下半部各鳞下都具金黄色腺体。背鳍浅黄褐色；尾鳍浅黄褐色，边缘黑褐色；臀鳍、腹鳍及胸鳍为鲜黄色。

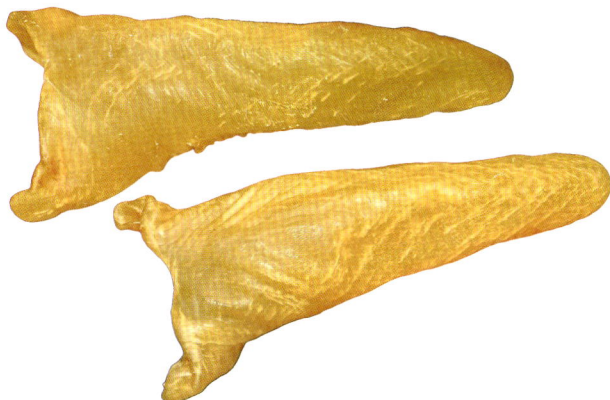

鳔前部圆形，不突出为侧囊，后端细尖；每一个侧支具有腹分支及背分支，背分支呈翼状开展，腹分支分为上下两小支。

小黄鱼：体延长而侧扁，体侧腹部有多列发光颗粒。头钝尖形，口裂大，端位，倾斜；吻不突出，上颌长等于下颌，上颌骨后缘达眼眶后缘；吻缘孔5个，内、外侧缘孔沿吻缘叶侧裂，吻缘叶完整不被分割。颏孔4个。鼻孔2个，长圆形后鼻孔较圆形前鼻孔大。眼眶下缘伸达前上颌骨顶端水平线。前鳃盖后缘具锯齿缘。头部及体侧前部被圆鳞，体侧后部被栉鳞，背鳍软条部和臀鳍2/3以上皆有小圆鳞，尾鳍布满小圆鳞。背鳍基起点、胸鳍基上缘点及腹鳍基起点到吻端距离大约相等。尾鳍楔形。体侧上半部为黄褐色，下半部各鳞下都具金黄色腺体；下颌前端有褐色斑。背鳍浅褐色；尾鳍前半部金黄色，后部浅褐色；臀鳍金黄色，鳍前缘及后缘为深褐色；腹鳍金黄色；胸鳍浅黄褐色；腹部发光颗粒为橙黄色。

黄唇鱼：体延长而侧扁，背部略隆起，腹部广圆；尾柄较细长。头中大，稍侧扁。吻钝尖，吻缘孔 5 个。眼小，上侧位。鼻孔每侧 2 个；前鼻孔较小，圆形；后鼻孔椭圆形。口前位，斜裂。上颌骨后端伸达眼中部下方。上颌外行牙较大，尖锥形，排列稀疏，口闭时大部暴露于外，上颌内行牙细小，列成牙带；下颌内行牙稍大，尖锐。颏孔 2 个。无颏须。鳃孔大。前鳃盖骨边缘具细锯齿。鳃盖膜不与峡部相连。鳃耙细长。体被栉鳞，吻部、眼间隔和前鳃盖骨皆被小圆鳞；背鳍鳍条部及臀鳍基部各有一鳞鞘。侧线完全，前部略呈弧形，后部平直。背鳍连续，鳍棘部和鳍条部之间具一深凹，起点在胸鳍基部上方之后；第一鳍棘小，第三鳍棘较长。臀鳍短，具 2 鳍棘；第二鳍棘粗长。胸鳍尖长。腹鳍胸位，约与胸鳍等长，外侧第一鳍条略延长成丝状。尾鳍楔形。

鳔中大，圆筒形，前端宽平，具侧管 1 对，侧管延长，伸入体壁肌层之内；鳔侧无侧肢。

黄姑鱼：体延长，侧扁，背部稍隆起。吻稍突出；口裂大，端位，倾斜，上颌长于下颌，上颌骨后缘延伸达瞳孔后缘。鼻孔 2 个，椭圆形后鼻孔约为前鼻孔的两倍。前鳃盖具锯齿缘，鳃盖具 2 扁棘；具拟鳃；鳃耙细长。除吻端、眼下部、颊部及喉前部为圆鳞外，余皆被栉鳞；臀鳍基有 1 列鞘鳞；尾鳍布满小圆鳞。背腹鳍基起点约相对；胸鳍基上缘点在背腹鳍基起点前，鳃盖后下方；尾鳍楔形；臀鳍第二硬棘粗大。体侧上半部紫褐色，下半部银白带橙黄色，体侧每一鳞片皆具褐斑，呈向前下方倾斜的条纹。背鳍基部黑褐色，软条部浅褐色，末缘深褐色，每一软条基部前缘皆有一深褐色点；尾鳍浅黄褐色；臀鳍及腹鳍黄色有褐色细斑；胸鳍浅褐色，鳍基内缘有黑斑。鳃盖青紫色。

鳔为黄姑鱼型，前端为圆角近方形，附支 20～25 对，第一对附支伸入头区。

鮸鱼：体延长，侧扁；背、腹部浅弧形。口大而微斜，体被栉鳞，鳞片细小，表层粗糙，头部被圆鳞。颏孔 4 个，中央颏孔及内侧颏孔呈四方形排列，无颏须。上颌外行牙和下颌内行牙扩大，呈犬牙状，内面小牙成带状群。眼圈大，眼膜透明度高红而明亮。体呈蓝灰褐色，仅腹部为灰白色，背鳍 2 个连在一起，中间有一深缺刻。鳍棘上缘为黑色，鳍条部中央有一纵行黑色条纹；胸鳍基部黄色、边缘黑色；臀鳍具 2 棘；尾鳍呈楔形，尾鳍的基部为黄色，其边缘颜色稍浅。

中华鲟：体长形，两端尖细，背部狭，腹部平直。头呈长三角形。吻尖长。鼻孔大，两鼻孔位于眼前方。喷水孔裂缝状。眼小，椭圆形，位于头后半部。眼间隔宽。口下位，横裂，凸出，能伸缩。唇不发达，有细小乳突。口吻部中央有 2 对须，呈弓形排列，其长短于须基距口前缘的 1/2，外侧须不达口角。鳃裂大，假鳃发达。鳃耙稀疏，短粗棒状。背鳍 1 个，后位，后缘凹形，起点在臀鳍之前。臀鳍与背鳍相对，在背鳍中部下方。腹鳍小，长方形，位于体中央后下方，近于臀鳍。胸鳍发达，椭圆形，位低。尾鳍歪形，上叶特别发达，尾鳍上缘有 1 纵行棘状鳞。

鲵鱼及中华鲟在广西有养殖。花胶在广西沿海城市均有销售。

【**药材性状**】本品多压制成长圆形的薄片，淡黄色，角质状，略有光泽。质坚韧，不易撕裂，裂断处呈纤维性。气微腥，味淡。

【**性味归经**】味甘，性平。入肾、肝经。

【**功效主治**】补肝肾，养血止血，散瘀消肿。主治肾虚遗精，腰膝无力，腰痛，眩晕耳鸣，血虚筋挛，产后风痉，破伤风，吐血咯血，尿血，外伤出血，崩漏，白带，痛风，皲裂，痔疮。

【**药理作用**】有助消化、抗疲劳、促生长发育作用。

【**用法用量**】内服：煎汤，10～30g；研末，3～6g。外用：适量，溶化或烧灰涂敷。

【**使用注意**】胃呆痰多者禁服。

【**经验方**】

（1）治肾虚封藏不固，梦遗滑泄：① 黄鱼鳔胶（白净者，切碎，先用蛤粉炒成珠，以无声为度）一斤，沙苑蒺藜（马乳浸二宿，隔汤蒸一炷香久，取起焙干）八两。上药为末，炼蜜丸如梧子大。每服八十丸，空心温酒白汤任下。忌食鱼、牛肉。（《证治准绳》聚精丸）② 鱼鳔胶一两，熟地黄（砂仁末三钱，拌）三两，龟甲（炙）、牡蛎（煅）、山药（炒）、莲肉（去心）、菟丝子（酒煮烂，焙干）、茯苓各二两。以上各药共研细末，以猪脊髓和炼蜜为丸，每服三钱，日服二次。（《新编经验方》）

（2）治痫症：花胶（微焙，杭粉炒黄色）、皂矾（炒黄色）各一两，朱砂三钱。以上药共研为末。每服三钱，热酒下二服。（《嵩崖尊生书》鳔风散）

（3）呕血不止：用鳔胶长八寸、广二寸，炙黄，刮取二钱，以甘蔗节三十五个捣汁调下。（《本草纲目》）

（4）治破伤风诸药不效，事在危急者：鳔胶（切段，微焙）、杭粉（焙黄）、皂矾（炒红色）各一两，朱砂（另研）三钱。以上各药共捣为细末。每服二钱，无灰热酒调服。（《外科正宗》镇风散）

（5）治赤白崩中：鱼鳔胶三尺，焙黄研末，同鸡子煎饼，好酒食之。（《本草纲目》）

（6）治便毒肿痛，已大而软者：鱼鳔胶热汤或醋煎软，趁热研烂贴之。（《仁斋直指方》）

（7）治经血逆行：鱼鳔胶切碎，炒过，加新棉烧灰。每服二钱，米汤调下。（《本草纲目》）

（8）产后抽搐：用鳔胶一两，以螺粉炒焦，去粉，研为末，分三次服，煎蝉蜕汤送下。（《本草纲目》）

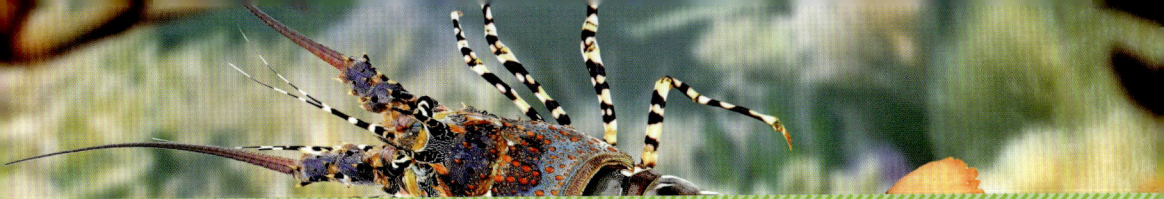

第三章
壮阳补气类动物中药

弹涂鱼 Dàn Tú Yú

本品为虾虎鱼科动物弹涂鱼 *Periophthalmus modestus* Cantor 或大弹涂鱼 *Boleophthalmus pectinirostris*（Linnaeus）的全体。全年捕捉，捕后，去鳞去内脏，洗净，鲜用或晒干。

【原动物】

弹涂鱼：体长形，侧扁，背缘平直。腹缘略凸。头稍大，略侧扁。吻短，前端近截形。眼位于头侧上缘。前鼻孔小，短管状，后鼻孔位于眼前方。口前位，很低，微斜。舌圆形。唇发达，无须。鳃孔侧位。鳃膜连鳃峡。鳃峡宽。鳃耙呈小突起状。肛门位于臀鳍稍前方。眼后头体部均有小圆鳞，无侧线。背侧褐色，带有微绿色，向下色渐淡。鳍灰黄色，后背鳍有 2 条蓝黑

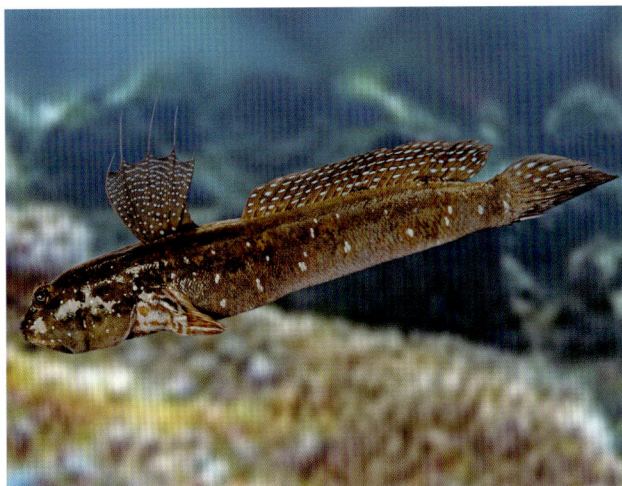

色纵带纹，背鳍上缘白色。腹鳍基部与尾鳍中部色较暗，臀鳍有时有一灰黑色纵纹。

大弹涂鱼：体延长，前部呈圆筒形，后部侧扁；背缘和腹缘平直；尾柄高而短。头大，稍侧扁。口大，前位，平裂。上、下颌约等长。头部具 2 个感觉管孔。颊部无横行的皮褶突起，有 3 行水平状（纵向）感觉乳突线。吻圆钝，大于眼径，前倾斜。眼小，背侧位，互相靠近，突出于头顶之上；眼下方具 1 个可将眼部分收入的眼窝，下眼睑发达。眼间隔狭，小于眼径。鼻孔每侧 2 个，相距较远；后鼻孔小，圆形，位于眼前缘。体背侧青褐色，腹侧浅色。第一背鳍深蓝色，具不规则白色小点；第二背鳍蓝色，具 4 纵行小白斑。臀鳍、胸鳍和腹鳍浅灰色。尾鳍青黑色，有时具白色小点。

弹涂鱼在广西北部湾均有分布。

【药材性状】长条形，去内脏，鲜用。

【性味归经】味甘、咸，性微温。归肾、膀胱经。

【功效主治】补肾助阳。主治肾虚阳痿，腰痛腰酸，耳鸣耳聋，眩晕，小儿遗尿。

【用法用量】内服：煮食，100～200g。

【经验方】

（1）治虚眩：鸡蛋 3 个，打破搅匀，加酒适量，将弹涂鱼放入蛋液中，令其麻醉后炖服。（《海洋药物民间应用》）

（2）治耳聋耳鸣：大弹涂鱼 120g。加米酒炖服。（《海洋药物民间应用》）

（3）治肾虚腰痛，扭伤，坐骨神经痛：大弹涂鱼 60g。水炖服，连服数次。（《海洋药物民间应用》）

（4）治小儿夜尿、小儿盗汗：大弹涂鱼 60～120g。加米酒少许炖服。（《海洋药物民间应用》）

（5）治妇人乳头疮：大弹涂鱼 1～2 条，焙干研末，调麻油外涂。（《海洋药物民间应用》）

（6）治黄胖病（钩虫病）：大弹涂鱼水炖，常服。（《海洋药物民间应用》）

蜂乳 Fēng Rǔ

　　本品为蜜蜂科意大利蜜蜂或中华蜜蜂的工蜂咽腺及咽后腺分泌的乳白色胶状物。蜂乳又称王浆、蜂王浆、蜂皇浆。日常检查产浆群，出现王台后把其中的幼虫移出，然后挖出蜂乳，立即放入褐色玻璃瓶中，密封、低温保存。

　　【原动物】见"蜂蜜"条目。

　　【药材性状】本品为乳白色至淡黄色或带有红色的胶状液体。味酸、涩、辛。

　　【性味归经】味甘、酸，性平。归肝、肾、脾经。

　　【功效主治】滋补，强壮，益肝，健脾。主治病后虚弱，小儿营养不良，年老体衰，风湿性关节炎，高血压，哮喘，糖尿病，血液病，功能性子宫出血及不孕症。

　　【药理作用】有延缓衰老，增强免疫，调节新陈代谢，降脂，降糖作用。

　　【用法用量】内服：温开水冲服，50～200mg。

　　【使用注意】湿热泻痢者禁服，孕妇慎服。

　　【经验方】

　　（1）治急性传染性肝炎：10%蜂乳。4岁以下每日5g，5～10岁每日10g，10岁以上每日20g。20天一个疗程，对肝功能有改善作用。（《中国动物药志》）

　　（2）治进行性营养不良：每日口服蜂乳200～600mL，连服一个月以上。（《中国动物药志》）

　　（3）治慢性风湿性关节炎：每日服蜂乳400mL，连服3个月以上。（《中国动物药志》）

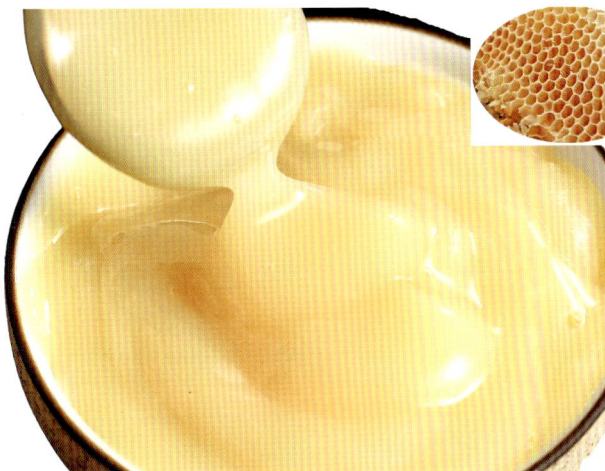

原蚕蛾 Yuán Cán'É

Bombyx Masculus

本品为蚕蛾科昆虫家蚕 *Bombyx mori* Linnaeus 的雄性全虫。于夏季，取雄性蚕蛾，以沸水烫死，除去足、翅、鳞毛等杂质，干燥。

【原动物】全身均密被白色鳞片。头部较小。复眼 1 对，黑色。口器退化，下唇须细小。触角 1 对，羽毛状，基部粗，末端渐细。翅 2 对，均被有白色鳞片；前翅三角形，较大，有 3 条淡暗色的横纹；后翅较小，略呈圆形，有 2 条较深色的平行线。足 3 对。跗节 5 节，具 1 对黑褐色爪。腹部狭窄，末端稍尖。

【药材性状】本品呈长椭圆形，体不同部位稍瘪，残存翅基及鳞片，体黄褐色，头部黑色，复眼明显，长约 2cm。

【性味归经】味咸，性温。归肝、肾经。

【功效主治】补肝益肾，壮阳涩精。主治阳痿，遗精，白浊，尿血，创伤，溃疡及烫伤。

【药理作用】有调节免疫作用。

【用法用量】内服：入丸、散。外用：研末撒或捣烂敷患处。

【使用注意】阴虚火旺者忌用。

【经验方】

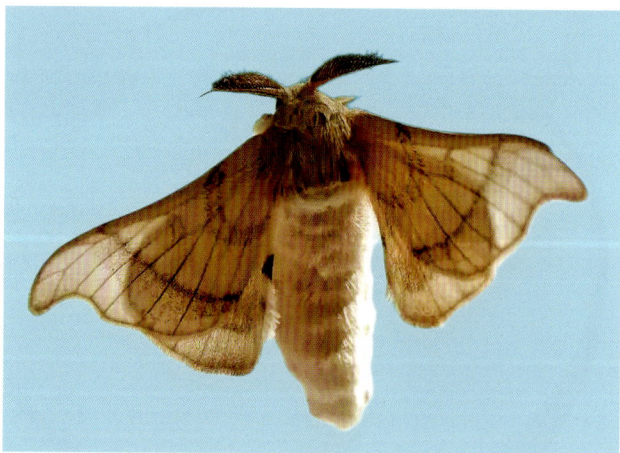

（1）治伤寒发汗吐下后，体虚元脏积冷，气刺腰痛，转动艰难：原蚕蛾、糯米各半斤。以上二味同炒，令米色焦，然后捣罗为末。每用半两，以米醋调如稀糊，入铫子内煎搅令稠，趁热摊于蜡纸上，贴痛处，以帛缠缚，冷即易之。（《奇效良方》）

（2）治口舌生疮，

两唇肿裂：晚蚕蛾、五倍子、密陀僧各五钱，研为末，用少许搽于疮上，有津吐出。(《世医通变要法》)

（3）治玉枕疮，生枕骨上如痈，破后如筋头：石韦、原蚕蛾（炒）各等分。以上各药捣罗为散，干贴取瘥。(《圣济总录》石韦散)

（4）治血淋，脐腹及阴茎涩痛；原蚕蛾不计多少，研为末。每于食前，以热酒调下二钱。(《太平圣惠方》)

（5）治阳痿不起：原蚕蛾末连者一升，去头足毛羽，阴干，研末，白蜜丸如梧桐子大。夜卧盐汤服一丸。(《备急千金要方》)

（6）治遗精白浊：晚蚕蛾，焙干，去翅足，研为末，饭丸绿豆大。每服四十丸，淡盐汤送下。(《本草纲目》引唐氏方)

（7）止血定痛，生肌：① 晚蚕蛾、白芷、当归头、陈煅石灰各等分。以上各药共研细末，敷。(《救伤秘旨》蚕蛾散)② 晚蚕蛾新瓦上焙干为末，掺患处，绢包之，随即血止，伤口自合。(《救伤秘旨》蚕蛾散)

（8）治一切金疮，止血生肌：晚蚕蛾不以多少，生用，为细末，用药掺匀，绢帛裹之。随手疮合、血止。(《杨氏家藏方》天蛾散)

鸡睾丸 Jī Gāo Wán

本品为雉科动物家鸡 *Gallus gallus domesticus* Brisson 的睾丸。宰杀后割取睾丸，抢水洗净，鲜用或冷藏。

【原动物】体色多样，体型中等。嘴短而坚，略呈圆锥状，上嘴稍弯曲。鼻孔裂状，被有鳞状瓣。眼有瞬膜。头上有肉冠，

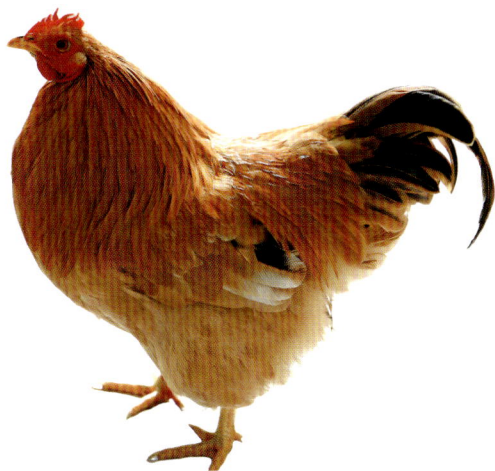

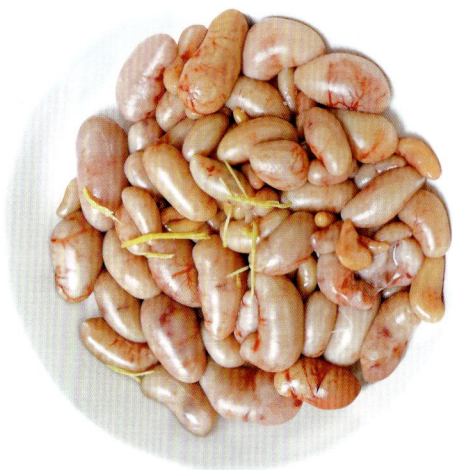

喉部两侧有肉垂，通常呈褐红色；肉冠以雄者为高大，雌者低小；肉垂也以雄者为大。翼短；羽色雌、雄不同，雄者羽色较艳，有长而鲜丽的尾羽，雌者尾羽甚短。足健壮，跗、跖及趾均被有鳞板；趾4，前3后1，后趾短小，位置略高，雄鸡跗跖部后方有距。

【药材性状】本品呈椭圆形。表面光滑，乳白色、黄色或淡红色；刚取出或冰冻保存者可见红色的分支状血管。全体质柔软。残留附睾区多有割断痕迹。横切面平滑或有颗粒状突起；最外面为极薄的白膜，质柔韧。气腥。

【性味归经】味咸，性温。归肾经。

【功效主治】暖肾壮阳，益精补髓。主治肾阳衰弱，阳痿遗精，腰膝酸痛，小便频数。

【用法用量】内服：15～50g，炖服或入酒剂。于酒中保存者，酒也一同入药。

【使用注意】阴虚火旺者慎用。

【经验方】

（1）治疗新起的皮癣：癣在初起时，就用鸡的睾丸施治。将其一端切开少许，以暴露的横断面轻轻摩擦癣处，摩擦时即有一种软性滋润像豆腐渣一样的东西留在皮肤上。用鸡睾丸每日摩擦4～5次，一颗最多可用3天，不用时必须将其放入冷柜之中，以免天热产生腐化。连续用去鸡睾丸2～3颗，即能发生效力。（《民间偏方》）

（2）治疗阳痿早泄等症：鸡睾丸适量，醋、白酒、蒜泥各适量。选择毛色艳丽、鸡冠红大、翅大身高的公鸡，宰杀之后，取出睾丸浸入白酒中3小时，再取出烤黄备用。食用时可蘸酒、醋与蒜泥，隔晚服1次，每次1对。

（《民间偏方》）

（3）男性不育：鸡睾丸 200g，淫羊藿 100g，首乌藤（夜交藤）100g，路路通 100g，桂圆肉 100g，仙茅 100g，米酒（50 度）2500g。以上各药与白酒共置于容器内，密封浸泡 30 日后可用。注意：鲜公鸡睾丸不宜用水洗或放置时间过长，也要忌日晒。最好是阉出鸡睾丸后即投入酒内。每日服 3 次，早（空腹）、午各服 20mL，睡前服 40mL。60 天为一个疗程。（《新中医》鸡睾丸酒）

鹌鹑 Ān Chún

本品为雉科动物日本鹌鹑 *Coturnix japonica* Temminck & Schlegel 的肉。鹌鹑又称赤喉鹑、红面鹌鹑、罗群、鹑鸟、宛鹑、奔鹑。宰杀后，去除毛与内脏，鲜用。

【原动物】体小而滚圆，形似鸡雏，头小尾秃。嘴短小，黑褐色。头顶黑而具栗色的细斑，中央冠白色条纹，两侧也有同色的纵纹；额头侧及颏、喉等均具淡砖红色。上体具褐色与黑色横斑及皮黄色矛状长条纹；两肩、下背、尾均黑色，密布栗黄色纤维横斑，除尾羽外，具有蓝灰色羽丝缘。两翼的内侧覆羽和飞羽淡橄榄褐色，杂以棕白色黑缘的细斑。胸栗黄色，杂以近白色的纤细羽干纹。下体两侧转栗色，散布黑斑，并具较大的白色羽纹，至下胁尤其宽阔而显著。腹以下近白色。脚短，肉棕色。虹膜红褐色。

鹌鹑在广西各地均有养殖。

【药材性状】原动物去毛去内脏，鸡形。

【性味归经】味甘，性平。归大肠、心、

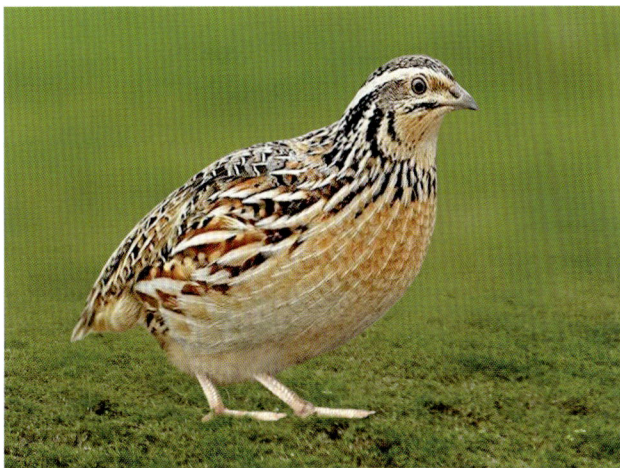

肝、脾、肺、肾经。

【功效主治】补中益气，健脾止泄，强壮筋骨功效。主治脾虚泻痢，小儿疳积，风湿痹证，咳嗽。

【用法用量】内服：煮食，1～2只；或烧存性，研末。

【使用注意】鹌鹑肉嘌呤含量较高，不宜多食。

【经验方】

（1）用于脾虚乏力，食欲不振：鹌鹑1只，党参15g，淮山药30g，共煮熟，去药，加适量调味品，分次服食。（《中国传统补品补药》）

（2）治肺结核，盗汗低热：鹌鹑2只，沙参15g，百合20g，百部15g，淮山药20g。煲汤，饮汤食肉。每日1次。连用10～15次为一疗程。（《食疗——药用动物》）

（3）治水肿：鹌鹑（去毛及内脏）2只，加少量酒，不加盐，炖熟吃。每日吃1次，连吃3次。（《广西药用动物》）

（4）治肺痨咳嗽：鹌鹑1只，白及（研末）3～6g，炖熟，取汤冲服。（《特色中草药及配方6》）

（5）治腹泻、痢疾：鹌鹑1只，取肉，赤小豆15g，生姜3片，水煎服，每天2次。（《广西药用动物》）

（6）治阳痿，性欲减退：鹌鹑2只（去毛和内脏），巴戟天10g，杜仲12g，菟丝子12g，枸杞子10g。煲汤，去药渣，饮汤食肉。每日1次。连用10～15次为一个疗程。（《食疗——药用动物》）

（7）治泻痢：鹌鹑、小豆、生姜。共煮食。（《嘉祐本草》）

（8）治产后体虚：鹌鹑2只（去毛和内脏），熟地黄20g，白芍、党参各15g，当归10g，北黄芪20g。煲汤，去药渣，饮汤食肉。每天1次，连用5～7天。（《食疗——药用动物》）

鸽子 Gē Zi

本品为鸠鸽科动物鸽 *Columba livia* subsp.*domestica* J.F.Gmelin 的肉。宰

杀后，去除毛与内脏，鲜用。

【原动物】体流线型。嘴角质黑褐色。颈基两侧以至喉和上胸闪耀着金属紫绿色；上背其余部分以及两翅覆羽和三级飞羽为鸽灰色，下背纯白，腰暗处有些浅灰带点褐色，下体自胸以下为鲜灰色，尾石板灰色而末端为宽的黑色横斑，尾上覆羽白色，尾下覆羽鲜灰色较深。雌鸟体色略暗于雄鸟。虹膜褐色；脚红色。

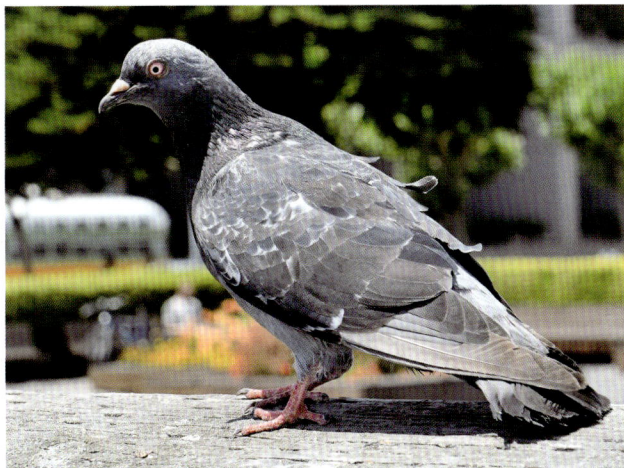

鸽子广西各地均养殖。

【药材性状】如原动物，去毛去内脏，形如小鸡。

【性味归经】味咸，性平。归肺、肝、肾经。

【功效主治】有补肾益气，解疮毒作用。主治虚羸，消渴，久疟，妇女干血劳和经闭，肠风下血，恶疮疥癣。

【用法用量】内服：煮食，适量。

【使用注意】不宜多食。（《嘉佑本草》）

【经验方】

（1）治消渴饮水不知足：用白花鸽1只，切作小片，以土苏煎，含咽。（《本草纲目》）

（2）治肠风下血：地榆、臭椿皮、糖果根、一点血、虎耳草、猪瘦肉。以上各药打粉，和瘦肉剁细做成圆子，放入鸽子腹内蒸熟，服3次。（《四川中药志》）

（3）治久疟：鸽肉，蒸食。（《四川中药志》）

（4）治妇女干血痨和经闭：鸽1只，配魔芋（炒焦）、夜明砂、鳖甲、龟甲等少许，共炖服。（《广西药用动物》）

鹧鸪 Zhè Gū

本品为雉科动物中华鹧鸪 *Francolinus pintadeanus*（Scopoli）的肉。中华鹧鸪又称鹧鸪、越雉、怀南。宰杀后，去毛及内脏，洗净，肉鲜用。

【原动物】体型中等。雄性头顶、枕和后颈上部黑褐色，具黄褐色羽缘；前额、头的两侧和后颈栗黄色；颊白色，其上有一宽的黑色眼上纹从鼻孔开始一直延伸到颈侧，其下有一窄的黑色颚纹；眼圈黑色，耳羽略呈黄色；后颈下部、上背和胸侧黑褐色，羽片具3排并列的白色斑，末排白斑常为椭圆形，上背具栗红色端斑，肩部栗红色端斑尤为宽阔而显著；翅上覆羽黑褐色，但白斑多缀有黄褐色，初级飞羽暗褐色，内外翈均具并列的淡黄色或白色斑；下背和腰黑褐色，密布细窄而呈波浪状的白色横斑；尾上覆羽横斑常转为黄褐色或栗褐色，并缀以细小黑点；尾羽黑色，中央一对尾羽内外翈均具白色横斑，外侧尾羽仅在外翈具白色横斑。颏、喉白色；胸、腹及两胁黑褐色，内外翈具并排的白色圆斑，愈向后白斑愈大；两胁白斑常沾有黄褐色；肛羽呈绒羽状，浅黄色，尾下覆羽栗黄色，具黑色羽干纹。

中华鹧鸪在广西各地有分布，并被列入《国家保护的有益的或者有重要经济、科学研究价值的陆生野生动物名录》。

【药材性状】如原动物，去毛去内脏，形如小鸡。

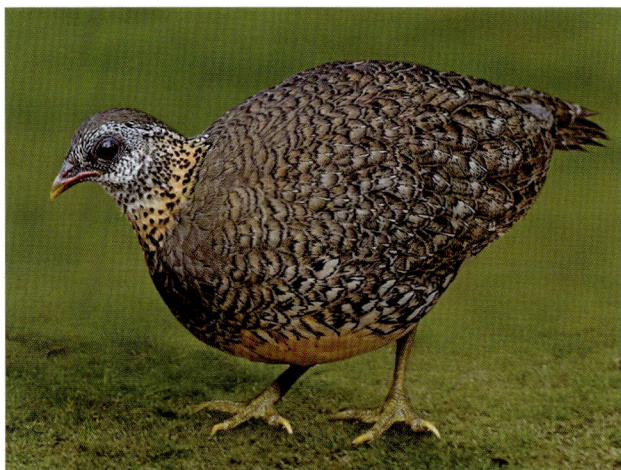

【性味归经】味甘，性温。归脾、胃、心、肺经。

【功效主治】滋养补虚，开胃化痰。主治体虚疲乏，失眠，胃病，下痢，小儿疳积，咳嗽痰多，百日咳。

【用法用量】内服：

炖熟，1～2只。

【使用注意】不可与竹笋同食，令人小腹胀。（《食疗本草》）

【经验方】

（1）化痰：鹧鸪，炖熟吃，每天1只。（《广西药用动物》）

（2）治体虚疲弱：鹧鸪1只，沙参、玉竹、枸杞子、龙眼肉各6～9g，炖熟，每天1只，连吃3天。（《广西药用动物》）

（3）治胃脘作痛，时发时止，年久不愈：鹧鸪肫内皮不拘多少，焙干研末，每次1.5～3g，温开水送服，久服有效。（《广西药用动物》）

（4）防治皲裂：鹧鸪油脂适量，涂手、脚或患处。（《广西药用动物》）

羊肉 Yáng Ròu

本品为牛科动物山羊 *Capra hircus* Linnaeus 或绵羊 *Ovis aries* Linnaeus 的肉。全年皆产，取检疫合格的鲜羊肉，除去附着的脂肪，冷冻储成冻羊肉或鲜用。

【原动物】中型家畜。体较窄长，四肢长，强健，头长，颈短。额有角1对，角大，公羊角更大，角基略呈三角形，角尖向后，表面有环纹，中空。耳大。上颌无门齿和犬齿。公羊下颌有须。毛粗直，有白、黑、灰和黑白相间等色。

山羊在广西各地均有分布。

【药材性状】鲜羊肉条形或块状，紫红色，偶有筋膜。

【性味归经】味甘，性热。归脾、胃、肾经。

【功效主治】暖脾

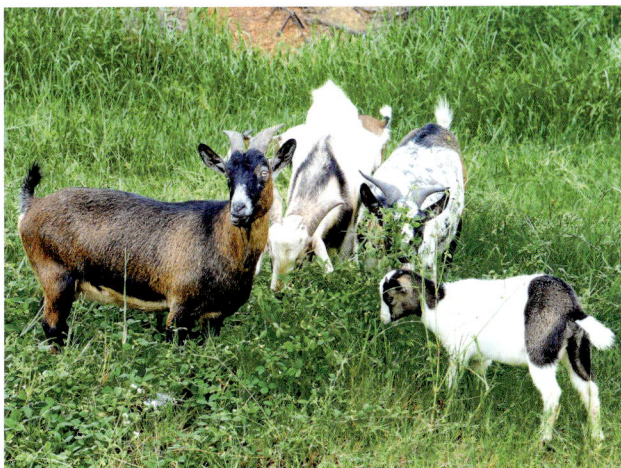

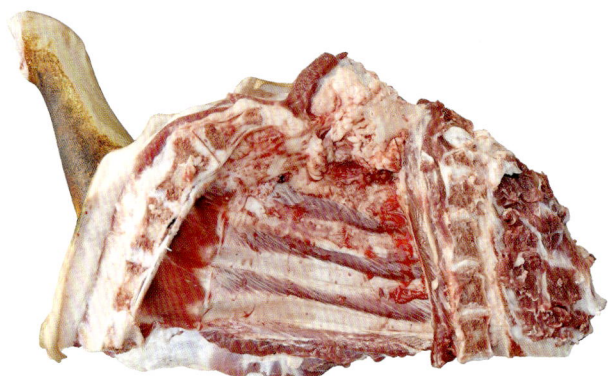

胃，补气血，开胃健脾。主治产后气血虚，病后体虚，腿足软弱无力，乳汁少，月经漏下日久，身体功能衰退及虚寒腹痛。

【用法用量】内服：煮食或煎汤，125～250g；或入丸剂。

【使用注意】热病时疫患者忌服。

【经验方】

（1）治五劳七伤虚冷：肥羊肉一腿，密盖煮烂，绞取汁服，并食肉。（《本草纲目》）

（2）治肾虚衰弱，腰脚无力：羊肉（细切）半斤，萝卜（切片）一个，草果、陈皮（去白）、高良姜、荜茇、胡椒各一钱，葱白三段。以上各药用水裂变成汁，入盐、酱熬汤，下面棋子，作羹食之。将汤澄清，作粥食之亦可。（《饮膳正要》）

（3）治寒疝腹中痛、胁痛里急，虚劳不足、产后腹中疞痛：当归三两，生姜五两，羊肉一斤。以上三味药以水八升，煮取三升，温服七合，日三服。若寒多者，加生姜成一斤；痛多而呕者，加橘皮二两、白术一两。加生姜者，亦加水五升，煮取三升二合，服之。（《金匮要略》当归生姜羊肉汤）

（4）治虚劳，骨蒸，久冷：羊肉（去脂膜）一斤，烂煮熟，研泥；山药一斤，煮熟，研泥。以上二药肉汤内米三合煮粥，空腹食之。（《饮膳正要》山药粥）

（5）治水肿：用白商陆细切一升，羊肉六两。水一斗，煮六升，去渣，将肉和葱豉作臛，如常法食。（《卫生易简方》）

（6）治虚寒腹痛，面色萎黄：羊肉（切块）一斤，生姜（切片）五钱，红枣（去核）十枚，黄酒适量。将羊肉、生姜、红枣同放锅内，加水适量，煮至羊肉熟烂，加入黄酒稍煮，即可食用。（《食医心鉴》）

鲨鱼肉 Shā Yú Ròu

本品为皱唇鲨科动物灰星鲨 *Mustelus griseus* Pietschmann、猫鲨科动物梅花鲨 *Halaelurus buergeri*（Müller et Henle）、真鲨科动物黑鳍基齿鲨 *Hypoprion atripinnis* Chu 等鲨鱼的幼体。全年捕捉，捕杀后，去皮去内脏，将肉洗净并切块，鲜用或晒干。

【**原动物**】灰星鲨：又称灰鲨、灰皮鲨、白布鲨、鲨鱼、鲛鱼。体修长。头平扁。吻中长。眼椭圆形，眼眶隆脊明显，有瞬褶。前鼻瓣稍延长如叶片状，不达口裂，无口鼻沟。口裂呈折角状；上唇沟不及上颌缝合部，等长或略短于下唇沟；齿细小而多，铺石状排列，上下颌齿同形，上下颌各成一齿带，齿平扁圆凸。喷水孔小。盾鳞具1～3棘突，3纵脊。背鳍2个，形状相同，第二背鳍较小；前缘圆凸，后缘深凹，上角钝尖，下角延长尖突；第一背鳍起点在胸鳍外角稍后之上方；第二背鳍起点在臀鳍之前；腹、臀鳍皆较第二背鳍小；胸鳍等大或略大于第一背鳍；尾鳍狭长，稍大于头长，上叶发达，下叶前部稍突出，中部较低，与后部间有一深缺刻，后部小三角形突出，尾端钝尖。体为淡灰褐色，腹面淡色，体表无任何白点、暗点及暗色斑。

梅花鲨：体修长，近似圆柱形。头短而宽扁，尾细长侧扁。吻短。眼大，椭圆形。鼻孔斜列，位于口前，前鼻瓣近似三角形，无鼻须；无口鼻沟。口宽大，上下唇褶短，见于口隅；齿细小，多行。喷水孔小，位于眼后。第一背鳍略大；臀鳍比第二背鳍小；腹鳍大于背鳍；胸鳍宽而圆；尾鳍略小，上叶发达。体淡褐色，体侧具暗色横带及黑色斑点，似梅花状排列；各鳍具黑色斑点。

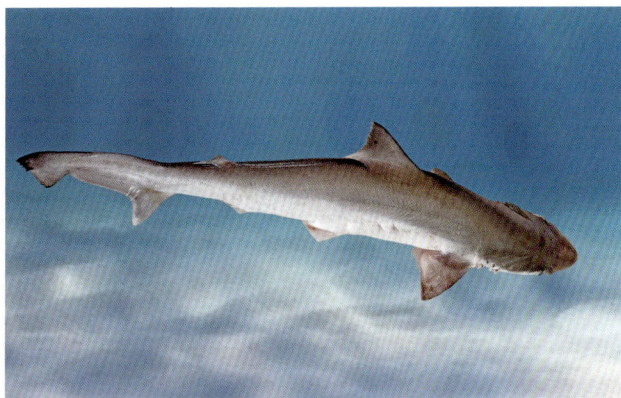

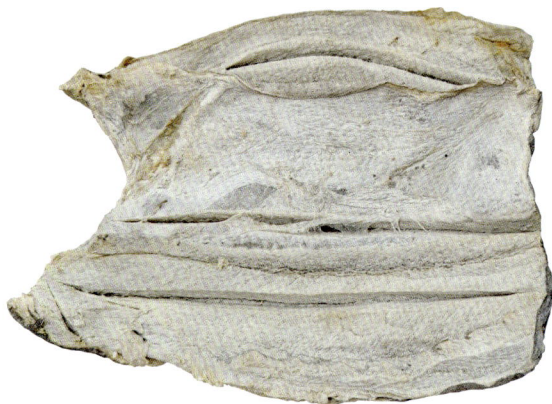

黑鳍基齿鲨：又称印度真鲨。体延长，躯干粗大。头中长，平扁，头宽比头高稍大。尾侧扁。吻中长。眼中大。鼻孔较宽大。口弧形。上颌齿侧扁；下颌齿较窄而直。喷水孔无。鳃孔5个，中大，中间3个稍宽。背鳍2个；第一背鳍颇大，第二背鳍很小。尾鳍颇宽长，上叶位于尾端近处。臀鳍比第二背鳍稍大。腹鳍比臀鳍大。胸鳍颇宽大。背面和上侧面灰褐色；下侧面和腹面白色；第二背鳍上端、尾鳍下叶前部下端、胸鳍后端均黑色；臀鳍和腹鳍浅色。

三种鲨鱼在广西北部湾有分布。

【药材性状】本品体延长，大小不一，体类筒形、纺锤形；口小、扁平。全体被皮沙。具背鳍、胸鳍、腹鳍、臀鳍、尾鳍。表面灰青色、灰褐色、黄褐色。有咸腥味。

【性味归经】味甘、咸，性平。归脾、肺经。

【功效主治】补虚，健脾，利水，祛瘀消肿。主治久病体虚，脾虚浮肿，创口久不愈合，痔疮。

【药理作用】鲨鱼肉所含的维生素A和维生素D有促进人体发育作用。

【用法用量】内服：煮食，100～200g。

【使用注意】忌甘草。(《饮食须知》)

【经验方】

（1）治久病体弱，脾虚浮肿：灰星鲨肉100g，白术30g，陈皮15g，煎烂，食肉饮汁，每天2次。(《常见药用动物》)

（2）促进伤口愈合：灰星鲨的鲜肉加醋适量，炖熟或炒食。(《中国药用海洋生物》)

（3）治外痔：鲜鲨肉、绿豆，共煮一天，食用。（《中国药用海洋生物》）

（4）治肾虚腰痛：鲨鱼肉100g，杜仲15g，枸杞子10g，生姜3片。将以上材料加水适量炖煮，熟后食肉饮汤，每日1次。（《现代海洋药用大全》）

（5）治肺热咳嗽：鲨鱼肉100g，雪梨1个，川贝母6g，冰糖适量。将雪梨切块与鲨鱼肉、川贝母一同炖煮，加冰糖调味，饮汤食肉，每日1次。（《中药新编》）

（6）治营养不良，身体虚弱：鲨鱼肉200g，红枣10枚，黄芪30g，党参15g。将所有材料加水炖煮至熟烂，食肉饮汤，每周2～3次。（《药用动物学》）

注：黑鳍基齿鲨 *Hypoprion atripinnis* Chu 引自《广西中药材标准》，现在动物分类学认为其名称应为印度真鲨 *Carcharhinus hemiodon*（Müller & Henle，1839）。

此外，阔口真鲨 *Carcharhinus plumbeus*（Nardo，1827）、钝吻真鲨 *Carcharhinus falciformis*（Müller & Henle，1839）、狭纹虎鲨 *Heterodontus zebra*（Gray，1831）、丁字双髻鲨 *Eusphyra blochii*（Cuvier，1816）、无沟双髻鲨 *Sphyrna mokarran*（Rüppell，1837）的幼体也有类似功效。

海龙 Hǎi Lóng　　　　　　　　　　Syngnathus

本品为海龙科动物刁海龙 *Solenognathus hardwickii*（Gray）、拟海龙 *Syngnathoides biaculeatus*（Bloch）或尖海龙 *Syngnathus acus* Linnaeus 的干燥体。多于夏、秋捕捞，刁海龙、拟海龙剥去皮膜，洗净，晒干；尖海龙直接洗净，晒干。

【原动物】刁海龙：体延长，侧扁，体高远大于体宽。躯干部骨环

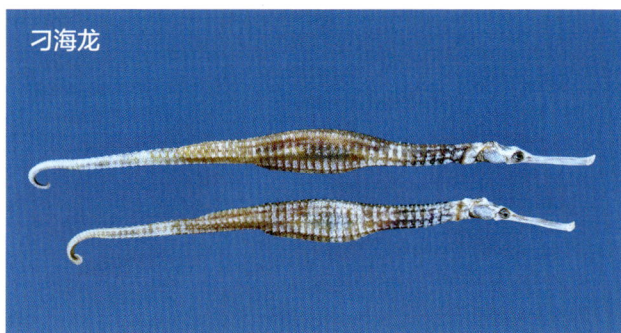

刁海龙

五棱形，尾部前方骨环六棱形，后方渐细为四棱形。尾端卷曲。头较长。头部眼眶四周、吻管背腹面均被大小不等的颗粒状棘。吻延长，侧扁。眼大，圆形，眼眶突出。鼻孔每侧 2 个，很小，相距近，位于眼的前方。口小，前位。无牙。鳃盖突出。鳃孔小，在头侧背方。体无鳞，全由骨质环所包。无侧线。

拟海龙：体细长，鞭状；体宽大于体高。躯干部粗强，近四棱形；尾部细尖卷曲，前方六棱形，后方渐弱为四棱形。头长，口小且前位。吻长而侧扁，约为眶后头长的 2 倍。眼较大而圆，眼眶稍突出。胸鳍基部前方具一较大而突出的结，头上除眼嵴上缘各具一向后的小棘外，余无棘刺。胸鳍短宽，无尾鳍。体无鳞，骨环体部 16～17、尾部 51～53。体上棱嵴粗杂。体鲜绿黄色。体侧及腹面均有大小不等鲜黄斑点，吻侧及下方具有不规则深绿色网纹。

尖海龙：体细长，鞭状，躯干部七棱形，尾部四棱形，腹部中央棱微突出。体高宽近相等。尾部后方渐细。头长而细尖，吻细长，管状。眼较大而圆。鼻孔每侧 2 个，很小。口小，前位。无齿。鳃盖隆起，鳃孔很小，位近头侧背方。体无鳞，完全包被于骨环中，体上棱嵴突出，但光滑。体绿黄色，腹侧淡黄，体上具多数不规则暗色横带。背、臀、胸鳍淡色，尾鳍黑褐色。

刁海龙和尖海龙在广西北部湾有分布。

【药材性状】刁海龙　体狭长侧扁，全长 30～50cm。表面黄白色或灰褐色。全体被以具花纹的骨环和细横纹，各骨环内有突起粒状棘。骨质，坚硬。气微腥，味微咸。

拟海龙　体长平扁，躯干部略呈四棱形，全长 20～22cm。表面灰黄色。头部常与体轴成一直线。

尖海龙　体细长，呈鞭状，全长 10～30cm，未去皮膜。表面黄褐色。有的腹面可见育儿囊，有尾鳍。质较脆弱，易撕裂。

【性味归经】味甘、咸，性温。归肝、肾经。

【功效主治】补肾壮阳，消肿散结。主治肾阳不足，阳痿遗精，癥瘕积聚，瘰疬痰核，跌扑损伤。外治，痈肿疔疮。

【药理作用】有抗肿瘤、抗衰老、抗疲劳、提高免疫力、性激素样作用。

【用法用量】内服：煎汤，4～9g；研末，1.5～3g。外用：适量，研末，掺敷。

【使用注意】孕妇及阴虚火旺、外感风邪者均应忌服。(《本草纲目拾遗》)

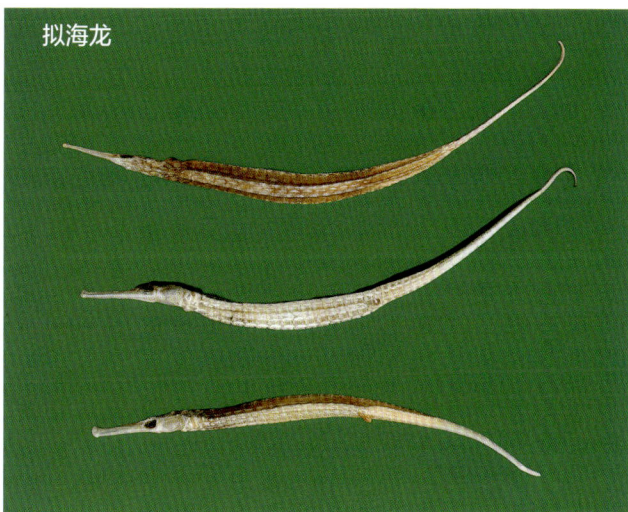

拟海龙

【经验方】

(1) 治阳痿：海龙、海马、楮实、枸杞子、菟丝子各60g，熟地黄120g，淮山药90g，巴戟天、覆盆子各45g，山茱萸、五味子、石菖蒲、远志（去心）各30g，小茴香25g。以上各药共研末，炼蜜做成药丸，每丸重6g。每天2~3次，每次1丸，温开水送服。(《广西药用动物》)

(2) 治男子阳痿，女子宫冷不孕：海龙1对，焙燥研细粉，每次1~3g，每日3次，温黄酒送服。(《叶橘泉现代实用中药》)

(3) 治瘰疬（慢性淋巴结炎、淋巴结核）、瘿瘤（单纯性甲状腺肿）：① 海龙9g，冬菇（连脚）18g，紫菜9g，红枣31g。水煎服。(《中药临床应用》海龙汤) ② 海龙10条，加红枣四两，瘦猪肉半斤，煮食。(《青岛中草药手册》)

(4) 治疗疮肿毒：海龙适量，研末，敷患处。(《广西药用动物》)

(5) 治跌打内伤：海龙焙干研末，每服3g，温酒送服。(《青岛中药手册》)

注：刁海龙 *Solenognathus hardwickii*（Gray）引自《中国药典》2020年版，现在动物分类学认为其名称应为哈氏刁海龙 *Solegnathus hardwickii*（Gray，1830）。

海马 Hǎi Mǎ   Hippocampus

本品为海龙科动物线纹海马 *Hippocampus kelloggi* Jordan et Snyder、刺

海马 *Hippocampus histrix* Kaup、大海马 *Hippocampus kuda* Bleeker、三斑海马 *Hippocampus trimaculatus* Leach 或小海马（海蛆）*Hippocampus japonicus* Kaup 的干燥体。

【原动物】刺海马：体侧扁，腹部凸出，躯干部骨环呈七棱形，尾部骨环四棱形，尾端卷曲。头呈马头形，头部弯曲，与躯干部成直角。头冠不高，具4个尖锐小棘。吻细长，管状。眼小，上侧位。口小，前位无牙。鳃盖凸出，具数条放射状隆起线纹。鳃孔很小，位于头侧背方。体无鳞，全由骨质环所包。无侧线。体为淡黄褐色，背鳍近尖端具一纵列斑点，臀、胸鳍淡色，体上小棘尖端呈黑色。

大海马：体型大。体侧扁，较高，头上小棘发达，体上棱棘短钝粗强，腹部突出。头冠较低，顶端具5个短钝粗棘，躯干部七棱形，尾部四棱形，卷曲。吻细长，呈管形，吻长等于眼后头长，眼小，侧位而高。眼间隔微凹，小于眼径。鼻孔小，每侧2个。口小，前位，无牙。鳃盖凸出，具放射状嵴纹。鳃孔小，位于头侧背方。体无鳞，全为骨环所包。体淡黄褐色，头部及体侧有细小暗色斑点和白色小斑点，背鳍有黑色纵列斑纹，臀鳍和胸鳍淡色。

小海马：体型很小，侧扁，腹部突出。头部小刺及体环上棱棘发达。体冠矮小，上有不突出的钝棘。躯干部七棱形，尾部四棱形而卷曲。吻管状，很短，吻长短于眼后头长。眼中等大，侧位而高。口小，端位，无齿。鳃盖突出，光滑不具放射状纹。体无鳞，全体包以骨环。体暗褐色，头上吻部及体侧具斑纹。

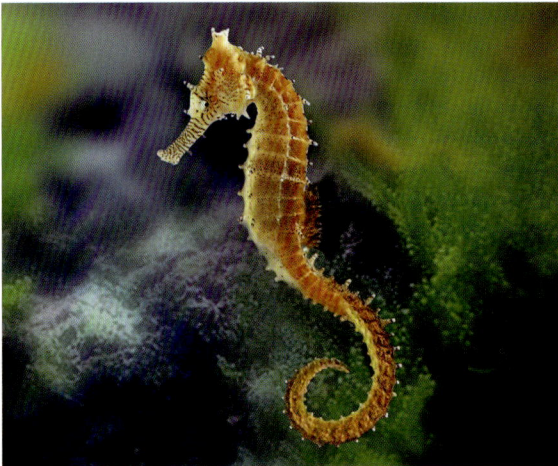

大海马、刺海马、小海马在广西北部湾有分布。大海马、刺海马、小海马被列入《濒危野生动植物种国际贸易公约》（CITES）——附录Ⅱ。

【药材性状】刺海马：体长15～20cm。头部及体环节间小棘细而尖，仅后部尾环的小棘不明显。体长扁、弯曲，卷尾。头马头状，特别向腹部弯曲；头冠突起但不高，尖端具有 4～5 个细尖小棘。吻长管状，吻长大于或等于眶后头部长度；口小，无牙。眼深陷。躯干部骨环七棱，尾部四棱。干品灰黑色，体背偏黑色、腹侧偏黄褐色。体轻，骨质，坚硬。气微腥，味微咸。

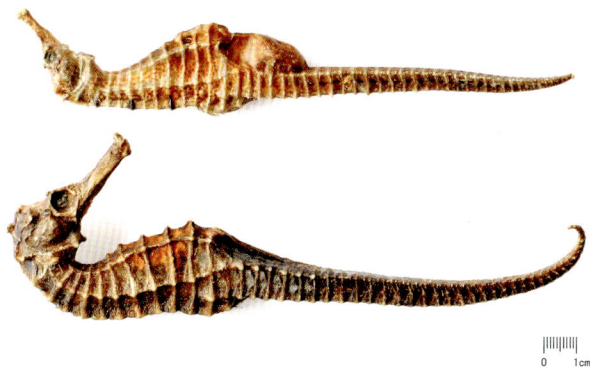

大海马：体长 20～30cm。头部及体环与尾环上的小棘不明显。头冠较低，顶端具有 5 个短钝粗棘。吻管状，吻长恰等于眶后头部长度。口小，无牙。眼深陷。躯干部骨环七棱，尾部四棱。干品体黑褐色。体轻，骨质，坚硬。气微腥，味微咸。

小海马：体形小，腹部突出。体长 7～10cm。节纹和短棘均较细小。吻短管状，短于眼后头长。口小，无牙。眼深陷。躯干部骨环七棱，尾部四棱。干品体黑褐色。体轻，骨质，坚硬。气微腥，味微咸。

【**性味归经**】味甘、咸，性温；无毒。归肝、肾经。

【**功效主治**】温肾壮阳，散结消肿。主治阳痿，遗尿，肾虚作喘，癥瘕积聚，跌扑损伤。外治：痈肿疔疮。

【**药理作用**】有抗衰老、抗血栓、性激素样作用。

【**用法用量**】内服：3～9g，煎汤或泡酒；研末冲服，1～1.5g。外用：适量，研末掺或调敷。

【**使用注意**】孕妇及阴虚火旺者忌服。（《本草新编》）

【**经验方**】

（1）治气喘：海马焙黄，研末，水冲服。（《青岛中草药手册》）

（2）治远年虚实积聚癥块：木香一两，海马子（雌者黄色，雄者青色）一对，大黄（锉，炒）、青橘皮（汤浸，去白，焙）、白牵牛（炒）各二两，巴豆四十九粒。以上六味药，以童子小便浸青橘皮软，裹巴豆，以线系定，入小便内，再浸七日，取出，麸炒黄，去巴豆，只使青橘皮并余药粗捣筛。每服二钱匕，水一盏，煎三五沸，去渣，临卧温服。(《圣济总录》木香汤)

（3）治发背诸恶疮，兼治疔疮：海马一双（炙），水银、朱砂各二钱，雄黄三钱，轻粉一钱，脑子、麝香各少许。除水银外，各药研为末和合，入水银再研至无星。针破疮口，点药入内，一日一点。(《秘传外科方》海马拔毒散)

（4）治腰腿痛：海马焙干，研末，浸白酒。(《青岛中草药手册》)

（5）治跌打损伤（内伤痛不止）：煮海马汤，内服。(《青岛中草药手册》)

注：小海马（海蛆）*Hippocampus japonicus* Kaup 引自《中国药典》（2020年版），现在动物分类学认为其名称应为莫氏海马 *Hippocampus mohnikei* Bleeker，1853。

对虾 Duì Xiā

本品为对虾科动物中国对虾 *Penaeus chinensis*（Osbeck）、长毛对虾 *Penaeus penicillatus* Alcock、墨吉对虾 *Penaeus merguiensis* de Man 的全体。全年可捕捉，捕后，去壳取肉，鲜用；或洗净、煮熟，晒干备用。

【原动物】中国对虾：又称东方对虾、海虾、蚌虾、明虾、大红虾。体长大而侧扁，甲壳较薄，表面光滑。体 20 节，头部 5 节、胸部 8 节、腹部 7 节。除尾节外，各节均有 1 对附肢。5 对步足，前 3 对钳状，后 2 对爪状。

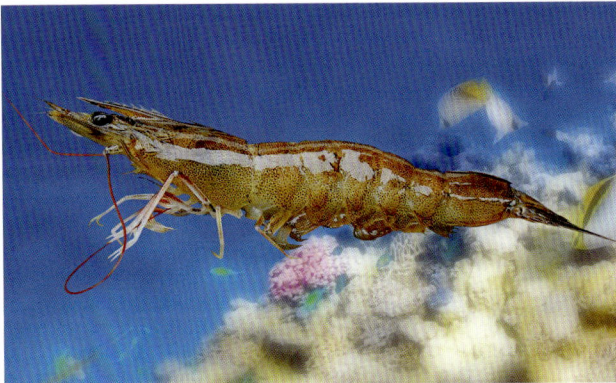

头胸甲前缘中央突出形成额角。额角上下缘均有锯齿。额角细长，平直前伸，顶端稍超出第二触角鳞片的末缘，其基部上缘稍微隆起，末端尖细。上缘基部 2/3 或 3/5 具 7～9 齿，末端尖细部分无齿；下缘具 3～5 齿，甚小。头胸甲具眼眶触角沟、颈沟及触角侧沟，无中央沟及额胃沟。触角侧沟仅延伸至胃上刺附近。肝沟细而明显，平直前伸；其下方无肝脊。额角后脊至头胸甲中部消失。眼胃脊明显，占据自眼眶边缘至肝刺间距离的 3/5。头胸甲具触角刺、肝刺及胃上刺，眼眶角圆形无眼上刺，前侧角亦为圆形而无颊刺。腹部第 4 至第 6 节背部中央具有纵脊，第 6 节长约为高的 1.5 倍。尾节长度微短于腹部第 6 节，其末端甚尖，两侧无活动刺。雌体青蓝色，雄体棕黄色。

长毛对虾：又称红虾、大虾、白虾、红尾虾、大白虾。额角上缘 7～8 齿，下缘 4～6 齿。额角基部较高。额角后脊伸至头胸甲后缘附近，无中央沟。第一触角鞭比头胸甲稍长，雄虾第三颚足末节有毛笔状长毛。额角脊上有不连续的凹点。体蓝灰色。

墨吉对虾：又称对虾、大虾、大明虾、大红虾、凤尾虾。额角平直尖窄，冠位较高而且呈三角形，有 6～9 颗额上齿及 4～5 颗额下齿，其中 3 颗额上齿位于头胸甲上。中央沟及额角侧沟短浅，并止于头胸甲中部。眼胃脊、触角刺和肝刺十分明显，但缺乏肝脊、眼上刺、眼下刺和鳃甲刺。第一触角下鞭是第一触角上鞭长度的一半。各胸足均具外肢，第一对有座节刺和基节刺，而第二对只有 1 对基节刺。第四至第六腹甲背缘之中央纵脊往后逐渐增高，形成隆脊。尾柄有深中央沟，但侧缘不具刺。鲜对虾体质透明，体表光滑，呈青绿色，散布很多棕、蓝色交杂的色素点，胸腹部附肢略带红色，触鞭红色。

对虾在广西北部湾有分布。已养殖。

【药材性状】如原动物。

【性味归经】味甘、咸，性温。归脾、肾经。

【功效主治】补肾益阳，健胃补气，滋阴息风，镇痉。主治肾虚阳痿、遗精，阴虚风动，手足搐搦，中风，半身不遂，筋骨疼痛，乳汁不下，乳疮，溃疡口疮不敛，脾胃虚弱等。

【药理作用】有促肌肉收缩作用。

【用法用量】内服：煎汤、煮食或浸酒，15～30g。外用：适量，捣敷。

【使用注意】阴虚火旺及过敏体质者忌食。

【经验方】

（1）治神经衰弱：对虾壳 15g，酸枣仁 9g，远志 9g，水煎服。（《海洋药物民间应用》）

（2）治阳痿：活海虾若干，浸酒中醉死，炒食。（《泉州本草》）

（3）治手足搐搦：鲜对虾肉、生姜等分。煮熟内服。一日一次。（《青岛中草药手册》）

（4）治乳疮乳少：对虾肉、蒲公英各 30g，白芍 9g，水煎服。（《山东药用动物》）

（5）治皮肤溃疡：鲜虾肉、牡蛎粉各等分，共捣成膏状，外敷患处。（《青岛中草药手册》）

（6）治小儿头疮、瘙痒：虾肉、白鲜皮、海蜇皮各 15g，水煎服。（《海味营养与药用指南》）

龙虾 Lóng Xiā

本品为龙虾科动物锦绣龙虾 *Panulirus ornatus*（Fabricius）的全体。锦绣龙虾又称青龙、花龙。春季捕捉。捕后，鲜用，或取肉，晒干。

【原动物】体中到大型。头胸甲略呈圆简状，上具强棘刺，前缘具不同大小的刺。眼睛大，肾状，眼上角角间无小刺。前额板具 2 对分开的主刺（前者较大）。腹部光滑，无横沟或下陷软毛区；侧甲前缘平滑，但第 2 至第 5 侧甲基部后缘锯齿状。体表蓝绿色，头胸甲蓝色多。眼上角具黄白色和褐色交互斑纹，眼睛黑褐色。第 2 触角柄蓝色。第 1 触角和步足具显眼之淡黄白色和黑色环斑。腹部各节包括尾柄背面中部具宽黑色横带，近关节处具淡黄色斑点；腹部第 2 至第 5 节者侧上有大的斜淡黄斑。腹肢呈黄色。

锦绣龙虾在广西北部湾有分布，已被列入《中国国家重点保护野生动物名录》二级。

【药材性状】如原动物。

【性味归经】味甘、咸，性温。归肝、胃、肾经。

【功效主治】补肾壮阳，滋阴，健胃，镇静安神。主治阳痿、筋骨疼痛、手足搐搦、心悸、失眠、皮肤瘙痒、头疮、疥癣等。

【用法用量】内服：煎汤或酒烫服，或炒食，25～50g。外用：适量，捣烂敷。

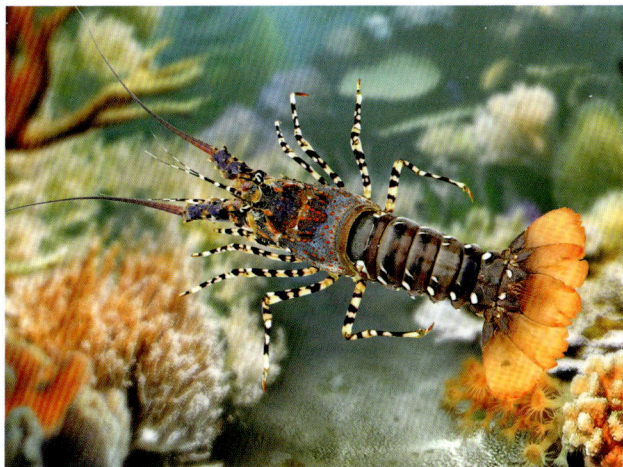

【使用注意】阴虚火旺、疮疡肿毒患者忌食或慎用。

【经验方】

（1）治扁桃体炎：龙虾壳（煅烧），加冰片少许研末，吹喉。（《中国药用动物志》）

（2）补肾兴阳：龙虾，烧酒浸服。（《本草纲目拾遗》）

（3）治阳痿：龙虾肉50g，胡桃肉15g，仙茅15g，淫羊藿15g。水煎，日服2次，连续服用。（《中国药用动物志》）

（4）治气血不足，面色萎黄：龙虾肉100g，黄芪30g，当归15g，枸杞子10g。将以上材料加水炖煮，熟后食肉饮汤，每周2～3次。（《现代中药大全》）

（5）治神经衰弱，失眠多梦：龙虾肉50g，百合30g，酸枣仁15g，炖汤食用，每日1次。（《食疗本草》）

（6）治产后虚弱，乳汁不足：龙虾肉100g，猪蹄1只，通草6g，王不留行10g。将所有材料加水炖煮，熟后食肉饮汤，每日1次。（《中药食疗方》）

河虾 Hé Xiā

本品为长臂虾科动物日本沼虾 *Macrobrachium nipponense*（De Haan）的

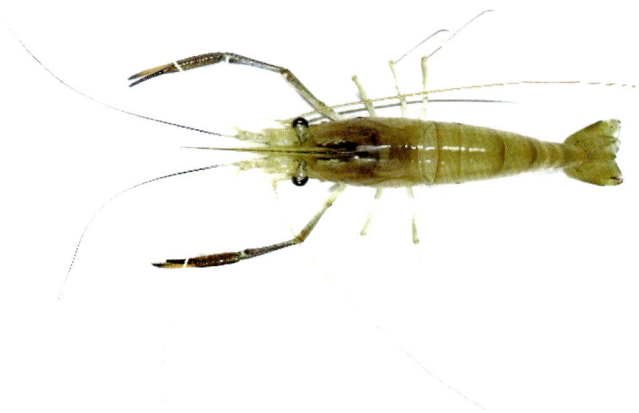

全体或肉。日本沼虾又称河虾、青虾、沼虾。全年出产，以夏季最多。用虾网捕，洗净，煮熟或蒸熟晒干即成虾干，去头脚和壳即成虾米。

【原动物】体形粗短，有青绿色及棕色斑纹，略透明。头胸部较粗大，剑额上缘平直有 11～14 齿，下缘具 2～3 齿。胸部附肢 8 对，后 5 对为步足，其中第 1 对、第 2 对步足钳状，第 2 对雄者特别强大，超过体的长度，雌者较短。腹部 7 节，分节明显。腹部附肢 6 对，尾肢宽大，与尾节组成尾鳍。尾节短于尾肢，末端甚窄，末缘中央呈尖刺状，后缘各具小刺 2 个，尾节背面有 2 对短小的活动刺。

河虾在广西淡水水系有分布。

【药材性状】与原动物相似。

【性味归经】味甘，性微温。入肝、胃、肾经。

【功效主治】补肾壮阳，通乳，抗毒。主治肾虚阳痿，乳汁不通，麻疹透发不畅，丹毒，阴疽，臁疮。

【药理作用】有调节免疫作用。

【用法用量】内服：适量，炒食或煮食。外用：适量，生品捣敷或焙干研末撒。

【使用注意】湿热泻痢、痈肿热痛、疥癞瘙痒者慎服。

【经验方】

（1）补肾兴阳：①虾米一斤，蛤蚧二枚，茴香、蜀椒各四两，并以青盐化酒炙炒，以木香粗末一两和匀，趁热收新瓶中密封。每服一匙，空心盐酒嚼下。（《本草纲目》）②鲜活河虾 60g，清水洗净，滚热黄酒半杯，将虾烫死后吃虾、喝酒，每日 1 次，连吃 7 天为一个疗程。（《叶橘泉食物中药与便方》）③鲜活河虾、韭菜各适量，略加油、盐炒熟吃。（《叶橘泉食物中药与便方》）④ 生虾肉 90～120g，小茴香 30g 炒末，捣和为丸，黄酒送服，每服 3～6g，每日 2 次。（《叶橘泉食物中药与便方》）

（2）宣吐风痰：连壳虾半斤，入葱、姜、酱煮汁，先吃虾后吃汁，紧束肚腹，以翎探引取吐。（《本草纲目》）

（3）治阴疽、恶核、寒性脓疡，流脓流水，久不收口：活虾肉 7～10 只，生黄芪 10g，同煮汤服。（《叶橘泉食物中药与便方》）

（4）治血风臁疮：生虾、黄丹捣和贴之，日一换。（《濒湖集简方》）

（5）治无乳及乳病：① 鲜虾米一斤，取净肉捣烂，黄酒热服，少时乳至，再用猪蹄汤饮之，一日几次，其乳如泉。（《本草纲目拾遗》虾米酒）② 活虾适量，微炒，以黄酒拌食，连吃 2～3 天。（《叶橘泉食物中药与便方》）

（6）治乳痈红肿：生虾肉适量，捣烂，加醋拌匀，蒸熟，敷患处。（《广西药用动物》）

（7）治小儿麻疹，水痘：活虾煮汤服，能促其早透早回经过顺利，并可减少并发症。（《叶橘泉食物中药与便方》）

注：广西分布的长臂虾科动物罗氏沼虾 *Macrobrachium rosenbergii*（De Man，1879）、海南沼虾 *Macrobrachium hainanense*（Parisi，1919）、秀丽白虾 *Palaemon modestus*（Heller，1862）等也有类似功效。

蛤蚧 Gé Jiè Gekko

本品为壁虎科动物蛤蚧 *Gekko gecko* Linnaeus 的干燥体。蛤蚧又称仙蟾、多格、哈蟹、蛤蚧蛇、大守宫、大壁虎。全年均可捕捉，除去内脏，拭净，用竹片撑开，使全体扁平顺直，低温干燥。

【原动物】尾长与头体长相等或略长，是最大的一种壁虎。背面砖灰色，密布橘黄色及蓝灰色斑点，尾部有深浅相间的环纹；腹面色灰白而有粉红色斑。头大，三角形。吻长大于眼径的 2 倍，吻鳞五角形、不接鼻孔。躯干背腹扁平，通身被覆细小粒鳞，其间杂以较大疣鳞，缀成纵行。体腹面鳞片较大，六角形；体腹面为肉色。四肢长短适中，指趾扁平，其下方具单行皮肤褶襞；除第1指趾外，均具小爪，指间与趾间仅有蹼迹。

蛤蚧分布于广西八步、上思、龙州、宁明、大新等地。蛤蚧被列入《国家重点保护野生动物名录》二级；列入《濒危野生动植物种国际贸易公约附录Ⅰ、附录Ⅱ和附录Ⅲ》（CITES）2019年版附录Ⅱ。严禁捕捉野外种群。

【药材性状】全体扁片状，头颈部及躯干部长9～18cm。头稍扁，略呈扁三角形，两眼多凹陷成窟窿，无眼睑，口中无大牙。背部呈银灰色或灰黑色，散有橙红色或灰绿色斑点。四足均具五趾，除第1趾外，其余均具爪，趾底面具吸盘。尾细长，扁圆形，有6～7个明显的银灰色环带。全身密被类圆形微有光泽的细鳞。气腥，味微咸。

【性味归经】味咸，性平。归肺、肾经。

【功效主治】补肺益肾，纳气定喘，助阳益精。主治肺肾不足，虚喘气促、劳嗽咯血、阳痿、遗精等。

【药理作用】有抗炎、平喘、抗衰老、激素样、降糖、抑肿瘤作用。

【用法用量】内服：3～6g，多入丸散和酒剂。

【使用注意】外感风寒喘嗽及阴虚火旺者禁服。

【经验方】

（1）治虚劳咳嗽，肺壅上气：蛤蚧（头尾全者，涂酥炙令黄）一对，鳖甲（涂醋炙令黄，去裙）二两，贝母（煨微黄）一两，紫菀（去苗、土）一两，杏仁（汤浸，去皮、尖、双仁，麸炒微黄）一两，皂荚仁（炒令焦黄）一两，桑根白皮（锉）一两。以上各药共捣罗为末，炼蜜和捣二三百杵，丸如梧桐子大。每服以枣汤下二十丸，日三四服。忌苋菜。（《太平圣惠方》蛤蚧丸）

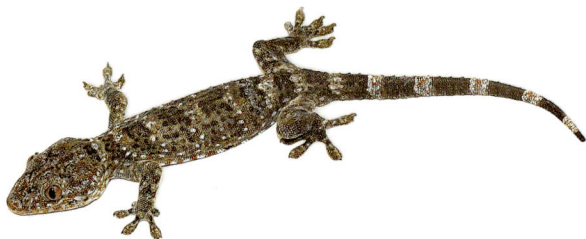

（2）治肺痨咳嗽：蛤蚧（用醋少许涂，炙令赤色）一对，白羊肺（分为三份）一两，麦

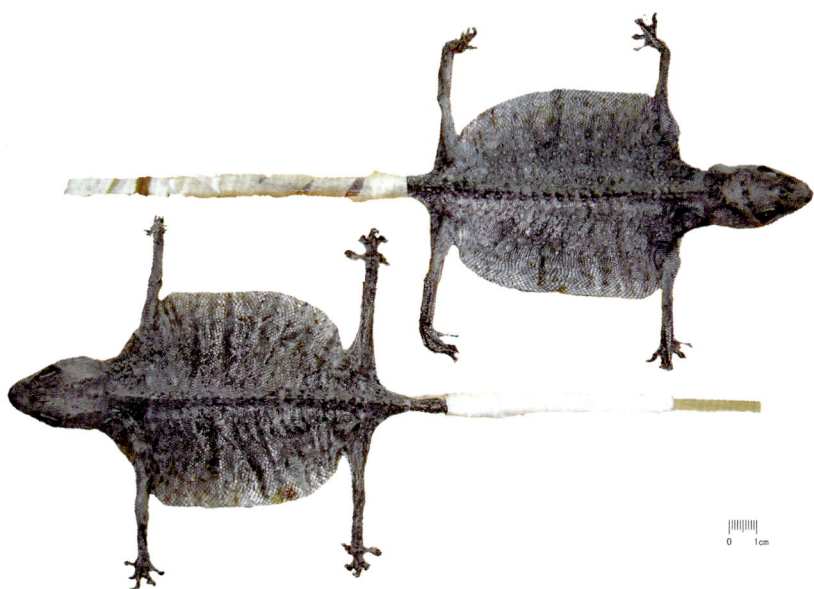

冬（去心，焙）半两，款冬花、胡黄连各一分。以上各药除白羊肺外，捣细罗为散，先将白羊肺一分，于沙盆内细研如膏，以无灰酒一中盏，暖令鱼眼沸，下白羊肺，后入药末三钱，搅令匀，令患者卧，去枕，用衣簟腰，仰面徐徐而咽，勿太急。（《太平圣惠方》蛤蚧散）

（3）治肺嗽面肿，四肢浮：蛤蚧（雌雄头尾全者，净洗，用法酒和蜜涂炙熟）一对，人参（紫团参，如人形良）一株。以上二味，捣罗为末，熔蜡四两，滤去渣，和药末，作六饼子。每服空心用糯米作薄粥一盏，投药一饼，趁热细细呷之。（《圣济总录》独圣饼）

（4）治咳嗽，咽嗌不利：蛤蚧（雌雄头尾全者，不得有蛀虫，水洗净，焙干）一对，枇杷叶（去毛）三分，柴胡（去苗）半两，紫菀（洗净，焙干）三两，贝母（去心，炒）一两，人参半两，鹿角胶（炙燥）三分。上七味，捣罗为细散。每用梨一个，去皮细切，净器研之，生绢滤自然汁于银器内。用药末半钱匕，入梨汁中，以慢火熬三五沸取出。每食后临卧服之，去枕仰卧一饭顷。（《圣济总录》蛤蚧散）

（5）治虚劳，咳嗽咯血，潮热盗汗，不思饮食：① 蛤蚧（蜜炙）一对，人参（去芦头）、百部、款冬花（去梗）、贝母（去心）、紫菀茸各半两，阿胶

（蛤粉炒）、柴胡（去苗）、肉桂（去芦头）、黄芪（蜜炙）、鳖甲（醋炙）、杏仁（汤浸，去皮、尖）、半夏（生姜汁制）各一分。以上各药研为细末。每服三钱，水一盏半，生姜三片，煎至一盏，温服，不拘时候。肉桂虽去风寒，有热人不宜服，则当心用细辛。（《杨氏家藏方》人参蛤蚧散）②蛤蚧（蜜炙）一对，人参（去芦）、百部（去心）、款冬花（去枝）、紫菀以上各半两，贝母、阿胶（蛤粉炒）、鳖甲（醋炙）、肉桂（去粗皮）、柴胡（去苗）、黄芪（蜜炙）、杏仁（汤浸，去皮尖）、半夏（生姜汁制）、甘草以上各一两。以上各药研为末，每服三钱，水一盏半，生姜三片，煎至一盏，不拘时温服。肉桂虽去风寒，有热人不可服，则当改用细辛。（《奇效良方》蛤蚧散）

（6）治喘咳脓血，面疮身肿：蛤蚧（河水浸五日，洗去腥气，酥炙黄色）一对，杏仁五两，炙甘草三两，人参、茯苓、贝母、知母、桑白皮各二两。以上各药研为末，汤泡服。（《嵩崖尊生书》人参蛤蚧散）

（7）治劳瘵五劳，声干骨痿：蛤蚧（全，洗净，酥炙）一对，生鳖甲（酥炙黄）一两，白茯苓、川芎、白术、当归、五味子、牛膝、槟榔、阿胶、巴戟天（去心，酒浸）、桃仁（去核）、肉果、秦艽、羌活、补骨脂各一两，黄芪、柴胡、知母、贝母各一两半，木香五钱，生头发（用纸燃火烧，存性）三钱。以上各药研为末，炼蜜为丸如弹子大，每服一丸，空心枣汤嚼下。（《世医通变要法》加味经验蛤蚧丸）

（8）治心脏衰弱，喘咳气逆，面浮肢肿：蛤蚧尾12对，沉香50g，东北人参80g，共研细粉，湿和拌匀，每服1～3g，每日2次，温开水送服。（《叶橘泉现代实用中药》）

注：蛤蚧 *Gekko gecko* Linnaeus 引自《中国药典》2020年版，现在动物分类学认为其名称应为大壁虎 *Gekko gecko*（Linnaeus，1758）。

鹿角　Lù Jiǎo　　　　　　　　　　　　Cervi Cornu

本品为鹿科动物马鹿 *Cervus elaphus* Linnaeus 或梅花鹿 *Cervus nippon* Temminck 已骨化的角或锯茸后翌年春季脱落的角基，分别习称"马鹿角""梅花鹿角"（花鹿角）"鹿角脱盘"。多于春季拾取，除去泥沙，风干。

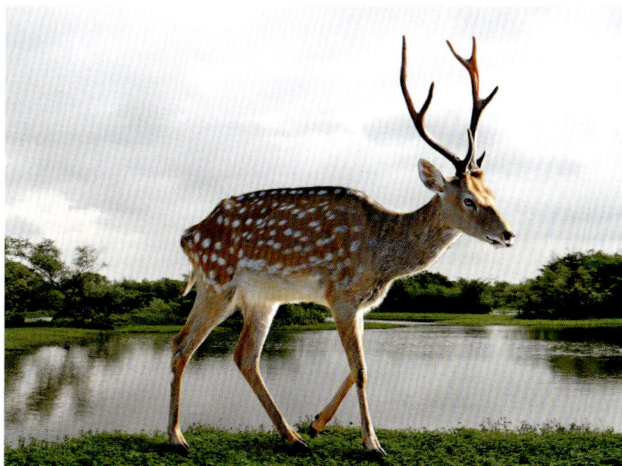

【原动物】梅花鹿：又称花鹿、鹿。中小体型。毛色夏季为栗红色，有许多白斑，状似梅花；冬季为烟褐色，白斑不显著。公鹿有角，母鹿无角。角实心，由真皮生成，起初为瘤状，紫褐色，布满密毛，富有血管，叫作"鹿茸"。成长后分枝，生长完全的共有 4 个枝杈。第一枝杈（眉叉）斜向前伸与主干成一钝角。第二枝杈不明显，主干在末端再分小枝。主干一般向两侧弯曲，略呈半弧形，眉叉向前上方横抱，角尖稍向内弯曲，非常锐利。头部略圆，颜面部较长，鼻端裸露，眼大而圆，眶下腺呈裂缝状，泪窝明显，耳长且直立，颈部长，四肢细长，主蹄狭而尖，侧蹄小，尾较短。耳大直立，可转动。颈细长。四肢细长。颈部有鬣毛。

梅花鹿在广西龙州有分布，各地公园和养鹿场一般都有饲养。梅花鹿被列入《国家重点保护野生动物名录》一级（仅限野外种群）。

【药材性状】

马鹿角：呈分枝状，通常分成 4～6 枝，全长 50～120cm。主枝弯曲，直径 3～6cm。基部盘状，上具不规则瘤状突起，习称"珍珠盘"，周边常有稀疏细小的孔洞。侧枝多向一面伸展，第 1 枝与珍珠盘相距较近，与主干几成直角或钝角伸出，第 2 枝靠近第一枝伸出，习称"坐地分枝"；第 2 枝与第 3 枝相距较远。表面灰褐色或灰黄色，有光泽，角尖平滑，中、下部常具疣状突起，习称"骨钉"，并具长短不等的断续纵棱，习称"苦瓜棱"。质坚硬，断面外圈骨质，灰白色或微带淡褐色，中部多呈灰褐色或青灰色，具蜂窝状孔。气微，味微咸。

梅花鹿角：通常分成 3～4 枝。侧枝多向两旁伸展，第 1 枝与珍珠盘相

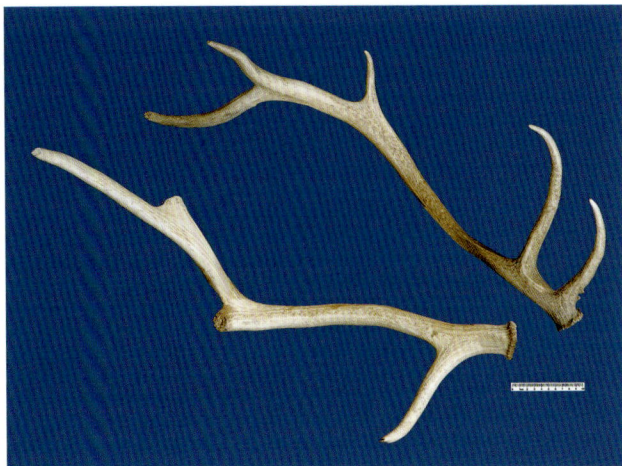

距较近，第 2 枝与第 1 枝相距较远，主枝末端分成两小枝。表面黄棕色或灰棕色，枝端灰白色。枝端以下具明显骨钉，纵向排成"苦瓜棱"，顶部灰白色或灰黄色，有光泽。

鹿角脱盘：呈盔状或扁盔状，直径 3～6cm（珍珠盘直径 4.5～6.5cm），高 1.5～4cm。表面灰褐色或灰黄色，有光泽。底面平，蜂窝状，多呈黄白色或黄棕色。珍珠盘周边常有稀疏细小的孔洞。上面略平或呈不规则的半球形。质坚硬，断面外圈骨质，灰白色或类白色。

【性味归经】味咸，性温。归肾、肝经。

【功效主治】温肾阳，强筋骨，行血消肿。主治肾阳不足，阳痿遗精，腰脊冷痛，阴疽疮疡，乳痈初起，瘀血肿痛。

【药理作用】有强心、抑制乳腺增生、提高免疫力作用。

【用法用量】内服：煎汤，5～10g；研粉冲服，1～3g；或入丸、散剂；可浸酒服。外用：适量，研末，涂、撒或调敷。

【使用注意】阴虚火旺者禁服。

【经验方】

（1）治中老年者之体虚畏寒，腰背倦重：鹿角 300g，菟丝子、韭菜子各 100g，杜仲、补骨脂各 50g，共研为细末，水泛为丸，每次 3g，每日 2 次，食后盐汤送服。（《叶橘泉现代实用中药》）

（2）治骨虚极，面肿垢黑，脊痛不能久立，气衰发落齿槁，腰脊痛，甚则喜唾：鹿角二两，川牛膝（去芦，酒浸，焙）一两半。以上各药研为细末，炼蜜为丸如梧桐子大。每服七十丸，空心盐汤送下。（《严氏济生方》鹿角丸）

（3）治消肾小便数：鹿角一具炙焦，捣末。酒服方寸匕，渐加至一匕半。

（《卫生易简方》）

（4）治卒腰痛，暂转不得：① 鹿角一枚，长五寸，酒二升。烧鹿角令赤，纳酒中浸一宿，饮之，空心。（《医林类证集要》）② 鹿角长六寸，烧，捣，末，酒服之。（《肘后备急方》）

（5）治皮肉卒肿起，狭长赤痛：鹿角五两，牡蛎四两，附子、白蔹各一两。以上各药共捣为末，过粗筛，和苦酒涂帛上，燥复易。（《肘后备急方》）

（6）治食后喜呕吐：鹿角（烧灰）二两，人参一两。以上二味药共捣末，服方寸匕，日三服。（《肘后备急方》）

（7）治崩中漏下赤白不止，气虚竭：烧鹿角为末，酒服方寸匕，日三。（《备急千金要方》）

（8）治产后下血不尽，烦闷，腹痛：鹿角烧成炭，捣筛，煮豉汁服方寸匕，日三夜再，稍加至二匕。不能用豉清煮水做汤用之。（《备急千金要方》）

鹿角胶 Lù Jiǎo Jiāo　　　　　　　　　　　Cervi Cornus Colla

本品为鹿角经水煎熬、浓缩制成的固体胶。

【制法】将鹿角锯段，漂洗，分次水煎，滤过，合并滤液（或加入白矾细粉少量），静置，滤取胶液，浓缩（可加适量黄酒、冰糖和豆油）至稠膏状，冷凝，切块，晾干，即得。

【原动物】参见"鹿角"条目。

【药材性状】本品为扁方形块或丁状。黄棕色或红棕色，半透明，有的上部有黄白色泡沫层。质脆，易碎，断面光亮。气微，味

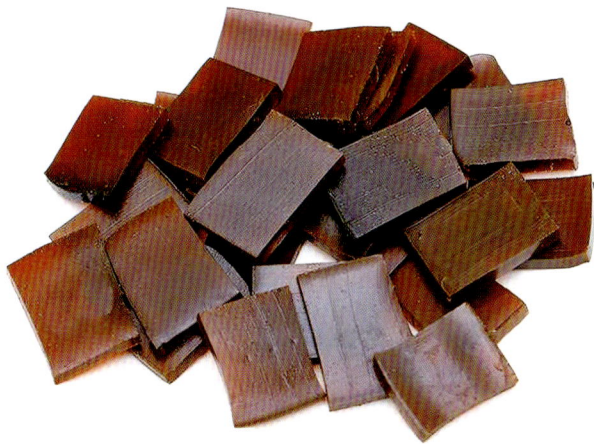

微甜。

【性味归经】味甘、咸，性温。归肾、肝经。

【功效主治】温补肝肾，益精养血。主治肝肾不足所致的腰膝酸冷，阳痿遗精，虚劳羸瘦，崩漏下血，便血尿血，阴疽肿痛。

【用法用量】内服：开水或黄酒烊化兑服，3～6g。

【使用注意】阴虚阳亢及火热内蕴之出血、咳嗽、疮疡、疟痢者禁服。

【经验方】

（1）主补虚劳，益髓长肌，悦颜色，令人肥健：鹿角胶，捣末。以酒服方寸匕，日三，增至二三匕。（《外台秘要》）

（2）治虚劳：鹿角胶（以酒浸胶数日，煮糊丸众药）、鹿角霜（碾为细末）、菟丝子（净洗，酒浸两宿，蒸，研）、柏子仁（另研）、熟地黄（酒浸两宿，蒸，焙，余酒入在胶内）各十两。先焙鹿角霜、菟丝子、地黄，干了碾为细末，方入柏子仁在众药内研，再将鹿角胶酒约三四升煮作糊，于石臼内杵二千余下，令熟，丸如梧桐子大。早晚空心五十丸至一百丸止，逐日早晚服，盐汤或酒任下。（《是斋百一选方》斑龙丸）

（3）治虚劳梦泄：鹿角胶（研碎，炒令黄燥）、覆盆子、车前子各一两。以上各药捣细罗为散。每于食前以温酒调下二钱。（《太平圣惠方》鹿角胶散）

（4）治吐血咯血：鹿角胶（炙令燥）、黄柏（去粗皮）各半两，杏仁（烫去皮尖，麸炒黄）四十九枚。上三味，捣罗为散。每服一钱匕，用白麸一钱，温水同调下，食后再服。（《圣济总录》神效散）

（5）治吐血后虚热，胸中痞，口燥：鹿角胶（炙燥）、阿胶（炙燥）、秦艽（去苗、土）、糯米（炒黄）、乌梅（去核，炒）各等分。上五味，捣罗为细散。每服二钱匕，温糯米饮调下，早晚食后、临卧服。（《圣济总录》鹿角胶散）

（6）治因劳损尿血不止：生地黄汁、车前叶汁各五合，鹿角胶（捣碎，炒令黄燥）三两。鹿角胶与二汁相和，每服食前暖一小盏调下胶末二钱。（《太平圣惠方》）

（7）治鹤膝风，贴骨疽，及一切阴疽：鹿角胶三钱，熟地黄一两，白芥子二钱，肉桂（去皮，研粉）、生甘草各一钱，麻黄、姜炭各五分。煎服。

（《外科证治全生集》阳和汤）

（8）治肿毒已溃，未溃者：鹿角胶一片，水渍软贴肿，当头上开孔。若已溃还合者，脓当被胶，急撮出尽；未有脓者，肿当自消。（《卫生易简方》）

（9）治妇人白带下不止，面色萎黄，绕脐冷痛：鹿角胶（捣碎，炒令黄燥）、白龙骨、白术、桂心、当归（微炒）各一两，附子（炮裂）二两。以上各药捣细罗为散。每于食前，以粥饮调下二钱。（《太平圣惠方》鹿角胶散）

（10）治腰椎管狭窄症（如黄韧带增厚、椎体退行性改变、陈旧性椎间盘突出）属瘀阻督脉型所致的间歇性跛行，腰腿疼痛，活动受限，下肢酸胀疼痛，舌质暗或有瘀斑：鹿角胶 167g，延胡索 333g，丹参、杜仲、黄芪各 500g。以上五味药，取黄芪、杜仲加水煎煮三次，每次 1 小时，合并煎液，滤过，滤液浓缩至适量；鹿角胶烊化，备用；丹参、延胡索加 70% 乙醇回流提取三次，每次 1 小时，合并提取液，滤过，滤液减压浓缩至适量，与上述药膏合并，干燥，粉碎；加入硬脂酸镁等辅料适量，制成颗粒，干燥，压制成 1000 片，包薄膜衣。（《中国药典》2020 年版丹鹿通督片）

鹿茸 Lù Róng　　　　　　　　　　　　*Cervi Cornu Pantotrichum*

本品为鹿科动物梅花鹿 *Cervus nippon* Temminck 或马鹿 *Cervus elaphus* Linnaeus 的雄鹿未骨化密生茸毛的幼角。前者习称"花鹿茸"，后者习称"马鹿茸"。夏、秋二季锯取鹿茸，经加工后，阴干或烘干。

【原动物】参见"鹿角"条目。

【性味归经】味甘、咸，性温。归肾、肝经。

【功效主治】壮肾阳，益精血，强筋骨，固冲任，托毒生肌。主

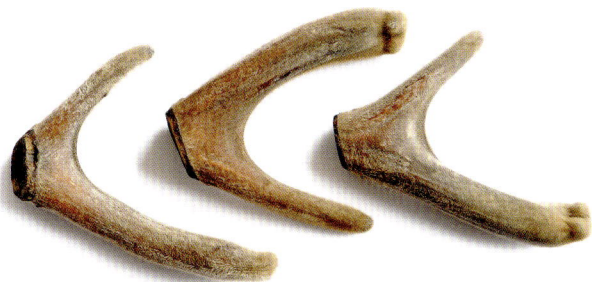

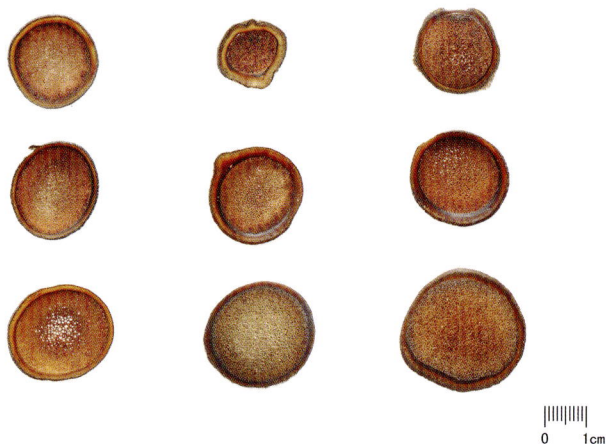

治阳痿滑精，宫冷不孕，羸瘦，神疲，畏寒，眩晕，耳鸣，耳聋，腰脊冷痛，筋骨痿软，崩漏带下，阴疽不敛。

【药理作用】有强壮、抗氧化、抗衰老、增强免疫力等作用。

【用法用量】内服：研粉冲服，1～2g；或浸酒服。

【使用注意】服用鹿茸宜从小剂量开始，缓缓增加至治疗剂量，不可大剂量。阴虚阳亢，血分有热，胃火炽盛或肺有痰热以及外感热病者忌服。

【经验方】

（1）治男子诸虚不足，妇人亡血，一切虚损：鹿茸（酒炙）、黄芪（蜜炙）、肉苁蓉（酒浸）、杜仲（炒去丝）、白茯苓（去皮）、当归（酒浸）各一钱，白芍、附子（炮）、肉桂（去粗皮）、石斛（酒浸，蒸焙）、五味子、白术（煨）、半夏（汤泡，七次）、人参各七分半，甘草（炙）五分，熟地黄一钱半。以上各药作一服，用水二盏，生姜三片，红枣二枚，煎一盏，空心服。（《奇效良方》鹿茸大补汤）

（2）治老人腰痛及腿痛：用棠球子、鹿茸（炙）等分，为末，蜜丸梧子大。每服百丸，日二服。（《濒湖集简方》）

（3）治精血耗竭，面色黧黑，耳聋目昏，口干多渴，腰痛脚弱，小便白浊，上燥下寒，不受峻补者：鹿茸（酒蒸）、大当归（酒浸）各一两。以上二味药研为细末，煮乌梅膏子为丸如梧桐子大。每服五十丸，空心，米饮汤送下。（《瑞竹堂经验方》黑丸子）

（4）治肾脏虚，腰脐冷疼，夜遗小便：鹿茸（去毛，酥炙令黄，锉）、海螵蛸（乌贼鱼骨）（去甲，微炙）各三两，当归（切，焙）、人参、白芍、龙骨（研）、桑寄生各一两，桑螵蛸（中劈破，慢火炙，令黄色）一两半。上

八味，先捣罗前七味为细末，更与龙骨同研令匀细。每服一钱匕，温酒调服，空心日晚临卧各一。(《圣济总录》鹿茸散)

（5）治小便尿血，日夜不止：鹿茸（酒洗，去毛，涂酥炙令黄）、生地黄（焙）、当归（焙）各二两，蒲黄一合，冬葵子（炒）四两半。以上各药研为极细末，每服三钱匕，空心用温酒调服，日二。(《奇效良方》鹿茸散)

（6）治崩中漏下赤白不止，气虚竭：鹿茸十八铢，桑耳二两半。以上二味药以醋五升渍，炙燥，渍尽为度，治下筛，服方寸匕，日三。(《备急千金要方》)

（7）治下痢危困：麝香（另研，临时入）半钱，鹿茸（火燎去毛，酥炙）一两。上鹿茸为细末，方入麝香，以灯心煮枣肉为丸，如梧桐子大。每服五十丸，空心服。(《是斋百一选方》香茸丸)

（8）治妇人肾气虚寒，便溺数甚，或夜间数遗尿：鹿茸（炙）、海螵蛸（乌贼鱼骨）、桑寄生、当归、龙骨（煅）各二两，白芍（炒）、附子（炮）各三钱，桑螵蛸（炙）五钱。以上各药研为末。每服二钱，空心并食前，用温酒调下。作丸也可。(《妇人大全良方》)

鹿鞭　Lù Biān　　　　　　　　　　Cervi Penis et Testis

本品为鹿科动物梅花鹿或马鹿雄性的外生殖器。宰鹿后，割取阴茎及睾丸，除净残肉及油脂，固定于木板上风干。

【原动物】参见"鹿角"条目。

【药材性状】本品呈长条状，表面棕色，有纵行的皱沟，顶端有一丛棕色的毛。中部有睾丸2枚，椭圆形，略扁。质坚韧，气微腥。

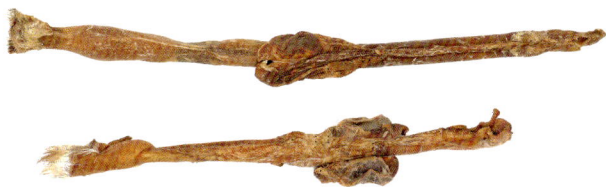

【性味归经】味甘、咸，性温。归肝、肾、膀胱经。

【功效主治】补肾精，壮肾阳，强腰膝。主治肾虚劳损，腰膝酸痛，耳聋耳鸣，阳痿滑精，宫寒不孕。

【药理作用】有抗衰老、增强机体免疫力、抗疲劳、增强性功能、促进创伤愈合作用。

【用法用量】内服：煎汤，15～30g；或煮食，或熬膏，或入丸、散。

【使用注意】体阳盛者慎服。

【经验方】

（1）治虚寒性不育：鹿鞭一具，巴戟天 30g，淫羊藿 30g，山药 30g。将鹿鞭切片，与其他药材一起加水炖煮，熟后饮汤食肉，每日 1 次。(《中国药用动物志》)

（2）治慢性疲劳综合征：鹿鞭一具，红枣 10 枚，党参 20g，黄芪 20g，炙甘草 10g。将所有材料加水炖煮，熟后饮汤食肉，每日 1 次。(《现代中药大全》)

（3）治虚损劳瘵，阳气不足：鹿鞭一具，龟甲 30g，阿胶 20g，黄酒适量。将鹿鞭与龟甲、阿胶加水炖煮，熟后饮汤食肉，每日 1 次。(《中药方剂大全》)

（4）治肾阳虚弱，夜尿频多：鹿鞭一具，补骨脂 15g，菟丝子 15g，益智 10g，黄酒适量。将鹿鞭与其他药材加水炖煮，熟后饮汤食肉，每日 1 次。(《中药大辞典》)

（5）治阳虚寒湿，腰膝酸痛：鹿鞭一具，川续断 15g，杜仲 15g，牛膝 10g。将所有材料加水炖煮，熟后饮汤食肉，每日 1 次。(《中药新编》)

（6）治虚寒带下，宫寒不孕：鹿鞭一具，桂圆肉 30g，党参 20g，当归 15g。将所有材料加水炖煮，熟后饮汤食肉，每日 1 次。(《现代实用中药》)

狗鞭 Gǒu Biān　　　　　　　　　　　　Canis Penis et Testis

本品为犬科动物狗带睾丸的阴茎。宰杀后，取出阴茎和睾丸，去掉周围的肉和脂肪，伸直，挂晾干、晒干或焙干。

【原动物】见"狗宝"条目。

【药材性状】干品长条状，表面皱缩，龟头部略尖，另一端有细长的输精管连接睾丸。睾丸扁椭圆形。全体淡棕色，外表光滑；质坚硬；有腥臭味。

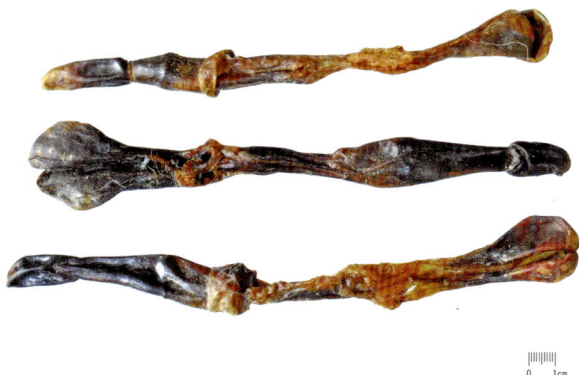

【性味归经】味咸，性温。归肾经。

【功效主治】补肾，益精，温补，壮阳。主治男子阳痿，阴囊湿冷遗泄，妇人瘕疝身冷。

【用法用量】内服：煎汤，3～9g；或研末，每次1.5～3g；或入丸、散。

【使用注意】阴虚火旺及阳事易举者禁服。

【经验方】

（1）治年老体弱，腰膝酸软无力：狗鞭一具。用滑石粉烫酥，取出，研粉。每服5g，温开水送服，每日2次。（《中国动物药志》）

（2）治阳痿、遗精：狗鞭、驴肾、鹿鞭各一具，海马1对，枸杞子15g。共研为细末，炼蜜为丸，每丸重15g，每服1丸，每日2次。（《中国动物药志》）

（3）治精神分裂症：狗鞭1.5g，朱砂、人中白各3g，混合研末，用猪油和稀饭调服；或将药末装入胶囊，每天2次，开水送服。停药后可服氯丙嗪（冬眠灵），每天50～100mg作维持量，巩固疗效。（《广西药用动物》）

九香虫 Jiǔ Xiāng Chóng　　　　　　　　　Aspongopus

本品为蝽科昆虫九香虫 *Aspongopus chinensis* Dallas 的干燥全体。九香虫，又称打屁虫、屁板虫、黑兜虫、瓜黑蝽。11月至次年3月前捕捉，置适宜容器内，用酒少许将其闷死，取出阴干；或置沸水中烫死，取出，干燥。

【原动物】体椭圆形，紫黑色或黑褐色，略有紫铜色光泽。头小。复眼小，卵圆形；单眼 1 对。口器刺吸式。触角线状，5 节，第 1 节较粗，第 2 节多长于第 3 节，第 4 节最长，末节橙黄色或橘红色，其余各节黑色。前胸背板三角梯形，前狭后阔，两侧近乎斜直，不向外弓出，前缘凹进，后缘中部横直，表面密布细刻点，并杂有黑色横向近乎平行的皱纹。小盾片三角形，很大，盖在腹的前半部，后端圆铲形，小盾片上略有横向皱纹。后胸腹板有 2 个臭孔，在后足基部的前外侧。背部有翅 2 对；前翅半鞘翅，革质区紫褐色，膜质区暗黄褐色，翅脉多条，明显；后翅膜质透明。步行足 3 对，后足最长。跗节 3 节，第 1 跗节腹面密生浅黄色毛丛。爪 1 对，深褐色。腹部背面基部大多为橘黄色，末端多为紫红色。腹部侧缘区及侧接缘上的黄斑明显。腹部腹面密布刻点和灰白色粉。雄虫腹部可见气门 5 对，雌虫可见 6 对。

九香虫在广西各地均有分布。

【药材性状】本品略呈六角状扁椭圆形。表面棕褐色或棕黑色，略有光泽。头部小，与胸部一起略呈三角形。复眼突出。单眼 1 对。触角 1 对，各 5 节，多已脱落。前胸背板三角梯形，前狭后阔，两侧近乎斜直，不向外弓出，表面有黑色横向近乎平行的皱纹。背部有翅 2 对，前翅半鞘翅（基部革质、较硬，端部膜质），后翅膜质，透明。胸足 3 对，多已脱落。腹部棕红色至棕黑色，每节近边缘处有突起的小点。质脆，折断后腹内有浅棕色的内含物。气特异，味微咸。

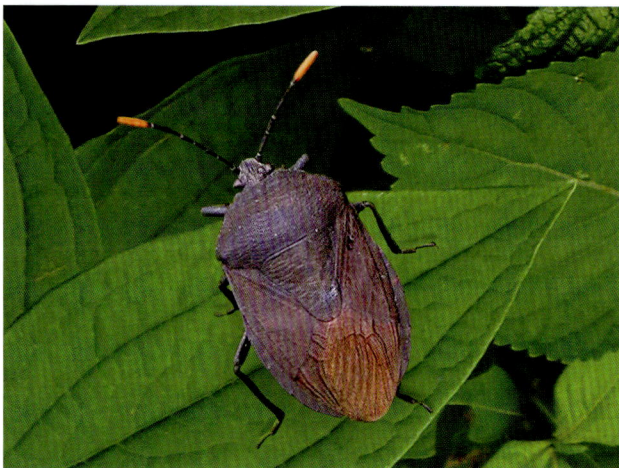

【性味归经】味咸，性温。归肝、脾、肾经。

【功效主治】理气止痛，温中助阳。主治胃寒胀痛，肝胃气痛，肾虚阳痿，腰膝酸痛。

【药理作用】有抗菌、抗癌作用。

【用法用量】内服：捣碎，煎服，3～9g。或入丸散，0.6～1.2g。

【使用注意】阴虚内热者禁服。

【经验方】

（1）治肝气痛：九香虫6g，车前子、陈皮、白芍、杜仲各9g，以上各药共水煎服。（《广西药用动物》）

（2）治膈脘滞气，脾肾亏损，元阳不足：用九香虫（半生焙）一两，车前子（微炒）、陈橘皮各四钱，白术（焙）五钱，杜仲（酥炙）八钱。以上各药共研为末，炼蜜丸如梧桐子大。每服一钱五分，以盐白汤或盐酒服，早晚各服一服。（《摄生众妙方》乌龙丸）

（3）治慢性肝炎之胁痛：九香虫150g，参三七200g，全蝎（炙）100g。研极细末，水泛为丸如苏子大。每服1.5g，早晚各一次，开水送下。一般服1～2日后疼痛即见减轻；痛减后可改为每晨一次，待痛定即停服。（《虫类药的应用》宁痛丸）

（4）治胸脘胁痛：九香虫三两，全蝎（炙）二两。以上二味药共研为末，蜜丸，每丸一钱重。每次半丸，日服二次。（《吉林中草药》）

（5）治胃脘滞痛，胸膈胀满：九香虫6g，佛手片9g，厚朴花9g，丁香6g。以上各药共水煎服。（《广西药用动物》）

（6）治胃下垂，胃部痞闷胀痛：九香虫（焙燥）、陈皮、砂仁、人参以3:2:1:2的比例配方。以上各药共研细粉，每次2～3g，每日3次，食前温开水送服。（《叶橘泉现代实用中药》）

（7）治肾气亏损，膝酸痛：九香虫6g，杜仲、狗脊、益智各9g。以上各药水煎服。（《广西药用动物》）

注：九香虫 *Aspongopus chinensis* Dallas 引自《中国药典》2020年版，现在动物分类学认为其名称应为九香虫 *Coridius chinensis*（Dallas，1851）。

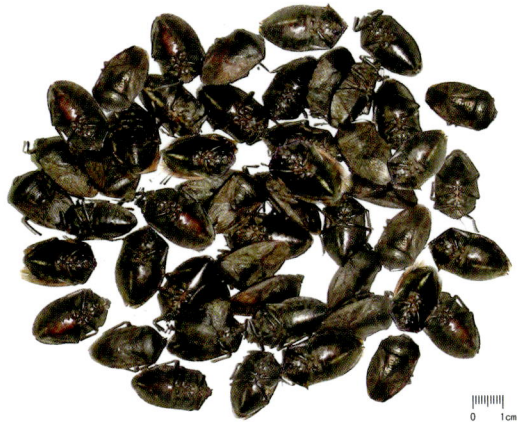

禾虫 Hé Chóng

本品为沙蚕科动物疣吻沙蚕 *Tylorrhynchus heterochaetus*（Quatrefages）的新鲜或干燥全体。禾虫又称疣吻沙蚕、海百脚。性成熟后，由底栖生活的禾虫成群上浮到水面，进行婚舞。群浮者受温度和月相影响，具有一定的周期性和趋光性。每年始自五六月，止于九十月，多在初一二或十五六的深夜前后，大潮时，禾虫出土到达水面，随退潮水流游向大海。渔民于小河口狭处或池塘水闸门处设网，拦截禾虫。用抄网捞到水盆或水桶中，当场去除草叶等杂物，次日早上趁鲜去市场售卖；或冷水下锅，煮到第一次沸后，捞出放在竹匾上暴晒成干。

【原动物】形似蜈蚣，虫身丰腴，含浆饱满。体以浅黄褐色为主。头部有 4 个眼，明显变大且出现晶体，触手、触角短，触须相对长。躯干部扁圆，体节多数，每体节侧面有 1 对疣足。体内血管发达，裸眼可见。成熟期，显微镜下透过体壁可见体内充满了圆粒状细胞体，是富含蛋白质的精子或卵子。一般体色黄红者是雄性，青绿色者为雌性。

禾虫在广西有分布。野生资源较少，已养殖。

【性味归经】味甘，性温。归脾、胃经。

【功效主治】补脾胃，益气血，利水消肿。用于脾胃虚弱，泄泻，贫血，水肿。

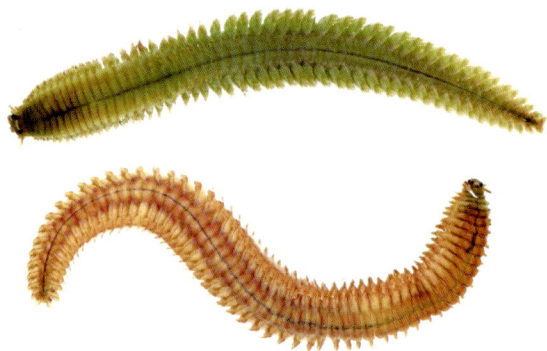

【药理作用】有抗疲劳作用。

【用法用量】内服：煎汤，5～10 条。

【使用注意】不宜过量食用。对高白过敏或有湿疹者，忌食。

【经验方】

（1）治水肿：花生

大蒜焖禾虫，配方为大蒜（去皮）30g、花生60g、禾虫250～300g。做法为先将禾虫洗净，放在砂锅中，撒上少许食盐，将禾虫爆浆；再加入大蒜、花生，水适量，文火慢煎焖熟，即可食。（《食疗偏方大全》）

（2）补脾胃：禾虫蒸蛋，鸡蛋或鸭蛋一枚，去壳搅匀；禾虫5条，洗净，醋一小杯倒入，使禾虫爆浆；与蛋液混合，或再加一小杯牛乳更好。开大火，上锅蒸5～10min。即食。（《本草纲目拾遗》）

（3）治疗贫血：禾虫5条，黄芪12g，当归10g，每日一剂，水煎，分2次服。（《海洋中药学》）

（4）胃脘痛（寒证）：禾虫15g，粮醋少许。水煎服，每日2次。（《海洋中药学》）

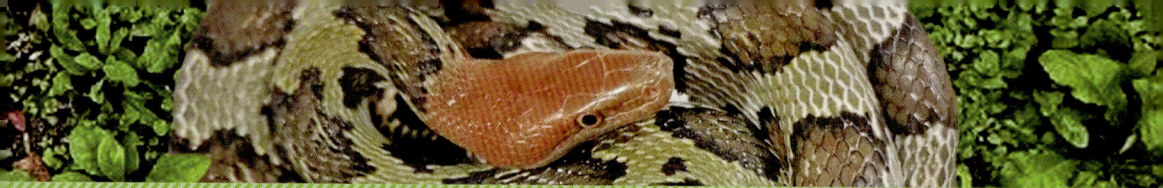

第四章
祛风湿类动物中药

蚂蚁 Mǎ Yǐ

Formica

本品为蚁科动物双齿多刺蚁 *Polyrhachis dives* Smith 等多种无毒蚂蚁的干燥全体。双齿多刺蚁，又称拟黑多刺蚁、鼎突多刺蚁、黑棘蚁。婚飞前，将蚂蚁带土装入布袋，然后过筛，将蚂蚁在 60℃水中迅速处死，晾干。

【原动物】工蚁：体黑色，有时带褐色。触角远离唇基。前胸背板前侧角、并胸腹节背板各具 2 个直的长刺。前胸背板刺伸向前外侧，略下弯。并胸腹节背板刺直立，相互分开，弯向外侧。腹柄结顶端两侧角各具一弯向后腹部的长刺，刺之间有 2～3 个小齿；后腹部短。全身密被浅黄色柔毛，头部毛较稀疏，后腹毛银灰色。

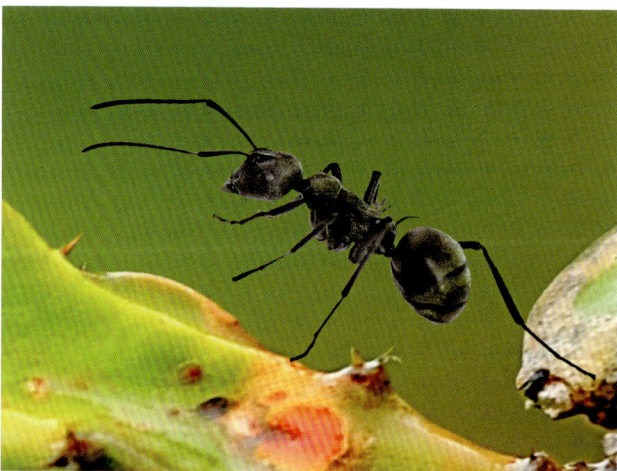

双齿多刺蚁在广西各地均有分布。

【性味归经】味咸、酸，性平；有小毒。归肝、肾经。

【功效主治】益气强身，活血通络，消肿解毒。主治肾虚头昏耳鸣，失眠多梦，阳痿遗精，风湿痹痛，中风偏瘫，手足麻木，红斑狼疮，硬皮病，皮肌炎，痈肿疔疮，毒蛇咬伤。

【**药理作用**】有抗炎消肿、镇痛作用。

【**用法用量**】内服：研末，3~5g（成人多用5g），每天3次，也可浸酒饮用。外用：鲜蚁，适量，捣烂敷。

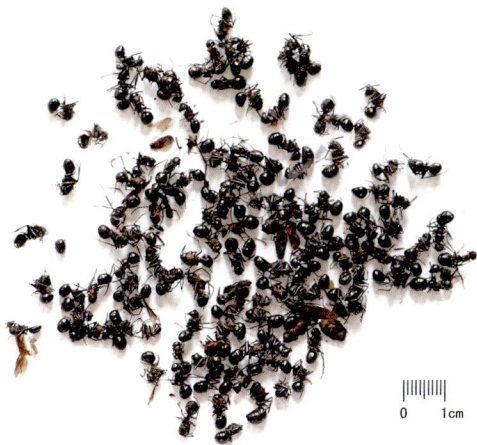

【**经验方**】

（1）治脑血管病：蚂蚁35%，当归、川芎、三七各10%，桃仁、赤芍、地龙、水蛭、大黄、土鳖虫、蜈蚣各5%。以上各药烘干，共研为细末。每次服5g，日服3次。（《中国药用动物志》）

（2）治风湿痹痛：蚂蚁50g，人参1g，黄芪7.5g，当归4g，鸡血藤7.5g，淫羊藿5g，巴戟天5g，薏苡仁5g，丹参7.5g，制川乌2.5g，威灵仙5g，蜈蚣2.5g，牛膝2.5g。以上各药粉碎，炼蜜为丸，每丸重12g，每日一丸，3个月为1疗程，共1~3疗程。（《中国动物药志》）

（3）治虚损病：蚂蚁50g，黄芪20g，人参10g，茯苓10g，白术10g，白酒1000mL。上药浸泡白酒15~30天后过滤即成。每次饮服25~50mL，日服3次。（《中国药用动物志》）

（4）治阳痿：蚂蚁100g，蜈蚣100g，当归100g，白芍100g，甘草5g，白术50g。上药烘干研为细末混匀。每次服3g，30天为一个疗程。服药期间忌食生冷。（《中国药用动物志》）

（5）治疗男子不育：蚂蚁30g，淫羊藿（仙灵脾）、仙茅、阳起石、熟地黄、狗脊、菟丝子各15g，淮山药、锁阳、葫芦巴、鹿角片、制附子（先煎）各10g，炙甘草6g。以上各药共水煎服，日1剂。煎水分2次服。（《中国药用动物志》）

（6）治女性性冷淡：蚂蚁30g，鹿角霜、菟丝子、熟地黄各20g，党参15g，当归身、仙茅、白术各9g，艾叶5g，蛇床子3g，小茴香、川椒各2g。以上各药共水煎服，日1剂。早晚分服。忌食生冷油腻食物。（《中国药用动物志》）

（7）治女子不孕：蚂蚁30g，淫羊藿（仙灵脾）、云茯苓、制黄精各15g，路路通、淮牛膝、生熟地黄、石楠叶各9g，蜈蚣3条，公丁香、桂枝各2.5g。以上各药共水煎服，日1剂。分早中晚3次服。（《中国药用动物志》）

（8）治疗毒肿痛：黑蚂蚁、苍耳虫各等量，共捣匀，每次适量，以敷盖患部为度。（《广西药用动物》）

注：日本弓背蚁 *Camponotus japonicus* Mayr，1866、横纹齿猛蚁 *Odontoponera transversa*（Smith，1857）、黄猄蚁 *Oecophylla smaragdina*（Fabricius，1775）、红足厚结猛蚁 *Pachycondyla rufipes*（Jerdon，1851）、近缘巨首蚁 *Pheidologeton affinis*（Jerdon，1851）、全异巨首蚁 *Pheidologeton diversus*（Jerdon，1851）、叶形多刺蚁 *Polyrhachis lamellidens* Smith，1874 的药用功效与双齿多刺蚁 *Polyrhachis dives* Smith，1857 相似。

马鬃蛇 Mǎ Zōng Shé

本品为鬣蜥科动物变色树蜥 *Calotes versicolor*（Daudin）除去内脏的全体。变色树蜥，又称马鬃蛇、公鸡蛇、雷公蛇、树蜥蝎、篱笆马、午时逢。四季均可捕捉，用小绳结成活套，系于竹竿顶端，近其头部频频摇动以引诱之，待其头部钻入套中，迅速抽紧，即可捕获。捕捉后，剖腹去内脏和皮，晒干或烘干备用。

【原动物】尾长超过体长。头部前端尖，三角形；唇钝圆。颈部较细。全体棕褐色，背面、四肢及尾部有黑褐色袋状斑纹，腹面灰黄色。全身鳞片均起鳞，自颈至躯干前占体长1/3的脊鳞成尖细突起，形如马鬃，尤以颈部的更为显著，耳后两侧亦有少数突起。四肢发达，前肢5趾，后肢5趾，趾较指长，趾端均有钩爪。尾如鞭状，末端尖细。

变色树蜥分布于广西各地，被列入《国家保护的有益的或者有重要经济、科学研究价值的陆生野生动物名录》，以及《中国生物多样性红色名录——脊椎动物卷》——无危（LC）。

【药材性状】本品呈长条状，用竹片撑开后呈扁片状。头呈四角锥形，尾略近圆柱形。吻钝圆，吻鳞不切鼻孔。口内有细齿，生于颚的边缘。干燥药材两眼多凹陷成窟窿。自头后到尾基部的背脊有鬣鳞，越向后鬣鳞越小，至尾基部之后消失。鼓膜明显，鼓膜上方有2棘状鳞（有时脱落）。背部灰黑色或棕褐色，有深色斑点。四肢较长，四足均具5趾，末端具爪。尾部与背部颜色相同，有深浅相间的环纹。全身密覆菱形或多角形覆瓦状细鳞，头部鳞大小不等。气微腥，味微咸。

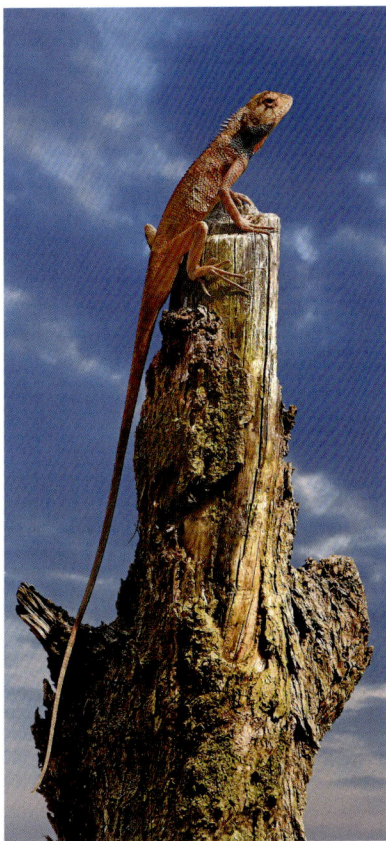

【性味归经】味甘、咸，性温。归肺、肝、肾经。

【功效主治】滋养强壮，祛风湿。主治风湿骨痛，筋骨无力，小儿疳积。

【药理作用】有性激素样作用，可调节免疫、抗炎镇痛。

【用法用量】内服：多入酒剂，5～15g。

【经验方】

（1）治血虚体弱：饮服马鬃蛇酒，每次25mL，每天1～2次。（《广西药用动物》）

（2）治腰腿筋骨疼痛：马鬃蛇3条，白酒500mL，当归3g。用酒浸马鬃蛇及当归，2个月后饮酒。每次20mL，每日2次。（《中国动物药志》）

（3）治暴癥坚结，四肢瘦瘁，食少无力：蜥蜴（微炙）一枚，蜈蚣（微炙）一枚，鬼臼（去须）一两半，汉防己一两半，当归（锉，微炒）一两半，川大黄（锉碎，微炒）三两，川芒硝二两，赤芍药三两，甘草（炙微赤，

锉）一两。以上各药捣罗为末，炼蜜和捣二三百杵，丸如梧桐子大，不计时候以温酒下十丸，以利为度。(《太平圣惠方》蜥蜴丸)

（4）治小儿疳积，营养不良：变色树蜥去皮、头、尾和内脏，切碎，与碎猪肉蒸熟服。每次 1 条。(《广西药用动物》)

蕲蛇 Qí Shé　　　　　　　　　　　　　　　　　　Agkistrodon

本品为蝰科动物五步蛇 *Agkistrodon acutus*（Guenther）的干燥体。五步蛇，又称蕲蛇、白花蛇、蕲州白花蛇、花蛇、百步蛇、盘蛇、棋盘蛇、龙蛇。多于夏、秋二季捕捉，剖开蛇腹，除去内脏，洗净，用竹片撑开腹部，盘成圆盘状，干燥后拆除竹片。

【原动物】体形粗壮，头大呈三角形；吻端较长而尖，背面深棕色或棕褐色，背正中有方形大斑块，尾短而细，末端鳞片侧扁而尖长；雄性尾部较长，尾基部较粗，向后逐渐变细；雌性尾部较短，向后骤然变细尖。

五步蛇在广西梧州有分布，被列入《国家保护的有益的或者有重要经济、科学研究价值的陆生野生动物名录》。

【药材性状】本品卷呈圆盘状。头在中间稍向上，呈三角形而扁平，吻端向上，习称"翘鼻头"。上颚有管状毒牙，中空尖锐。背部两侧各有黑褐色与浅棕色组成的"Ｖ"形斑纹 17～25 个，其"Ｖ"形的两上端在背中线上相接，习称"方胜纹"，有的左右不相接，呈交错排列。腹部撑开或不撑开，灰白色，鳞片较大，有黑色类圆形的斑点，习称"连珠斑"；腹内壁黄

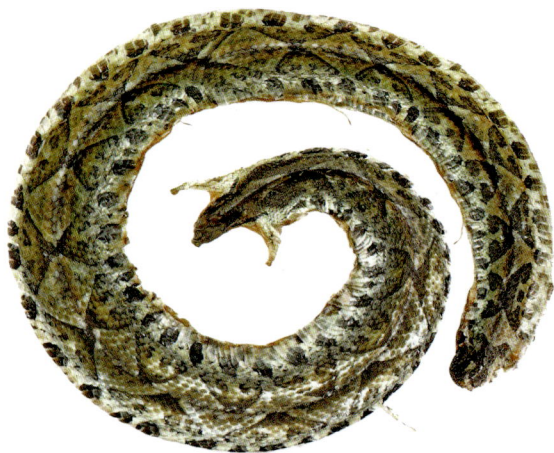

白色，脊椎骨的棘突较高，呈刀片状上突，前后椎体下突基本同形，多为弯刀状，向后倾斜，尖端明显超过椎体后隆面。尾部骤细，末端有三角形深灰色的角质鳞片1枚。气腥，味微咸。

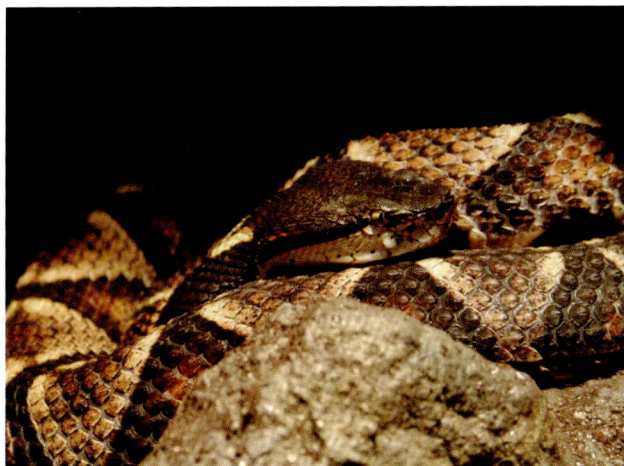

【**性味归经**】味甘、咸，性温；有毒。归肝经。

【**功效主治**】祛风，通络，止痉。主治风湿顽痹，麻木拘挛，中风口眼歪斜，半身不遂，抽搐痉挛，破伤风，麻风，疥癣。

【**药理作用**】有抗溃疡、提高免疫力、降血压、扩张血管的作用。

【**用法用量**】内服：3～9g；研末吞服，每次1～1.5g，每日2～3次。浸酒、制膏或入丸、散。

【**使用注意**】阴虚内热及血虚生风者禁用。

【**经验方**】

（1）治疠疾手足麻木，毛落眉脱，遍身疮疹，皮肤瘙痒，抓之成疮，及一切疥癣风疾：土桃蛇（酒浸二三日，去骨取肉，日干）一条，白花蛇、乌梢蛇（酒浸二三日，去骨取肉，日干）各一条，苦参（研取头末四两）一斤。以上各药研为细末。以皂角一斤，锉长寸许段，无灰酒浸一宿，去酒，以新水一碗，揉取浓汁，去渣，银石器内熬膏；和前末丸如梧桐子大。每服六七十丸，煎防风通圣散送下，粥饭压之，日三服，三日浴以大汗出为应，再三日又浴取大汗，三浴乃安。（《医学正传》愈风丹）

（2）治风瘫疠风，遍身疥癣：白花蛇肉（酒炙）四两，天麻七钱半，薄荷、荆芥各二钱半。以上各药研为末，好酒二升，蜜四两，石器熬成膏。每服一盏，温汤服，日三服。急于暖处出汗。十日效。（《医垒元戎》驱风膏）

（3）治肺中风，心胸烦满，项背强直，皮肤不仁：白花蛇（酒浸一宿，去皮、骨取肉，炙）三两，人参、白茯苓（去黑皮）、当归（切，焙）、甘草（炙）、麻黄（去根节）、白附子（炮）、天麻、川芎、羌活（去芦头）、藁本（去苗、土）、附子（炮裂，去皮脐）、防风（去叉）、白芷各半两，细辛（去苗叶）、干蝎（炒）各一两，白鲜皮、丹砂（另研）、牛黄（另研）各一分，麝香（另研）二钱。以上二十味药，除另研外，捣罗为散，即入研药，再罗匀细。每服二钱匕，葱白、腊茶调下。（《圣济总录》白花蛇散）

（4）治肾中风，腰膝骨髓疼痛，转动不得：白花蛇（酒浸，去皮、骨，炙）、羌活（去芦头）、麻黄（去节，煎，掠去沫，焙）、桂皮（去粗皮）、川芎、防己、附子（炮裂，去皮脐）各半两，白附子（炮）、干蝎（去土，酒炒）、干姜（炮）、蜀椒（去目并闭口，炒出汗）、乌头（炮裂，去皮脐）各一分。以上一十二味药，捣罗为末，炼蜜和丸如梧桐子大。每服空心温酒下十丸至十五丸。如要出汗，先浴后服药，热酒或葱酒下。汗出避风。（《圣济总录》白花蛇丸）

（5）治筋络拘急，挛缩疼痛：白花蛇（酒浸，去皮、骨，炙）、天南星（炮）、天雄（炮裂，去皮脐）、白僵蚕（炒）、干蝎（去土，炒）、麻黄（去根节，汤煮，掠去沫，焙）各一两，蜂子、甘草（炙）、干姜（炮）各半两。以上九味药，捣罗为散。每服二钱匕，温酒调下。（《圣济总录》白花蛇散）

（6）治诸风，顽痹瘫缓，挛急疼痛，恶疮疥癣：用白花蛇肉饭盖之，三七日，取酒饮。（《本草纲目》花蛇酒）

（7）治诸风疬癣：白花蛇一条，酒润，去皮骨，取肉，绢袋盛之，蒸糯米一斗，安曲于缸底，置蛇于曲上，以饭安蛇上，用物密盖，三七日取酒。以蛇晒干为末，每服三五分，温酒下。仍以浊酒并糟作饼食之尤佳。（《瑞竹堂经验方》白花蛇酒）

（8）治脑风头痛时作及偏头疼：地骨皮一分，荆芥穗、石膏（研，飞过）各二两，白花蛇（酒浸，炙，去皮、骨）、天南星（浆水煮软，切，焙）各一两。以上五味药，捣研为散。每服一钱匕，入腊茶一钱，汤点服，食后临卧。（《圣济总录》地骨皮散）

注：五步蛇 *Agkistrodon acutus*（Guenther）引自《中国药典》（2020

年版），现在动物分类学认为其名称应为尖吻蝮 *Deinagkistrodon acutus* （Günther，1888）。

乌梢蛇 Wū Shāo Shé   Zaocys

本品为游蛇科动物乌梢蛇 *Zaocys dhumnades*（Cantor）的干燥体。多于夏、秋二季捕捉，剖开蛇腹或先剥去蛇皮留头尾，除去内脏，盘成圆盘状，干燥。

【原动物】乌梢蛇，又称乌蛇、乌风蛇、剑脊蛇、黑风蛇、黄风蛇、剑脊乌梢蛇、南蛇。体背绿褐色或棕黑色，背侧 2 条黑纵纹贯穿全身，但在体前段明显。前段背鳞鳞缘黑色，形成网状纹；背中央 2～4 行鳞起棱。头颈区分明显。

乌梢蛇在广西融水、龙胜、金秀、八步有分布。

【药材性状】本品呈圆盘状。表面黑褐色或绿黑色，密被菱形鳞片；背鳞行数成双，背中央 2～4 行鳞片强烈起棱，形成两条纵贯全体的黑线，脊部高耸成屋脊状。头盘在中间，扁圆形，眼大而下凹陷，有光泽。腹部剖开边缘向内卷曲，脊肌肉厚，黄白色或淡棕色，可见排列整齐的肋骨。尾部渐细而长。气腥，味淡。

【性味归经】味甘，性平。归肝经。

【功效主治】祛风，通络，止痉。主治风湿顽痹、麻木拘挛、中风口眼歪斜、半身不遂、抽搐痉挛、破伤风、麻风疥癣、瘰疬恶疮等。

【药理作用】有抗炎、镇静、镇痛、抗五

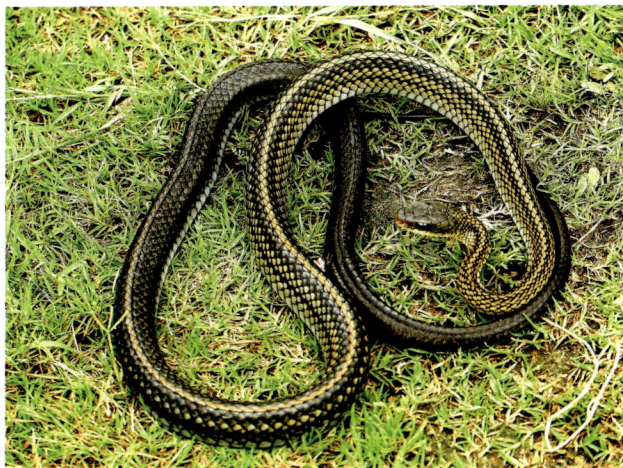

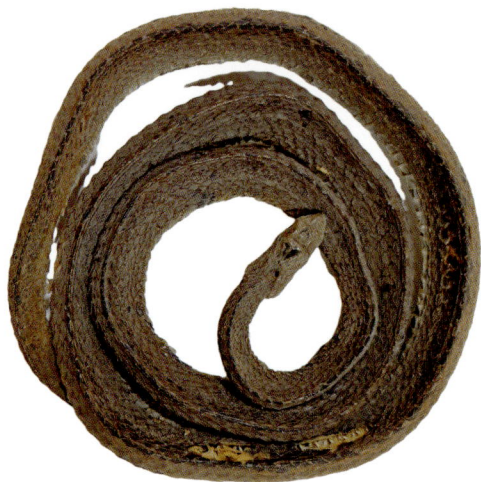

步蛇毒作用。

【用法用量】内服：6～12g，煎汤；酒浸或焙干，研末为丸、散。外用：烧灰调敷。

【使用注意】血虚生风者慎用。

【经验方】

（1）治风痹，手足缓弱，不能伸举：乌蛇（酒浸，炙微黄，去皮骨）三两，天南星（炮裂）一两，干蝎（微炒）一两，白附子（炮裂）一两，羌活一二两，白僵蚕（微炒）一两，麻黄（去根节）二两，防风（去芦头）三分，桂心一两。以上各药捣细罗为末，炼蜜和捣二三百杵，丸如梧桐子大。每服，不计时候，以热豆淋酒下十丸。（《太平圣惠方》乌蛇丸）

（2）治身体顽麻风：乌蛇（酒浸，去皮骨，炙令微黄）二两，防风（去芦头）一两，细辛一两，白花蛇（酒浸，去皮骨，炙令黄）二两，天麻一两，独活一两，肉桂（去皱皮）一两，枳壳（麸炒微黄，去瓤）一两，苦参（锉）一两。以上各药捣罗为末，炼蜜和捣二三百杵，丸如梧桐子大，每服食前以温酒下二十丸。（《太平圣惠方》乌蛇丸）

（3）治风热客于皮肤，遍身瘙痒：乌蛇、黄蜡各二两，白僵蚕（去丝、嘴，炒）、吴茱萸、藁本、独活、细辛、半夏、防风、赤芍、当归、桂心、川芎、蜀椒（去目，炒）、香白芷各半两，干蝎、附子（去皮、尖）各一两。上药细锉，以炼腊月猪脂二斤文煎，候白芷黑色为度，绵滤去渣，下蜡，入瓷器内盛。每用，取少许摩之令热，日三服。（《太平惠民和剂局方》乌蛇膏）

（4）治一切干湿癣：乌蛇（酒浸，去皮骨，炙）一两，干荷叶半两，枳壳（去瓤，麸炒）三分。以上三味药捣罗为散。每服一钱匕，空心蜜酒调下，日晚再服。（《圣济总录》三味乌蛇散）

（5）治风及白癜紫癜：乌蛇（酒浸，去皮、骨，炙令微黄）六两，防风（去芦头）二两，桂心二两，白蒺藜（炒，去刺）二两，天麻三两，羌活三两，牛膝（去苗）二两，枳壳（麸炒，微黄，去瓤）三两，熟干地黄四两。以上各药细锉，以生绢袋盛，以无灰酒二斗于瓷瓮中浸，密封七日后开，每日三度温饮一小盏。忌毒滑物、鸡、猪肉等。（《太平圣惠方》乌蛇酒）

（6）治破伤风，项颈紧硬，身体强直：乌蛇（项后取）二寸，白花蛇（项后取，先酒浸，去骨，并酒炙）二寸，蜈蚣（全者）一条。以上三味药捣为细散。每服二三钱匕，煎酒小沸调服。（《圣济总录》定命散）

（7）治眼风热赤痒急，日夜不止：乌蛇（酒浸，去皮骨，炙令黄）二两，川芎一两半，藁本、防风（去芦头）、赤芍、羌活各一两，细辛、甘菊花、枳壳（麸炒微黄，去瓤）各半两。以上各药捣细罗为散，不计时候以温水调下二钱。（《太平圣惠方》乌蛇散）

（8）治小儿紧唇，脾热攻唇疮肿：乌蛇（烧灰），细研。以酥和，敷唇上，频换为效。（《圣济总录》乌蛇散）

注：乌梢蛇 *Zaocys dhumnades*（Cantor）引自《中国药典》2020 年版，现在动物分类学认为其名称应为乌梢蛇 *Zaocys dhumnades* Cope，1860。

金钱白花蛇 Jīn Qián Bái Huā Shé　　　Bungarus Parvus

本品为眼镜蛇科动物银环蛇 *Bungarus multicinctus* Blyth 的幼蛇干燥体。金钱白花蛇，又称白带蛇、白节蛇、金钱蛇、银脚带、白花蛇、小白花蛇。夏、秋二季捕捉，剖开蛇腹，除去内脏，擦净血迹，用乙醇浸泡处理后，盘成圆形，用竹签固定，干燥。

【原动物】体背有白环和黑环相间排列，白环较窄；尾细长；有前沟牙的毒蛇。背面黑色或蓝黑色，具30～50个白色或乳黄色窄横纹；腹面污白色。头背黑褐。背脊较高，横截面呈三角形，尾末端较尖。头椭圆形，头背具典

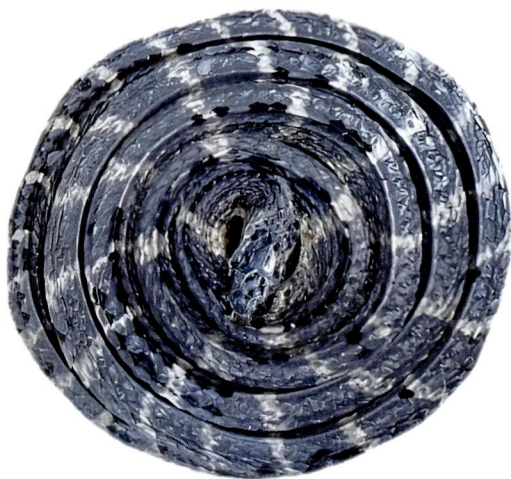

型的 9 枚大鳞片，无颊鳞，背正中一行脊鳞扩大呈六角形；尾下鳞单行。

金钱白花蛇在广西各地有分布。其被列入《国家保护的有益的或者有重要经济、科学研究价值的陆生野生动物名录》。

【药材性状】本品呈圆盘状。头盘在中间，尾细，常纳口内，口腔内上颌骨前端有毒沟牙 1 对。鼻间鳞 2 片，无颊鳞，上下唇鳞通常各为 7 片。背部黑色或灰黑色，有白色环纹 45～58 个，黑白相间，白环纹在背部宽为 1～2 行鳞片，向腹面渐增宽，黑环纹宽为 3～5 行鳞片；背正中明显突起一条脊棱，脊鳞扩大呈六角形；背鳞细密，通身 15 行，尾下鳞单行。气微腥，味微咸。

【性味归经】味甘、咸，性温；有毒。归肝经。

【功效主治】祛风，通络，止痉。主治风湿顽痹，麻木拘挛，中风口眼歪斜，半身不遂，抽搐痉挛，破伤风，麻风，疥癣。

【药理作用】有抗炎作用。

【用法用量】内服：煎汤，2～5g；研末吞服，1～1.5g；或浸酒，3～9g。

【使用注意】阴虚血少及内热生风者禁服。（《广西药用动物》）

【经验方】

（1）治中风不仁，皮肤厚重，搔之如隔衣：白花蛇（酒浸，去皮、骨，炙）、干蝎（炒）、淫羊藿、天雄（炮裂，去皮脐）、天麻、桂心、麻黄（去根节）、鹿角胶（炙令燥）、萆薢各一两，桑螵蛸（炒）、茵芋、乌头（炮裂、去皮脐）、天南星（炮）各半两，雄黄（研）、麝香（研）各一分。以上各药研为细末外，又用火麻仁三两为末，入无灰酒慢火熬成膏，与前末和捣五百

杵，丸如梧桐子大，每服二十丸，薄荷酒下，不拘时候服。（《奇效良方》白花蛇丸）

（2）治大风疾，皮肉变改，眉髭欲落：白花蛇（酒浸，去皮骨，微炙）五两，露蜂房（炙黄）、薯蓣各二两，苦参（锉）一两半，防风（去芦头）、丹参、栀子、秦艽（去苗）、玄参、白蒺藜（微炒，去刺）、独活各一两。以上各药捣细罗为散，每日空心用温酒调下二钱，晚食前再服。（《太平圣惠方》白花蛇散）

（3）治脑风头痛甚者：白花蛇（酒浸三宿，去皮、骨，炙）二两，蒺藜子（炒，去角）、蔓荆子（酒浸一宿，焙）各一两，白附子（酒浸一宿，切作片子，炒干）五枚，荜澄茄二十枚。以上五味药捣罗为散。每服一钱匕，用薄荷自然汁和温酒半盏调下，食后服。（《圣济总录》必捷散）

（4）治风毒气上攻，头痛目眩：踯躅花（酒拌，微炒）、白花蛇肉（酒浸，炙令微黄）、天雄（炮裂，去皮脐）、天麻、肉桂（去皱皮）、藁本、羌活、秦艽（去苗）各一两，甘菊花、甘草（炙微赤，锉）各半两，细辛、防风（去芦头）、羚羊角屑各三分。以上各药捣细罗为散，每服不计时候，以温酒调下二钱。（《太平圣惠方》踯躅散）

（5）治肾脏风攻注，遍体生疮，皮肤瘙痒：白花蛇（去皮、骨，酒炙）、独活（去芦头）、丹参、蔓荆实、蒺藜子（炒，去角）、玄参、苦参、秦艽（去苗、土）、山芋、甘草（炙，剉）、防风（去叉）、菊花、附子（炮裂，去皮脐）、天麻、牛膝（酒浸，切，焙）各半两。以上一十五味药，捣罗为散。每服二钱匕，温酒调下。（《圣济总录》白花蛇散）

（6）治风痉身体强直，牙关紧急，心神昏昧：牛黄（研细）、麝香（研细）、龙脑（研细）各一分，朱砂（研细，水飞过）三分，白花蛇（酒浸，炙微黄，去皮、骨）二两，白僵蚕（微炒）、鹿角胶（捣碎，炒令黄燥）各半两，白附子（炮裂）、天麻、白蒺藜（微炒，去刺）、赤茯苓、白芷、羌活、独活、蔓荆子、麻黄（去根节）、汉防己、木香、槟榔、藁本、防风（去芦头）、当归（剉，微炒）、干蝎（微炒）各一两。以上各药捣罗为末，炼蜜和捣三二百

杵，丸如梧桐子大，每服不计时候，以湿酒研下十丸。（《太平圣惠方》牛黄丸）

（7）治蛊风，身痛如刀割：白花蛇及乌蛇（并用酒浸，去皮、骨，焙干）各二两。白蜜三十两，生姜汁、薄荷汁各六两，白僵蚕（炒）、干蝎（炒）、苦参各一两，白附子（炮）三分。以上各药研为末，先下蜜，并生姜汁、薄荷汁；次下诸药末，拌和匀，银器中重汤熬成煎，以无灰酒调下半匙匕，久服身体滑腻。（《奇效良方》白花蛇煎）

（8）治小儿急惊，体热涎壅，四肢拘急，筋脉牵掣：白花蛇头（自开口者，生用）一枚，干蝎（全者，炒）半两，牛黄（研）半分，龙脑（研）半分，丹砂（研）一分，麝香（研）一钱半。以上六味药捣研为细末，炼蜜和为剂，每服旋丸如一绿豆大，薄荷温水化下。（《圣济总录》白花蛇丸）

金环蛇 Jīn Huán Shé   Bungarus Fasciatus

本品为眼镜蛇科动物金环蛇 *Bungarus fasciatus*（Schneider）去除内脏的干燥全体。金环蛇，又称黄节蛇、金甲带、佛蛇、黄金甲、金包铁、金蛇、金脚带、花扇柄。一般夏、秋季捕捉。多在夜间捕捉，白天大多进洞隐蔽，可挖洞捕捉。加工时剖腹去内脏，盘起烘干。

【原动物】头呈椭圆形，尾极短，尾略呈三棱形，尾末端钝圆而略扁。通身黑色环纹和黄色环纹相间，且环纹几乎等宽，黄色环纹在体部有20～28环，黑色环纹（20～26）＋（3～5），在尾部有3～5环。腹部为灰白色。头背黑褐色，枕及颈部有污黄色的"∧"形斑。背脊隆起，尾末端圆钝。头背有典型的9枚大鳞片，背鳞平滑，全身15行，背正中一行脊鳞呈六角形。肛鳞完整，尾下鳞片为单行。

金环蛇在广西各地有分布，并被列入《国家保护的有益的或者有重要经济、科学研究价值的陆生野生动物名录》。

【**药材性状**】本品为圆盘形，头居中，鼻尖向前；通体有 20~33 对黄黑相间的环纹，黄黑等宽；体背有脊棱，脊棱鳞六边形；背鳞椭圆形，黄褐色，透明；尾短，末端钝圆。质坚韧。气腥，味淡。

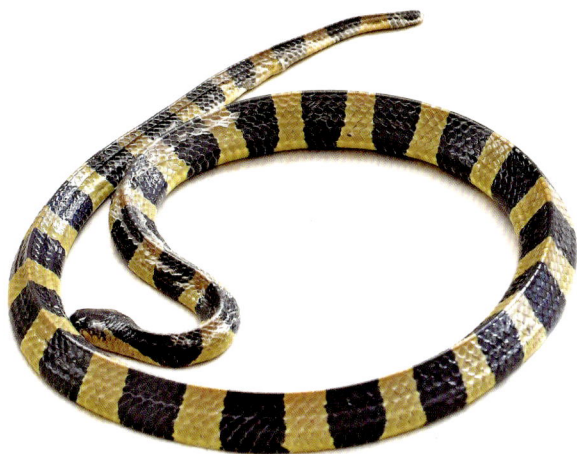

【**性味归经**】味咸，性温。有毒。入肝经。

【**功效主治**】止痛，祛风，通络。主治风湿麻痹、手足瘫痪、关节肿痛等。

【**药理作用**】有镇痛、凝血、强心作用。

【**用法用量**】内服：煎汤，3~10g；或浸酒饮。

【**使用注意**】血虚筋骨失养者禁服。（《广西中药志》）

【**经验方**】

（1）治风湿性关节痛：① 金环蛇 1 条，去头、皮和内脏，加白胡椒 15g，炖服，每隔 2~3 天服 1 次，使用次数视病情而定。（《广西药用动物》）② 金环蛇 1 条，去头、皮和内脏，根据不同病变部位，酌加中药炖服。如头部风湿，可加天麻或川芎 9~15g；上身风湿，可加桂枝 9~15g；腰部风湿，可加杜仲 9~15g；产后风湿，可加姜 30g，甜酒 500mL，蒸熟分 3 次服。5~7 天为一疗程。有不良反应的暂停服，5~8 天后减半量服，重症或耐受量大的，可增加药量。（《广西药用动物》）

（2）治风湿性关节炎：金环蛇一条，去皮、头、内脏，白胡椒 25g，炖服，每隔 2~3 天服 1 次。（《常见药用动物》）

（3）治头部风湿：金环蛇一条，去皮、头、内脏，天麻或川芎 9~15g，炖服。（《中国食物药用大典》）

（4）治上身风湿：金环蛇一条，去皮、头、内脏，桂椒 9～15g，炖服。（《中国食物药用大典》）

（5）治腰部风湿：金环蛇一条，去皮、头、内脏，杜仲 9～15g，炖服。（《中国食物药用大典》）

（6）治风湿痹痛、半身不遂：饮三蛇酒，每次 20mL，每日 3 次。（《中国药用动物志》）

附：

1. 三蛇酒

三蛇酒是广西特产药酒。

（1）生浸法：眼镜蛇、金环蛇、黄梢蛇各 1 条，共重 1～1.5kg，50 度以上的米酒 4～6kg；蛇去头，剖腹去内脏，清水快洗，用布抹干，然后浸入米酒中，密封 2～3 个月。

（2）干浸法：眼镜蛇、金环蛇、黄梢蛇各等分，蛇酒比例在 1∶50 以内。蛇干去头、去鳞，切段，然后浸入酒中，密封 3 个月。

（3）熟浸法：眼镜蛇、金环蛇、黄梢蛇各 1 条，蛇去头，剖腹去内脏，清水快洗，切段；隔水蒸熟，取出，晾干；蛇酒比例在 1∶10 以内，浸泡 3 个月。

2. 五蛇酒

五蛇酒是用眼镜蛇、金环蛇、黄梢蛇、银环蛇、百花锦蛇各等分，浸泡制成药酒。浸法同三蛇酒。

眼镜蛇 Yǎn Jìng Shé   Naja Naja

本品为眼镜蛇科动物眼镜蛇 *Naja naja*（Linnaeus）除去内脏的干燥全体。眼镜蛇，又称膨颈蛇、五毒蛇、琵琶蛇、吹风蛇、饭匙蛇、扁头风。夏、秋季捕捉，杀死后，剖除内脏，鲜用或盘成圆形，文火烘干。

【原动物】体色和斑纹变化大。全体鳞片覆瓦状排列，鳞片有淡褐色、褐

色、橄榄绿色、暗灰绿
色或全黑色多种，形成
一些斑纹。喉部通常白
色，靠头最近的背部则
是双斑眼状相连斑纹。
头，椭圆形，下陷。鼻
短而圆，鼻孔大。眼睛
中等大小，瞳孔圆形。

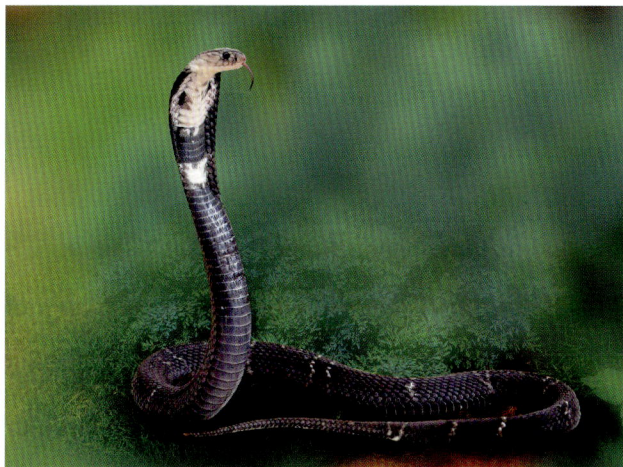

眼镜蛇在广西中南
部有分布，并被列入《国家保护的有益的或者有重要经济、科学研究价值的
陆生野生动物名录》。

【药材性状】体较粗壮，头呈椭圆形，头黑褐色，颈部背面具眼镜状斑
纹，体背部黑褐色，有狭的黄白色横斑纹。腹面前段呈黄白色，有 1 个黑褐
色横斑，横斑前有 1 对黑色斑点。背鳞平滑斜行。气腥，味淡。

【性味归经】味甘、咸，性温；有毒。归肝、肾经。

【功效主治】通经络，祛风湿。主治风湿痹痛，中风瘫痪，小儿麻痹。

【药理作用】有镇痛作用。

【用法用量】内服：煎汤，3～9g；或浸酒饮。

【使用注意】血虚筋骨失养者和孕妇禁服。（《广西药用动物》）

【经验方】

（1）治风湿病：鲜肉炖服，每次 250g。（《广西药用动物》）

（2）治久患风湿瘫痪病，面部、脚部水肿，中风伤湿，半身不遂和骨节
疼痛：每饮三蛇酒 60g 左右。（《广西药用动物》）

（3）治麻风：眼镜蛇干品 3～5g，碾粉，酒送服。如系蛇酒，每次
10～20mL。早晚各 1 次。（《傣医传统方药志》）

（4）治风湿性关节痛：饮服新鲜眼镜蛇血液，每日 1 条蛇的血液冲酒服，
连服 15 日。若服后发热，可隔日服或停服。（《苗家实用药方》）

眼镜王蛇 Yǎn Jìng Wáng Shé

本品为眼镜蛇科动物眼镜王蛇 Ophiophagus hannah（Cantor）的干燥全体、蛇毒。眼镜王蛇，又称万蛇、过山风、大扁颈蛇、大眼镜蛇、大扁头风、扁颈蛇、大膨颈、吹风蛇、过山标。未经批准不得捕捉野生物种，药用为人工养殖品种。夏秋季捕后，无痛处死，剖腹去内脏，鲜用或盘成圆形，文火烘干。

【原动物】成体比眼镜蛇粗长，体背黑褐色，颈背具倒"V"字形黄白色斑纹；躯干和尾部背面有窄的白色镶黑边的横纹（34～45）＋（8～17）个。在顶鳞之后有一对大的枕鳞；第4、第5片下唇鳞之间没有小鳞片嵌入；体中后段背鳞15行。下颌土黄色；体腹面灰褐色，具有黑色线状斑纹。同眼镜蛇颈部能膨扁"呼呼"作响。

眼镜王蛇在广西各地有分布，并被列入《国家保护的有益的或者有重要经济、科学研究价值的陆生野生动物名录》。

【药材性状】一般呈盘状，背面黑褐色，腹面深褐色。眼乌黑，干瘪；口张开；齿长，突出；尾细。腹面可见蛇骨。

【性味归经】味甘、咸，性温；有毒。归心经。

【功效主治】祛风，通络，止痛。主治风湿痹痛，半身不遂，小儿麻痹。

【药理作用】有镇痛、强心作用。

【用法用量】内服：煎汤，3～9g。或浸酒饮。

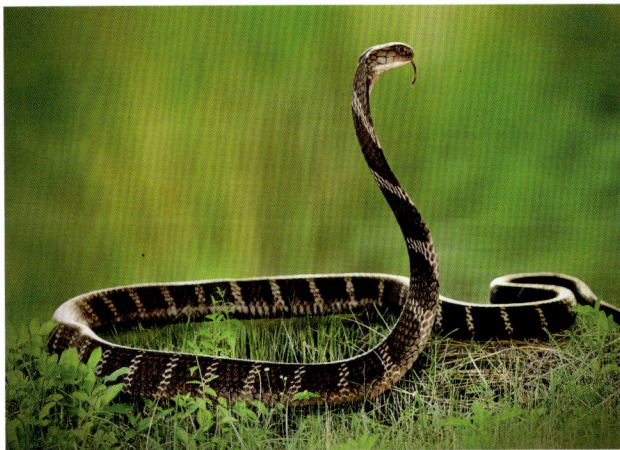

【使用注意】血虚筋骨失养者和孕妇禁服。

【经验方】

（1）治久患风湿瘫痪病，面部、脚部水肿，中风伤湿，半身不遂和骨节疼痛：每饮三蛇酒60g左右。（《广西

药用动物》)

（2）治风湿痛：眼镜王蛇肉，研粉，每服 1g，日服 3 次。(《中国动物药志》)

（3）治阳痿：眼镜王蛇、土鸡各 250g，牛蒡子（牛大力）、过江龙、黄花倒水莲各 30g，水炖，食肉喝汤。(《壮药选编（下）》)

（4）治咳嗽：眼镜王蛇胆粉 0.03g，鲜竹沥 50mL，调匀后服用。(《壮药选编（下）》)

（5）治痔疮：鲜猪胆汁 1 个，兑入眼镜王蛇胆粉 0.03g 调匀涂患处。(《壮药选编（下）》)

（6）治目赤模糊：野菊花、钩藤、防风各 10g，决明子 I5g，水煎，药液兑入眼镜王蛇胆粉 0.03g，内服。(《壮药选编（下）》)

灰鼠蛇 Huī Shǔ Shé

本品为游蛇科动物灰鼠蛇 *Ptyas korros*（Schlegel）去内脏的干燥全体。灰鼠蛇，又称黄梢蛇、索蛇、过树蛇、过树龙、上竹龙（广西东部）、过树榕蛇、跳树标蛇、黄肚龙、高山标蛇（廉江）、山蛇（泉州、晋江）、土蛇（福建德化）。清明到秋季捕捉，以冬季入穴冬眠前捕获者质佳。捕得后剥去皮，除去内脏，擦净血迹，鲜用或烘干用。

【原动物】体细长。头及体背灰黑色、黑褐色或灰棕色。每鳞两侧角色较深或较浅，黑褐色、棕色或米黄色。各鳞前后相连，缀成深浅相间的纵纹。体后及尾部背鳞鳞缘色深，黑褐

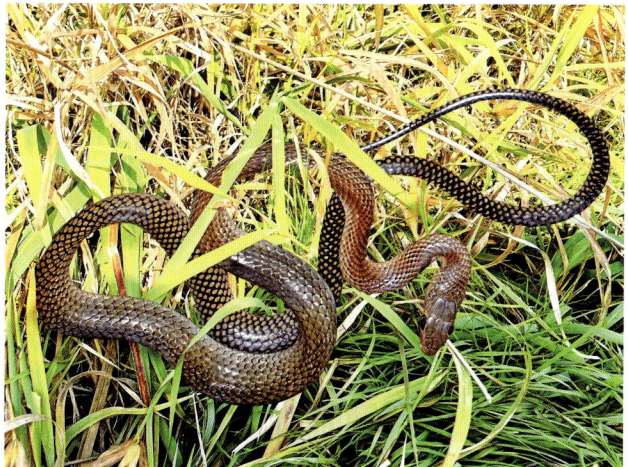

色，相互交织成细网状纹。唇缘及腹面浅黄色，腹鳞两侧与体色同。近尾部腹鳞及尾下鳞两侧缘为黑色。头长；眼圆而大，瞳孔圆形；颊部内凹，颊鳞一般2～3枚；眶前鳞1；眶前下鳞1；眶后鳞2；前颞鳞2，后颞鳞2；上唇鳞8；下唇鳞10。

灰鼠蛇在广西各地均有分布，并被列入《国家保护的有益的或者有重要经济、科学研究价值的陆生野生动物名录》。

【药材性状】体细长，光滑或仅后部有微棱；背面棕黑色，腹面淡黄色；背鳞中央有黑色纵线，前后连成纵纹。

【性味归经】味甘、咸，性温。归肝、肾经。

【功效主治】祛风除湿，舒筋活络。主治湿痹、麻痹、瘫痪等。

【药理作用】有镇痛作用。

【用法用量】内服：煎汤，10～15g；或酒浸服用。

【经验方】

治久患风湿瘫痪病，面部、脚部水肿，中风伤湿，半身不遂和骨节疼痛：每饮三蛇酒60g左右。（《广西药用动物》）

百花锦蛇 Bǎi Huā Jǐn Shé　　　　　　　　　　Elaphe

本品为游蛇科动物百花锦蛇 *Elaphe moellendorffi*（Boettger）的去内脏全体。百花锦蛇，又称白花蛇、百花蛇、花蛇、菊花蛇。全年可采收，以夏、秋季为多。捕捉后，将蛇用麻绳系颈部悬吊，或将蛇仰卧在条凳上，用绳固定头部，用利刀从肛孔剖至颈部，除去内脏，洗去或擦净血迹。一般大的做成盘蛇；小的做成饼蛇。

【原动物】头背部和头后颈前部赭红色；体草绿色或青绿色，背面色较深，两侧稍淡；尾下鳞赭红色。体有3行略似六角形的斑块。每个斑块边缘深蓝色或蓝黑色，背绿色，中央部分褐绿色。体上还散布着不规则的深蓝色或蓝褐色的小斑块，有的鳞缘黄白色或白色。眼前鳞1，眼后鳞2，颊鳞1，上唇鳞9，下唇鳞10～12。腹鳞灰白色或银灰色和深灰色短条相间。

百花锦蛇在广西各地有分布。

【**药材性状**】头居中，头长方圆形，头顶红色，只有细牙。背灰黑色，近尾部有红色环。饼蛇圆饼状，直径 14cm 左右；盘蛇圆盘状，直径 30cm 以上。气腥。

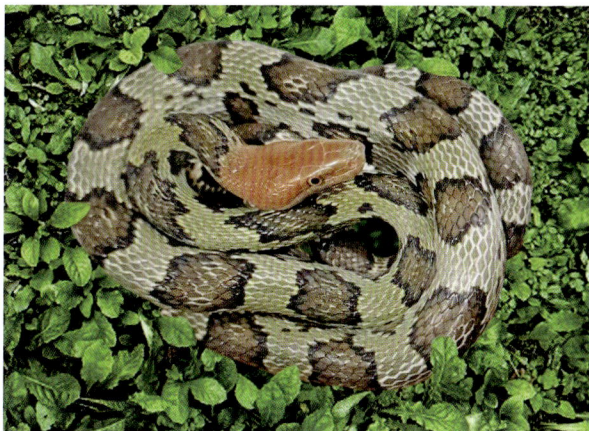

【**性味归经**】味甘、咸，性温。归肝、肾经。

【**功效主治**】搜风除湿，通经活络，止痛定惊。主治中风半身不遂，口眼歪斜，筋脉拘急，风湿疼痛，骨节疼痛，麻风疥癣，小儿惊风，破伤风。

【**用法用量**】内服：20～25g，泡酒或研末冲服。

【**经验方**】

（1）治风湿痹痛，半身不遂：百花锦蛇除去内脏，以白酒浸泡（每 500g 蛇用酒 2L）3 个月后饮用。每次 20mL，日饮 2 次。（《中国动物药志》）

（2）治风湿骨痛：白花蛇 60g，南藤、独活、当归各 15g，桂枝、防风各 9g，米酒 1kg（50 度以上），浸泡 1 个月后，每日饮服 50mL。（《广西药用动物》）

注：百花锦蛇主要用来泡制药酒，制法有 2 种：① 生泡法：将蛇去内脏，冲洗血迹，用 50 度以上的白酒浸泡，酒与蛇的比例是 4：1，3 个月后即泡成著名的"白花蛇酒"。酒呈青绿色，味香醇。本品也是浸泡"五蛇酒"的原料。② 干泡法：将蛇干去鳞，切成 2～3cm 长的小段，酒与蛇的比例是 5：1，泡 1 个月后可饮用。

水蛇 Shuǐ Shé

本品为游蛇科动物中国水蛇 *Enhydris chinensis* Gray 或铅色水蛇

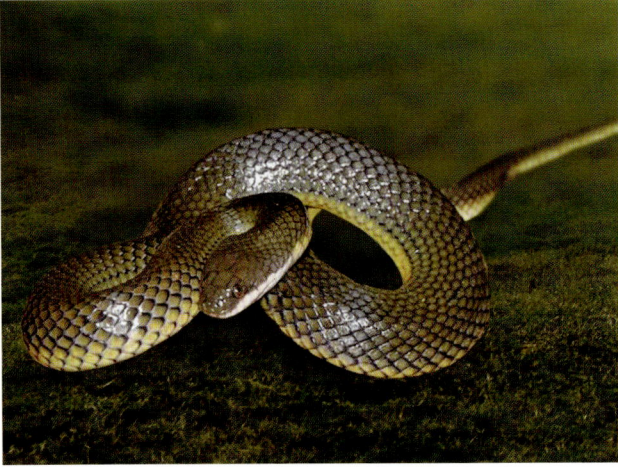

Hypsiscopus plumbea（Boie）的干燥全体。全年可捕捉，捕后，除去皮和内脏，烘干或鲜用。

【原动物】中国水蛇：又称泥蛇、金边泥蛇、水蛇。体粗壮，尾短。蛇体前部深灰色或灰棕色，有大小不一的黑点；背鳞最外行暗灰色，外侧2～3行红棕色；腹鳞前半暗灰色，后半黄白色；上唇缘黄白色。头与颈有明显区别。吻端宽钝；吻鳞宽度超过高度，从背面能见其上缘；鼻孔位于吻背面，左右鼻鳞彼此相切，鼻间鳞菱形，较小，位于左右鼻鳞之后中央，与颊鳞不相切或偶相遇；前额鳞较小，额鳞窄长，其长度等于从它到吻端的距离。

铅色水蛇：又称水泡蛇。体粗尾短。体背面为一致的灰橄榄色，鳞缘色深，形成网纹，上唇及腹面黄白色，背鳞外侧1～2行鳞带黄色，腹鳞中央常有黑点缀连成一纵线，尾下中央有一明显的黑色纵线。头大小适中。吻较宽短，吻鳞宽度超过高度，从背面仅能见到它的上缘。鼻孔具瓣膜，位于吻端背面，左右鼻鳞彼此相切，鼻间鳞宽度超过长度，与颊鳞不相切。前额鳞宽度超过长度，其长度等于从前额到吻端的距离。眶上鳞前窄后宽，其长超过眶径。尾下鳞2行。

中国水蛇及铅色水蛇在广西各地有分布。铅色水蛇被列入《国家保护的有益的或者有重要经济、科学研究价值的陆生野生动物名录》。

【药材性状】本品为长条形，背面黑灰色并有暗色条纹，腹面灰色并开裂。头与颈可区分，吻短。鼻鳞2，鼻间鳞1。体背鳞平滑，20行左右。气腥，味咸。

【性味归经】味甘、咸，性寒；无毒。归肝、胃、心经。

【功效主治】除湿，止痒。主治皮肤瘙痒、湿疹、疥疮等。

【**药理作用**】有抗菌作用。

【**用法用量**】内服：3～9g，煎汤或研末冲服。外服：研末，调敷。

【**经验方**】

（1）治贫血：泥蛇 1 条，去头、皮和内脏，猪脚骨 1 副，打碎加水和盐，同煮熟服。每日 1 条，连服数日。（《广西药用动物》）

（2）治内外痔：泥蛇 1～2 条，洗净，取肉加瘦猪肉 150g，制成丸，配少量红枣、香信，加少量油、盐，煮熟吃，每日 1 次，连服 3～4 次。（《广西药用动物》）

（3）治儿童皮肤疥疮、湿疹：泥蛇 1 条，取肉，开水中煮熟，加少许盐吃。亦可将肉剁成肉泥，加鸡蛋（或鸭蛋）一起搅匀，煮汤吃，一般连服几条可愈。（《广西药用动物》）

（4）治小儿骨疽脓血不止：水蛇皮，烧灰，油调敷。（《濒湖集简方》）

（5）治小儿头上长癞、流黄水作痒：泥蛇 1 条，去内脏，焙干，研细末，麻油调匀，涂患处。（《广西药用动物》）

注：中国水蛇 *Enhydris chinensis* Gray 引自《中华本草》，现在动物分类学认为其名称应为中国水蛇 *Myrrophis chinensis*（Gray，1842）。

滑鼠蛇 Huá Shǔ Shé

本品为游蛇科动物滑鼠蛇 *Ptyas mucosus*（Linnaeus）的去内脏全体。春、秋季捕捉，捕后剖腹去内脏，擦净血迹，鲜用或烘干。

【**原动物**】头较长，眼大而圆，瞳孔圆形，头部黑褐色，唇鳞淡灰

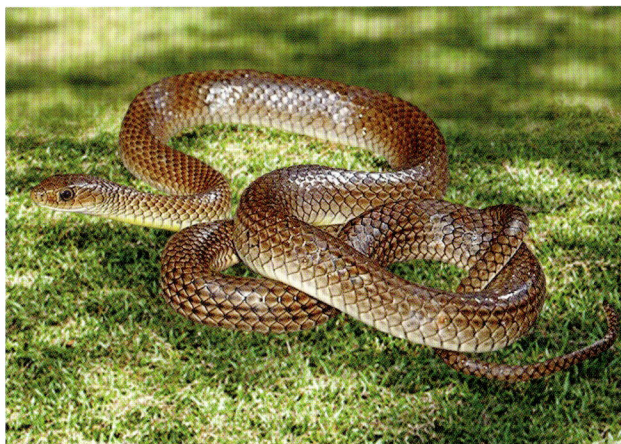

色。背面黄褐色，体后部有不规则的黑色横斑；腹面前段红棕色，后部淡黄色，腹面黄白色，腹鳞后缘色黑。颊鳞 3 片，背鳞颈部 19 行，体中部 17 行，肛前 14 行，腹鳞 185 片以上。

滑鼠蛇在广西各地均有分布。

【药材性状】干品圆盘形，头居中，黑褐色，吻钝圆不上翘；背灰褐，杂黄褐色斑。背鳞黄褐色，近椭圆形；腹鳞黄白色，后缘黑色。尾细长。背中线处有棱脊，其他处不具棱脊。气腥，味咸。

【性味归经】味甘、咸，性平。归肝、肾经。

【功效主治】祛风止痛，舒筋通络。主治风湿痹痛，肢体麻木，瘫痪。

【用法用量】内服：煎汤，3～10g；或浸酒。

【经验方】三蛇酒的常用药材。(《广西药用动物》)

三索锦蛇 Sān Suǒ Jǐn Shé　　　　Elaphe Radiata

本品为游蛇科动物三索锦蛇 *Coelognathus radiatus*（Boie）的去内脏全体。全年可捕捉，捕后，除去内脏，洗净，鲜用或晒干。

【原动物】背面黄棕色或灰棕色，眼后及眼下方有 3 条放射状黑纹；顶鳞后缘有一黑横斑纹，两端止于两口角；体前端有宽窄不等的黑索，背侧 1 条较宽，中间 1 条较窄，腹侧 1 条不完全连续，此黑索向体后延伸时，色变淡，至体中段渐消失。腹面淡棕色，散有淡灰色细斑，腹鳞两端密布灰色点斑。眼前鳞1枚，眼后鳞2枚，前颞鳞2枚，后颞鳞2枚，上面鳞8或9枚。

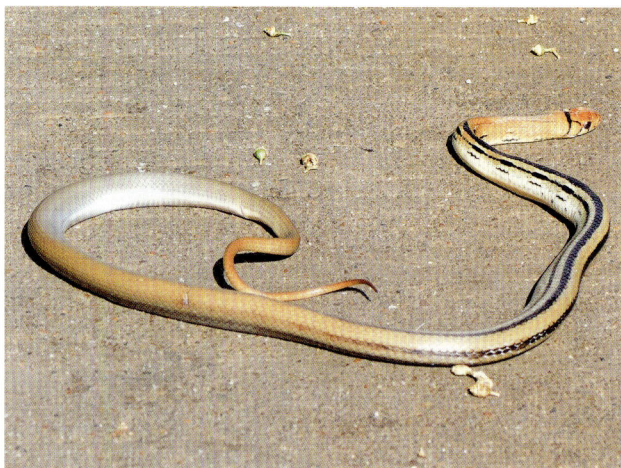

三索锦蛇在广西有广泛分布。

【药材性状】一般鲜用泡酒，药材形态同原动物。

【性味归经】味咸，性温。入肝、肾经。

【功效主治】祛风除湿，清热止痛。主治惊痫，咽喉肿痛，风湿骨痛。

【用法用量】参见眼镜蛇的三蛇酒。

【使用注意】参见眼镜蛇的三蛇酒。

【经验方】参见眼镜蛇的三蛇酒。

蛇油　Shé Yóu

本品为蟒科动物蟒蛇 *Python molurus*（Linnaeus）的脂肪。蛇杀死后，剖腹剥离油脂，洗净，用文火在铁锅内煎熬，去油渣，即成蛇油。

【原动物】成年体长较长，体重 30kg 以上，鳞片平滑有光泽。头扁平，鼻阔大且向上方翘。眼细小，直线式瞳孔，虹膜有明显的金色斑点。肛门附近退化的残肢短刺状。

亚种繁多，不同亚种花纹差异很大。此处蟒蛇特指亚种 *Python molurus molurus*，体色以白色或黄色为底，配以大型暗棕至泥黄色花纹。

蟒蛇在广西有分布。

【药材性状】本品为黄色至浅棕色的澄清液体，温度低时会出现凝固。味淡，气微腥。

【性味归经】味甘，性平。归脾经。

【功效主治】祛风，解毒，清热润肤。主治风毒癞疾，漏疮，冻疮，烫火伤，皮肤皲裂。

【用法用量】外用：适量，熔化涂敷。

【经验方】

（1）治漏疮：蟒油、黄蜡各等分。

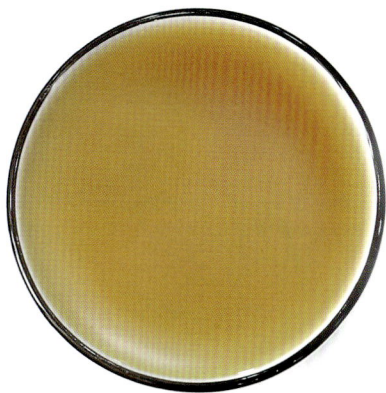

先将蟒油在铜锅内熬熟，再将黄蜡入油内搅匀。用油纸摊膏，贴患处，十余日便封口痊愈。（《年希尧集验良方》）

（2）治冻伤、烫火伤：将蟒蛇腹中脂肪炼成油，加冰片少许，涂患处。（《广西药用动物》）

注：其他常见蛇的脂肪也可制作蛇油，如黑眉锦蛇、百花锦蛇等。

海蛇 Hǎi Shé　　　　　　　　　　　　　　　　Lapemis

本品为海蛇科动物平颏海蛇 *Lapemis hardwickii*（Gray）的干燥全体。在夏、秋季节捕捉。捕获后，无痛处死，然后用手从头至尾反复挤压，挤尽肠中废物（或剖腹除去内脏），晒干（或烘干）或鲜用。

【原动物】平颏海蛇：又称棘海蛇、刺海蛇。头较大，吻较下颌长出，鼻孔背位，鼻鳞彼此相切；体粗而短，后部侧扁。上唇鳞 7（2-2-3）枚；无颊鳞，有时前额鳞外侧分裂，形成假颊鳞；眶前后鳞各 1 枚，颞鳞 2 枚 +3 枚。背鳞颈部 23～41 行，最粗部 29～37 行，呈六角形或方形，相嵌排列，有 1 条短棱，最下 4 行鳞片较大，起强棱，雄成体则呈强棘状；腹鳞除最前部清晰外，均较相邻背鳞小，或退化以至消失，不连续地嵌于背鳞间。背面黄橄榄色或棕褐色，自颈至尾有 29～46 个 +3～6 个青黑色或深棕色的宽环斑，斑间色浅；腹面淡土黄色。

平颏海蛇在广西北部湾有分布，被列入《国家重点保护野生动物名录》二级，列入《国家保护的有益的或者有重要经济、科学研究价值的陆生野生动物名录》，禁止捕捉野外种群。

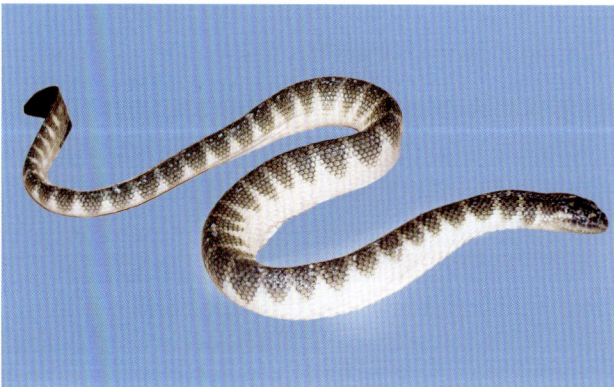

【药材性状】本品常为圆盘状。头较长，鼻孔朝上，鼻鳞相连。

体侧扁，全体有深橄榄色宽横斑，横斑间距 1～2 鳞宽，在体侧下方尖出成三角形。体背鳞菱形，呈镶嵌状排列，腹面肌肉土黄色，肋骨均匀排列。质坚韧，不易折断。气腥，味咸。

【性味归经】味咸，性平。归肝、肾经。

【功效主治】祛风止痛，舒筋活络，除湿止痒，滋补强壮。主治风湿痹痛，腰腿酸痛，肌肤麻木，皮肤湿痒，疮疖，小儿营养不良。

【药理作用】有止咳、祛痰、平喘、双向免疫调节作用。

【用法用量】内服：煎汤，10～30g；酒剂，适量。

【使用注意】高血压患者忌服。

【经验方】

（1）治肝经热厥，少腹攻冲作痛，诸药不效：海蛇（漂去煅石灰矾性）一两，大荸荠四枚。以上二味药，水二钟，煎八分。食物之味调和。汤服。（《绛雪园古方选注》雪羹）

（2）治风湿性关节炎，肌肤麻木：① 海蛇 1 条，浸于 500mL 60 度白酒中，封闭半年。饮酒，每次 20mL，日饮 2 次。（《中国动物药志》）② 常饮海蛇酒。（《广西药用动物》）

（3）治小儿营养不良：鲜海蛇肉适量。炖食。（《中国动物药志》）

（4）治痔疮下血（白毒痢）：海蛇 1 条。将海蛇烧焦存性，研粉。每次 3～10g，每日 3 次。（《海洋中药学》）

（5）治烫伤：将海蛇剥腹，取出脂肪，放入锅内加热溶化，去渣，留油，放凉。涂患处，每日 1 次。（《海洋中药学》）

（6）治疥疮、肿毒：海蛇皮适量，焙黄研细末，调香油，敷患处。（《海洋中药学》）

注：长吻海蛇 *Hydrophis platurus*（Linnaeus，1766）、小头海蛇 *Hydrophis gracilis*（Shaw，1802）、青灰海蛇 *Hydrophis caerulescens*（Shaw，1802）、淡灰海蛇 *Hydrophis ornatus*（Gray，1842）、环纹海蛇 *Hydrophis fasciatus*（Schneider，1799）、蝰海蛇 *Hydrophis viperinus*（Schmidt，1852）也有类似的功效。

附注：

海蛇酒

（1）生泡法：将海蛇去内脏，整条与50度以上白酒共浸泡，蛇酒比常为1∶3，密封3个月以上。

（2）干泡法：蛇干与酒比例常为1∶10，密封3个月以上。

鹿筋 Lù Jīn　　　　　　　　　　　　　　　　　　Cervi Liganentum

本品为梅花鹿或马鹿四肢的肌腱。杀鹿后，取四肢，抽出鹿筋，保留蹄，洗净，鲜用或阴干。

【原动物】见"鹿角"条目。

【药材性状】干鹿筋金黄色或棕黄色，有光泽，半透明；悬蹄小，蹄甲黑色，光滑；蹄毛棕黄色，细而软。筋质坚韧，难折断。气微腥，味淡。

【性味归经】味淡、微咸，性温。归肝、肾经。

【功效主治】补肝肾，强筋骨，祛风湿。主治肝肾亏虚，劳损绝伤，风湿痹痛，转筋。

【药理作用】有抗炎镇痛、防治骨质疏松作用。

【用法用量】内服：煎汤或煮食，60～120g；干品，6～15g。

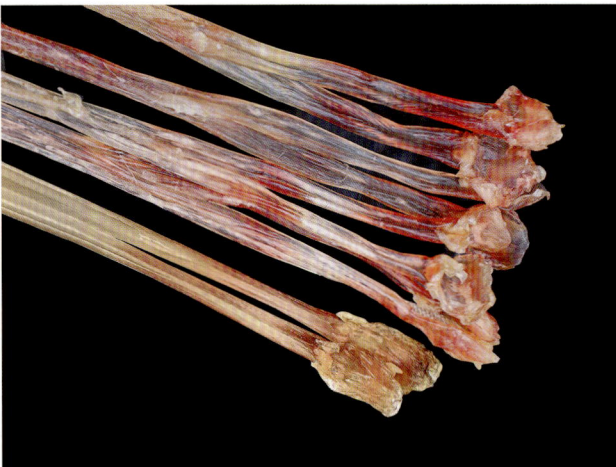

【使用注意】有湿热者慎用。

【经验方】

治骨鲠：取鹿筋渍之濡，索之大如弹丸，持筋端吞之，候至哽处，徐徐引之，鲠着筋出。（《外台秘要》）

狗骨 Gǒu Gǔ

Os Canis

本品为犬科动物狗的干燥骨骼的炮制品。宰杀后，剔去骨骼上的筋肉，将骨挂于当风处晾干，不能暴晒。

【原动物】见"狗宝"条目。

【药材性状】质坚实，不甚沉重，表面白色或微黄色（久置或受热后则显油浸色），断面不平整，骨髓不明显。火烧有腥臭味。

【性味归经】味甘、咸，性温。归肝、肾经。

【功效主治】祛风湿，强筋骨，健脾和络，活血生肌。主治风湿关节痛，腰腿酸软，四肢麻木，久痢，疮瘘，冻疮。

【用法用量】内服：浸酒或烧存性研末，每次1.5～3g。外用：适量，煅黄，研末，调敷。

【经验方】

（1）治肺痈，鼻中生疮肿痛：狗骨烧灰细研，猪脂和贴之。（《太平圣惠方》）

（2）治附骨疽疮及阴疮久不瘥：天灵盖（酥炙）一两，狗骨（烧灰）一两半，白矾（烧灰）一两半，麝香（研）一钱。以上四味药捣研为散。干敷疮口，日三五上，以瘥为度。（《圣济总录》天灵盖散）

（3）治产后烦闷不食：白犬骨烧之，捣筛，以水和服方寸匕。（《千金翼方》白犬骨散）

（4）治血崩不止：狗头骨烧灰，研末，过细罗，用好无灰酒一钟，用灰一分；如不止，照常服酒七钟、灰七分。（《万病回春》）

（5）治筋骨损折：虎骨（醋炙）、牛

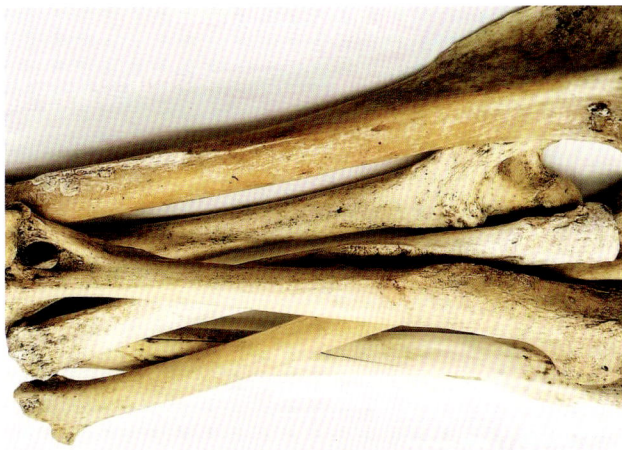

骨（醋炙）、龙骨（碎研）、鸡骨（炙）、狗骨（炙）、兔骨（炙）、猪骨（炙）、羊骨（炙）、枫香脂（研）、自然铜（火烧醋淬二七遍）。以上一十味药等分，捣研为散。每有伤折处，掺药在疮上，用黄米粥匀摊帛上，裹疮口，用帛裹，软绳缚之。（《圣济总录》八骨散）

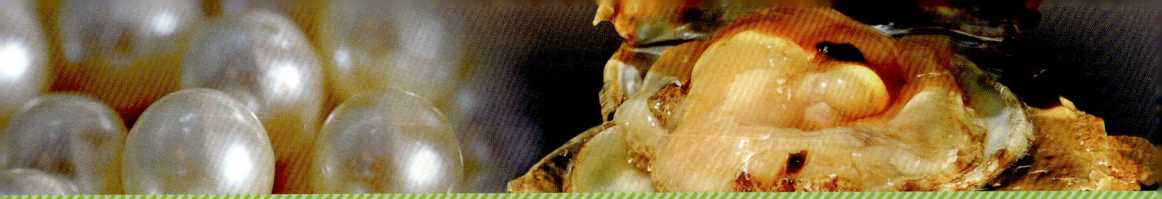

第五章
平肝息风类动物中药

合浦珍珠 Hé Pǔ Zhēn Zhū　　　　　　　　　Margarita

本品为珍珠贝科动物马氏珍珠贝 *Pteria martensii*（Dunker）受刺激形成的珍珠。自动物体内取出，洗净，干燥。

【原动物】

马氏珍珠贝：又称合浦珠母贝。贝壳中等大小；珍珠，又称真珠。两壳稍不等，左壳较右壳凸。壳背缘直，腹缘圆形。壳前、后缘圆，但前缘前端弯入。壳顶前、后方具有耳状突起（即壳耳）。右壳前耳下方具有明显的足丝孔。壳表颜色有淡黄褐色、黄紫色、青褐色等，并常有数条不规则的黑褐色放射带。同心生长纹细密，多呈片状排列。放射鳞片薄脆，极易脱落。足丝毛发状，黄褐色，较发达。贝壳内面珍珠层区厚大，白色，珍珠光泽极强。一般外套肌痕、闭壳肌痕和收足肌痕都较明显。沿壳缘有紫褐色环带，为棱柱层，无珍珠层，较薄，易破碎。铰合部韧带细长，多呈紫褐色。

马氏珍珠贝自然分布在广西北部湾。

【药材性状】

本品呈类球形、长圆形、卵圆形或棒形，直径1.5～8mm。表面类白色、浅粉红色、浅黄色、金黄色、浅蓝色、墨蓝色等，光滑或微有凹凸，具特有的彩色光泽。质坚硬，破碎面呈层纹。无臭，无味。

【性味归经】

味甘、咸，性寒。归心、肝经。

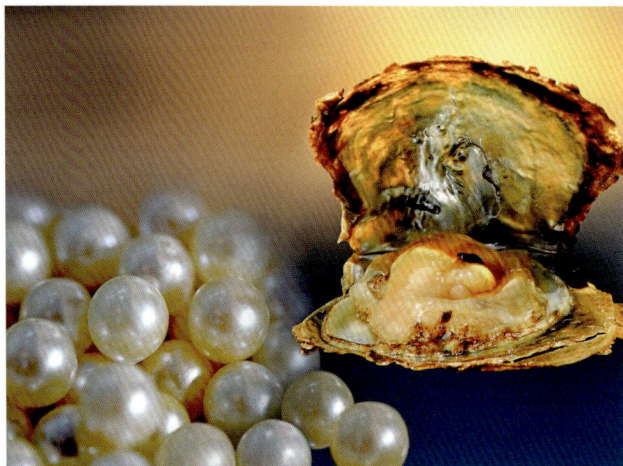

【功效主治】安神定惊，明目消翳，解毒生肌，润肤祛斑。主治惊悸失眠，惊风癫痫，目赤翳障，疮疡不敛，皮肤色斑。

【药理作用】有抗衰老、抗氧化、抗肿瘤作用。

【用法用量】内服：研粉，0.1～0.3g，多入丸散。外用：适量。

【经验方】

（1）治少小中风，手足拘急：石膏（如鸡子大，碎）一枚，珍珠一两。以水二升煮石膏五六沸，纳珍珠，煮取一升，稍稍分服。（《备急千金要方》）

（2）治五脏积热，毒气上攻，心胸烦闷，口干舌燥，精神恍惚，心忡闷乱，坐卧不宁：珍珠粉、天花粉、琥珀、寒水石（煅、醋淬，研）、铁粉、朱砂（研，飞）、甘草（生，研）、川大黄、牙硝（枯，研），各等分。以上各药捣为末，拌匀。每服一钱，以竹叶汤温调下，不拘时。（《太平惠民和剂局方》珍珠散）

（3）治瘰疬：珍珠、麝香、轻粉、黄蜡、血竭、没药、乳香、铜青各五分，松香八钱，杏仁（去皮尖）、蓖麻仁各二十粒。以上各药研极细末，搅和，入样乳钵，捣成泥，不见火，不犯铁，捣千杵，置绢上，以手指摊开贴之。（《经验良方全集》膏药方）

（4）治口内诸疮：珍珠二钱，硼砂、青黛各一钱，冰片五分，黄连、人中白（煅）各二钱。以上各药研为细末，掺。（《丹台玉案》珍宝散）

（5）治眼久积顽翳，盖覆瞳仁：①珍珠一两，地榆（锉）三两。以上二味药以水二大盏同煮至水尽，取出珍珠，以醋浸五日后，用热水淘令无醋气，即研令极细，每以铜箸取少许点翳上，以瘥为度。（《太平圣惠方》）②珍珠一两，地榆二两，水二大碗煮干，取珍珠以醋浸五日，热水淘去醋气，研细

末用。每点少许，以愈为度。(《本草纲目》)

(6) 治小儿惊啼及夜啼不止：珍珠末、伏龙肝、丹砂各一分，麝香一钱。以上四味药同研如粉，炼蜜和丸如绿豆大。候啼，即温水下一丸。量大小以意加减。(《圣济总录》珍珠丸)

(7) 小儿中风，手足拘急：珍珠末(水飞)一两，石膏末一钱。每服一钱，水七分，煎四分，温服，日三。(《本草纲目》引《太平圣惠方》)

(8) 治小儿痉挛，惊痫：珍珠粉100g，牛黄100g，共研细末，拌匀，每次0.5g，每日2~3次，温开水送服，小儿可酌减分量。(《叶橘泉现代实用中药》)

注：马氏珍珠贝 *Pteria martensii*(Dunker)引自《中国药典》2020年版，现在动物分类学认为其名称应为马氏珍珠贝(合浦珍珠母)*Pinctada fucata*(A.Gould，1850)。入药称其贝壳"珍珠母"。

此外，太平洋珠母贝 *Pinctada margaritifera*(Linnaeus，1758)、大珠母贝 *Pinctada maxima*(Jameson，1901)、长耳珠母贝 *Pinctada chemnitzi*(R.A.Philippi，1849)、异翼珍珠贝 *Pteria heteroptera*(Lamarck，1819)、三角帆蚌、褶纹冠蚌、背角无齿蚌 *Sinanodonta woodiana*(I.Lea，1834)也产珍珠。

牡蛎 Mǔ Lì　　　　Ostreae Concha

本品为牡蛎科动物长牡蛎 *Ostrea gigas* Thunberg、大连湾牡蛎 *Ostrea talienwhanensis* Crosse 或近江牡蛎 *Ostrea rivularis* Gould 的贝壳。全年均可采收，去肉，洗净，晒干。

近江牡蛎、长牡蛎在广西沿海有分布和养殖。

【原动物】近江牡蛎：左右两壳不等，形状不规则。右壳表面有较松散的同心鳞片，左壳也有同样的鳞片，但趋于愈合状态，壳缘处有不明显的放射状刻纹。左壳稍凹，右壳较平。韧带槽较宽。壳内面白色，肌痕肾脏形，紫色。壳形随生活环境变化很大。

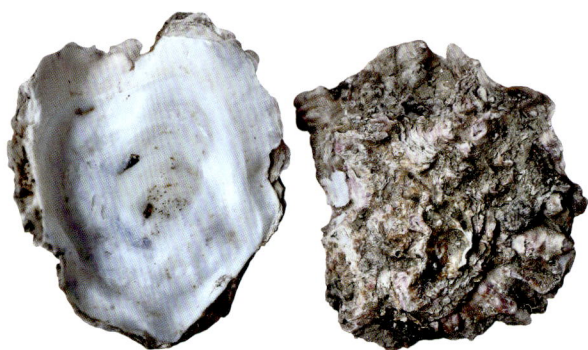

近江牡蛎在广西北部湾有分布。已养殖。

【药材性状】长牡蛎　呈长片状，背腹缘几平行，长10～50cm，高4～15cm。右壳较小，鳞片坚厚，层状或层纹状排列。壳外面平坦或具数个凹陷，淡紫色、灰白色或黄褐色；内面瓷白色，壳顶两侧无小齿。左壳凹陷深，鳞片较右壳粗大，壳顶附着面小。质硬，断面层状，洁白。气微，味微咸。

大连湾牡蛎　呈类三角形，背腹缘呈八字形。右壳外面淡黄色，具疏松的同心鳞片，鳞片起伏成波浪状，内面白色。左壳同心鳞片坚厚，自壳顶部放射肋数个，明显，内面凹下呈盒状，铰合面小。

近江牡蛎　呈圆形、卵圆形或三角形等。右壳外面稍不平，有灰、紫、棕、黄等色，环生同心鳞片，幼体者鳞片薄而脆，多年生长后鳞片层层相叠，内面白色，边缘有的淡紫色。

【性味归经】味咸，性微寒。归肝、胆、肾经。

【功效主治】重镇安神，平肝潜阳，软坚散结。主治惊悸失眠，眩晕耳鸣，瘰疬痰核，癥瘕痞块，自汗盗汗，遗精滑精，崩漏带下，胃痛吞酸。

【药理作用】有收敛、镇静、解毒、镇痛的作用。

【用法用量】内服：先煎，9～30g；或入丸、散。外用：适量，研末，干撒或调敷。

【使用注意】多服久服易引起便秘和消化不良。

【经验方】

（1）治内中风，头目眩晕，目胀耳鸣，心中烦热，时常噫气，精神短少，眩晕颠仆，昏不知人：怀牛膝、生赭石（轧细）各一两，生牡蛎（捣碎）、生龙骨（捣碎）、生龟甲（捣碎）、生杭芍、玄参、天冬各五钱，川楝子（捣碎）、生麦芽、茵陈各二钱，甘草钱半。水煎服。（《医学衷中参西录》镇

肝熄风汤)

（2）治多汗症：牡蛎15g，黄芪9g，麻黄根6g，浮小麦12g，水600mL，煎至400mL，每日2～3分服。（《叶橘泉现代实用中药》）

（3）治丈夫、妇人心气不足，肾经虚损，思虑太过，精神恍惚，健忘多惊，睡卧不宁，气血耗败，遗沥泄精，小便白浊，虚汗盗汗，耳或聋鸣：远志（去心，姜汁炒）、牡蛎（煅，取粉）各二两，白茯苓（去皮）、人参、干姜（炮）、朱砂（另研）各一两，肉苁蓉（净洗，切片，焙干）四两。以上各药共研为细末，炼蜜为丸如梧桐子大。每服三十丸，空心，食前，煎灯心盐汤下，温酒亦可。（《太平惠民和剂局方》远志丸）

（4）治下焦温病，热邪久羁，吸烁真阴，神倦瘛疭：生白芍、干地黄、麦冬（连心）各六钱，生牡蛎、生龟甲、鳖甲（生）、炙甘草各四钱，阿胶三钱，麻仁、五味子二钱，鸡子黄（生）二枚。以上各药除鸡子黄，水八杯，煮取三杯，去渣，再入鸡子黄，搅令相得，分三次服。喘加人参，自汗加龙骨、人参、小麦，悸者加茯神、人参、小麦。（《温病条辨》大定风珠）

（5）治下焦温病，热深厥甚，心痛：生牡蛎五钱，生龟甲一两，生鳖甲八钱，炙甘草、干地黄、生白芍各六钱，麦冬（不去心）五钱，阿胶三钱。以上各药，水八杯，煮取八分三杯，分三次服。剧者加炙甘草至一两，干地黄、白芍至八钱，麦冬至七钱，日三，夜一服。（《温病条辨》三甲复脉汤）

（6）治脾胃气虚不能约制肾水，水溢下焦，腰以下肿：牡蛎（熬）、泽泻、蜀漆（洗去腥）、葶苈子（炒）、瓜蒌根、白商陆根、海藻（洗）各等分。以上各药研为末，白汤调服方寸匕。小便利，止后服。（《赤水玄珠》牡蛎泽泻散）

（7）治灸疮久不愈：牡蛎（烧过者）半两，石膏（烧过者）一分，滑石一分。以上各药捣罗为末。凡用之时，切护爪甲，勿令中风，仍须洗疮令净，然后掺之，薄薄令遍，以软绵帛系之。候肌生，渐可用柏皮膏。柏皮膏：柏树白皮末四两，猪脂（炼为油）半斤，伏龙肝末四两。以上各药同熬成膏，滤去渣，入瓷器中收。每用时薄薄涂之，上以油单隔，软帛裹。（《太平圣惠方》止痛生肌散）

（8）治经闭不通，不欲饮食：牡蛎四两，大黄一斤，柴胡五两，干姜三两，川芎、茯苓各二两半，蜀椒十两，葶苈子、芒硝、杏仁各五合，水蛭、虻虫各半两，桃仁七十枚。以上十三味药共研为末，蜜丸如梧桐子大。饮服七丸，日三。（《备急千金要方》牡蛎丸）

（9）治小儿虚热盗汗：牡蛎（煅）、黄芪、生地黄各等分。以上各药研为末，煎服，无时。（《小儿药证直诀》黄芪散）

注：① 近江牡蛎 *Ostrea rivularis* Gould 引自《中国药典》2020 年版，现在动物分类学认为其名称应为近江牡蛎为 *Magallana rivularis*（Gould，1861）。② 广西养殖的主要品种为香港牡蛎 *Magallana hongkongensis*（Lam & B. Morton）

石决明 Shí Jué Míng　　　　　　Haliotidis Concha

本品为鲍科动物杂色鲍 *Haliotis diversicolor* Reeve、多变鲍 *Haliotis vakia* Linnaeus、皱纹盘鲍 *Haliotis discushannai* Ino、耳鲍 *Haliotis asinina* Linnaeus、羊鲍 *Haliotis ovina* Gmelin、 澳洲鲍 *Haliotis ruber*（Leach）、 白鲍 *Haliotis laevigata*（Donovan）的贝壳。一般在夏、秋两季进行采捕，将捕捉的鲜鲍除肉，取贝洗净，晒干。

【原动物】杂色鲍：又称九孔鲍、鲍鱼。贝壳坚硬，螺旋部小，体螺层极大。壳面的左侧有一列突起，20 余个，前面的 7～9 个有开口，其余皆闭塞。壳口大，外唇薄，内唇向内形成片状边缘。壳表面绿褐色，生长纹细密，生长纹与放射肋交错使壳面呈布纹状。壳内面银白色，具珍珠光泽。腹足发达。

皱纹盘鲍：贝壳呈椭圆形。3 螺层，缝合线浅。自第 2 螺层中部始，具 1 列由小渐大、螺旋排列的 20～30 个突起，至体螺层的边缘，近壳口 3～5 个突起开口与外面相通，形成呼水孔。壳面深绿褐色，有许多粗糙而不规则的皱纹；壳内面银白色，有珍珠样光泽。

杂色鲍、多变鲍、皱纹盘鲍在广西沿海有分布。已养殖。

【药材性状】本品为不规则碎块，灰白色，无光泽，质酥脆。断面层状。

【性味归经】味咸，性寒。归肝经。

【**功效主治**】平肝潜阳，清肝明目。主治头痛眩晕，目赤翳障，视物昏花，青盲雀目。

【**药理作用**】有保肝、清热、解毒、抑菌作用。

【**用法用量**】内服：煎汤，打碎先煎，6～20g；或入丸、散。外用：适量，研末水飞点眼。

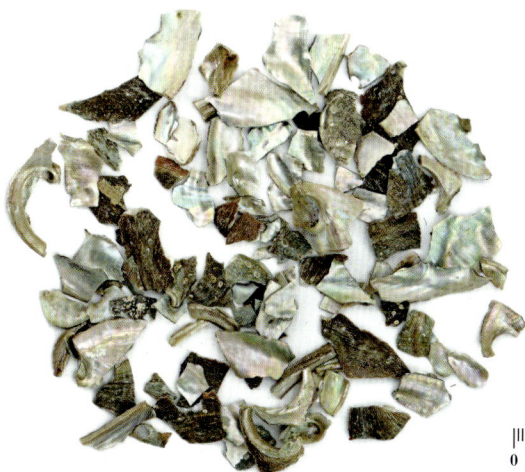

【**使用注意**】脾胃虚寒者慎服，消化不良、胃酸缺乏者禁服。(《中华本草》)

【**经验方**】

(1) 治风毒气攻入头，眼昏暗及头目不利：石决明、羌活（去芦头）、决明子、菊花各一两，甘草（炙，锉）半两。上药五味共捣罗为散。每服二钱匕，水一盏，煎至六分，和渣，食后临卧温服。(《圣济总录》石决明散)

(2) 治眼昏暗，渐成内障：石决明、槐子、肉苁蓉（酒浸一宿，刮去皱皮，炙干）、熟地黄、菟丝子（酒浸三日，曝干，另研炒末）、阳起石（酒煮七日，细研，水飞）各一两，桂心半两，磁石（火煅醋淬七次，细研，水飞过）一两半。以上各药研为细末，炼蜜和捣二三百杵，丸如梧桐子大，每服二十丸，旋加至三十丸，食前，盐汤送下。(《奇效良方》石决明丸)

(3) 治肝脏热壅，目赤涩痛：石决明、井泉石、石膏（碎）、甘草（生，锉）各一两，黄连（去须）、菊花各二两。以上六味药共捣罗为散。每服二钱匕，浓煎竹叶熟水调下。(《圣济总录》石决明散)

(4) 治肝实眼，目生淫肤息肉，肿痛：石决明一两，黄连（去须）、车前子、细辛（去苗叶）、栀子仁、大黄（锉，炒）、子芩各半两，菊花一两半。以上八味药共捣罗为末，炼蜜和丸如梧桐子大。每服三十丸，食后淡浆水下。临卧再服。(《圣济总录》石决明丸)

(5) 治白翳黄心内障：石决明、茺蔚子、防风各二钱，人参、菊花、车

前子各三钱。以上各药研为细末，令匀。食后，米饮调下一钱。（《医宗金鉴》坠翳散）

（6）治眼乌风内障：石决明（捣细研，水飞过）、防风（去芦头）、车前子、细辛、人参（去芦头）、白茯苓、薯蓣各一两，茺蔚子、桔梗各二两。以上各药共捣罗为末，炼蜜和捣二三百杵，丸如梧桐子大。每于空心及晚食前以盐汤下二十丸。（《太平圣惠方》石决明丸）

（7）治肝虚雀目，夜不见物：石决明、蛤粉、青葙子各半两。以上三味药共研为细散。用牛肝二两批开，掺药三钱匕在内，麻绳扎定，用米泔水煮熟为度，细嚼米饮下，临卧服，觉时便见物。若用鸡肝、兔肝煮药皆可。（《圣济总录》如圣散）

地龙 Dì Lóng Pheretima

本品为钜蚓科动物参环毛蚓 *Pheretima aspergillum*（E.Perrier）、通俗环毛蚓 *Pheretima vulgaris* Chen、威廉环毛蚓 *Pheretima guillelmi*（Michaelsen）或栉盲环毛蚓 *Pheretima pectinifera* Michaelsen 的干燥体。前一种习称"广地龙"，后三种习称"沪地龙"。广地龙春季至秋季捕捉，沪地龙夏季捕捉，及时剖开腹部，除去内脏及泥沙，洗净，晒干或低温干燥。

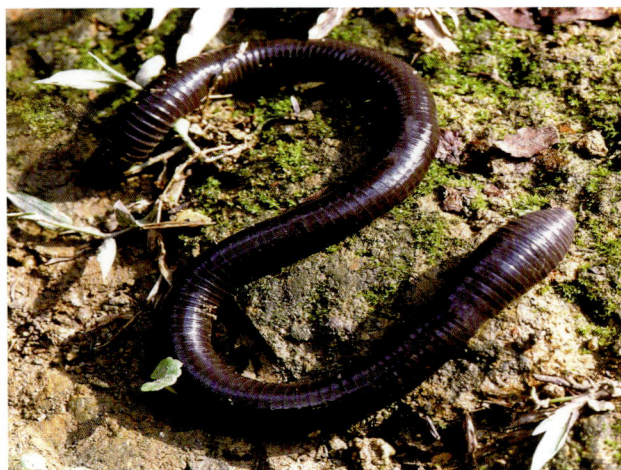

【原动物】参环毛蚓：背孔自11～12节开始。生殖环带位于第14～16节，其上无背孔和刚毛，环带前各节刚毛圈粗而硬。雌性生殖孔位于第14节腹面正中，仅有1个。雄性生殖孔在第18节腹面两侧，外缘有浅皮褶，受精囊孔 3 对，位于 6～7、7～8、8～9 节间，第 6～9 各节之间无隔膜，附近常有乳头突，受精囊球形，管较短，盲管亦短，弯曲数转，为纳精囊。背部灰紫色，后部稍淡，刚毛圈稍白。

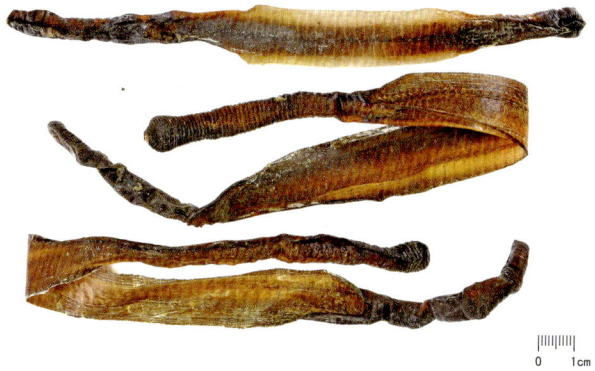

普俗环毛蚓：环带在 14～16 节，呈戒指状，无刚毛。体上刚毛环生。前端腹面刚毛不粗而疏。受精囊腔较深广，前后缘均隆肿，外面可见到腔内大小各一的乳突。雄交配腔深而大，内壁多皱纹，有平顶乳突 3 个。雄孔位于腔底的一个乳突上，能全部翻出，形如阴茎。受精囊 3 对，在 7～9 节间，受精囊盲管内端 2/3 在同一个平面左右弯曲，与外端 1/3 的盲管有明显区别。纳精囊与盲管基本位于一条直线上，而在第 9 节则弯曲。贮精囊 2 对，在第 11、第 12 节。输精管向下外开口。卵巢 1 对，在 7～8 节隔膜下方。心脏 4 对。砂囊 1 个。体背为草绿色，背中浅为深青色。

威廉环毛蚓：环带位于 14～16 节上，呈戒指状，无刚毛。体上刚毛较细，前端腹面疏而不粗。雄孔在 18 节两侧一浅交配腔内，内壁有褶皱，褶间有刚毛 2～3 条，在腔底突起上为雄孔，突起前常有 1 对乳头突。受精囊孔 3 对，在 6～7、8～9 节间，孔在一横裂中小突上。受精囊孔 3 对，位于 6～7、8～9 节间孔一横裂小突上。体背面为青黄色或灰青色，背中线为深青色。

栉盲环毛蚓：体背面及侧面深紫色或紫红色。环带占 3 节，无刚毛。身体前部刚毛虽粗，但在 2～9 节并不特殊粗。雄生殖孔在一个十字形突的中央，常由一浅囊状皮褶盖住，内侧有一个或多个乳头，其排列变化很大。受精囊孔 3 对，位于 6～7、7～8、8～9 节间，其位置几近节周的一半距离，孔在一乳头的后侧，前后两侧表皮腺肿大，孔常陷入，孔的内侧腹面在刚毛圈前或后，有乳头突，排列较规则。8～9、9～10 节间缺隔膜。

地龙在广西各地均有分布。

【药材性状】干燥全体呈长条薄片状，头端及尾端仍保持原来形状。体前稍尖，有口；尾端钝圆。体背色灰红，腹部色较淡，前端有一环带，色浅，习称"白颈"。体壁较厚。不易折断，断面黄白色。味微咸，气腥。

【性味归经】味咸，性寒。归肝、脾、膀胱经。

【功效主治】清热定惊，通络，平喘，利尿。主治高热神昏、惊痫抽搐、关节痹痛、肢体麻木、半身不遂、肺热咳喘、尿少水肿、头晕、目眩等。

【药理作用】有抗心律失常、抗血栓、抗惊厥、降压、镇静、平喘、解热、杀精子作用。

【用法用量】内服：4.5～9g，入煎剂，或入丸散剂。

【使用注意】脾胃虚寒不宜服，孕妇禁服。（《本草经疏》）

【经验方】

（1）治偏枯不遂，皮肤不仁：麻黄（去节，水煮，去沫，焙干，作末）一升，南星（大者）七个，大附子（黑者）三个，地龙（去土）七条。除麻黄外，以上各药先研末，次将麻黄末，用醇酒一方，熬成膏，入末，丸如弹子大。每服食后，临卧酒化一丸，汗出为度。（《华氏中藏经》醉仙丹）

（2）治丈夫肾脏风毒上攻头面虚浮，耳内蝉声，头目昏眩，项背拘急，下注腰脚，脚膝生疮，行步艰难，脚下隐疼，不能踏地：地龙（去土，炒）、黄芪、杜蒺藜（去圆）、川楝子、茴香（炒）、川乌（炮，去皮、脐）、赤小豆、防风（去芦、叉）各一两，乌药二两。以上各药材研为细末，酒煮面糊为丸如梧桐子大。每服十五丸，温酒、盐汤亦得，妇人醋汤下，空心服。（《太平惠民和剂局方》黄芪丸）

（3）治久年左瘫右痪，口眼歪斜，五种脚疼：地龙（去土）、延胡索（生）、草乌（生，不去尖）各四两，松节二两，核桃肉十五个，蝼蛄、全蝎各十四个，蜈蚣二条，乳香、没药各三钱。蝼蛄、蜈蚣、全蝎三味用好酒一升，同煎十数沸，取出焙干。以上各药共研为细末，用煮肉药酒打糊为丸，如梧桐子大，每服十丸。（《是斋百一选方》龙虎丹）

（4）治老人、虚人、小儿口疮咽痛：地龙（去土，炒）、吴茱萸（去浮者，炒）等分，共研为末，米醋入生面调涂足心。（《是斋百一选方》）

（5）治小儿急惊风：① 鲜地龙 6 条（芭蕉根下的更好），洗净捣烂，用沸开水冲泡，盖好，待温热时，连续灌服。（《广西药用动物》）② 活蚯蚓 30 条，洗去泥，焙干，研为细末，加乳香细末 9g，拌匀，水泛丸如绿豆大，每次 1～2 丸，温开水送服。（《叶橘泉现代实用中药》）

（6）治蚰蜒入耳：取蚯蚓，纳葱叶中，并化为水，滴入耳中，蚰蜒亦化为水。（《肘后备急方》）

（7）治打扑伤损，从高坠下，恶血在太阳经中，令人腰脊或胫腨臂痛，股中痛不可忍，鼻壅塞不能：地龙四分，苏木六分，中桂四分，桃仁六个，当归一分，羌活二钱，独活、黄柏、甘草各一钱，麻黄半钱。以上各药捣粗末，每服五钱，水一盏半，煎七分，食前温服。（《医林类证集要》地龙散）

（8）治小儿外肾肿硬成疝：干蚯蚓，研为细末。用唾调涂，常避风冷湿地。（《阎氏小儿方论》）

注：参环毛蚓 *Pheretima aspergillum*（E.Perrier）引自《中国药典》2020 年版，现在动物分类学认为其名称应为参状远盲蚓 *Amynthas aspergillus*（Perrier，1872）。环毛蚓 *Pheretima vulgaris* Chen 引自《中国药典》2020 年版，现在动物分类学认为其名称应为通俗环毛蚓 *Pheretima vulgaris* Y.Chen，1930。廉环毛蚓 *Pheretima guillelmi*（Michaelsen）引自《中国药典》2020 年版，现在动物分类学认为其名称应为威廉环毛蚓 *Perichaeta guillelmi* Michaelsen，1895。盲环毛蚓 *Pheretima pectinifera* Michaelsen 引自《中国药典》2020 年版，现在动物分类学认为其名称应为栉盲环毛蚓 *Pheretima pectinifera* Michaelsen，1931。

僵蚕 Jiāng Cán　　　　　　　　　　　Bombyx Batryticatus

本品为蚕蛾科昆虫家蚕 *Bombyx mori* Linnaeus 4～5 龄幼虫感染（或人工感染）白僵菌 *Beauveria bassiana*（Bals.）Vuillant 而致死的干燥体。多于春、秋两季生产，将感染白僵菌病死的蚕干燥。

【原动物】家蚕，又称桑蚕。幼虫体长圆筒形，灰白色。由头、胸、腹 3 部分构成。头部外包灰褐色骨质头壳。胸部 3 个环节各有 1 对胸足。腹部 10 个环节，有 4 对腹足和 1 对尾足，第 8 腹节背面中央有 1 个尾角。第 1 胸节、第 1 至第 8 腹节体侧各有 1 对气门。

家蚕在广西各地均有分布。已养殖。

【药材性状】本品略呈圆柱形，多弯曲皱缩。表面灰黄色，被有白色粉霜状的气生菌丝和分生孢子。头部较圆，足 8 对，体节明显，尾部略呈分叉。质硬而脆，易折断，断面平坦，外层白色，中间亮棕色或亮黑色的丝腺环 4 个。气微腥。味微咸。

【性味归经】味咸、辛，性平。归肝、肺、胃经。

【功效主治】息风止痉，祛风止痛，化痰散结。主治肝风夹痰、惊痫抽搐、小儿急惊、破伤风、中风口㖞、风热头痛、目赤咽痛、风疹瘙痒、发颐疖腮等。

【药理作用】有抗惊厥、抗凝血栓、降糖作用。

【用法用量】内服：入汤、散剂，5～10g。

【经验方】

（1）治诸风痫暗风：僵蚕（炒，去丝、嘴）、防风、天麻、白附子（煨）、猪牙皂角（炒）各一两，全蝎（去毒，炒）、木香、白矾（煅）各半两，朱砂（另研，为衣）七钱半，半夏（汤泡七次，研为末，作二分，一分用皂角洗浆作面）六两，南星（一半白矾水浸，一半皂角水浸，各一宿）三两。以上各药研为细末，姜糊丸桐子大。每服七八十丸，食远临卧用淡姜汤或薄荷汤下。（《万氏济世良方》追风祛痰丸）

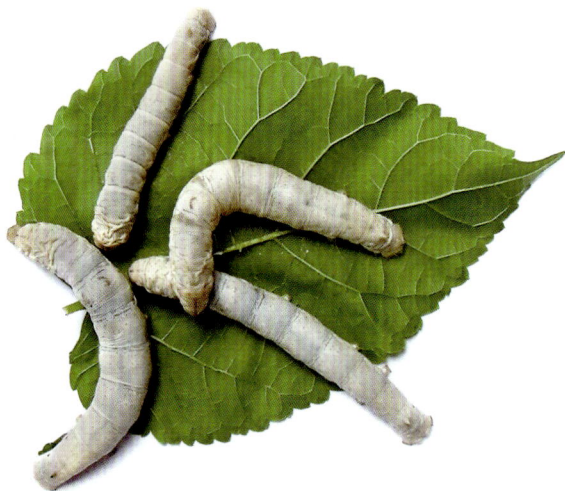

（2）治头风：白僵蚕（去丝、嘴）、高良姜等分。以上各药研为细末，每服半钱，白梅茶清调下，临发时服。（《是斋百一选方》）

（3）治乳蛾及风热上攻，咽喉肿痛：白僵蚕（去丝、嘴，姜汁浸湿，炙黄色）三条，防风（鼠尾者，去叉）二

钱，明矾（研）三钱。以上药研为极细末，用竹筒吹于喉内立愈。（《瑞竹堂经验方》一捻金散）

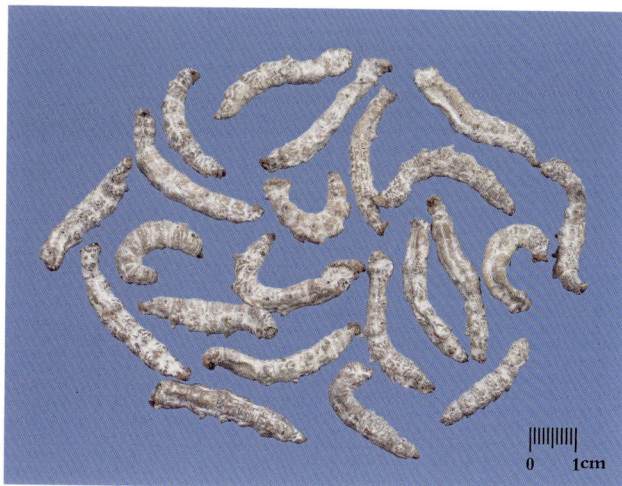

（4）治瘰疬：白僵蚕治下筛，水服五分匕，日三服。（《备急千金要方》）

（5）治打扑闪肭，风热攻注，一切肿毒：白僵蚕（炒，去丝、嘴）、白及、白芷、白蔹、白芍、天南星各半两，赤小豆一分。以上各药共研为细末，以生姜汁调敷肿上，干即再敷。（《杨氏家藏方》五白散）

（6）治破伤风，止疼痛，生肌肉，减瘢痕：牡蛎（煅，研）三两，寒水石（煅，研）一两半，白僵蚕（炒，去丝、嘴）、天南星（炮）、龙骨各一分。以上各药细研掺疮上。避风将息，勿令着水。（《杨氏家藏方》白散子）

（7）治小儿惊风：白僵蚕、蝎梢等分，天雄尖、附子尖共一钱，微炮过。以上各药共研为细末。每服一字或半钱，以生姜温水调，灌之。（《本草衍义》）

（8）治小儿撮口：①僵蚕，研末，茶调涂。（《世医通变要法》）②紫苏、前胡、白僵蚕（炒）各五钱。水煎，去渣，候温。用棉花蘸药滴口中，频频滴，以口开为度。开后切勿令其吮乳，盖此症乃吃乳太多所致，非脐风。（《经验良方全集》）

牛黄 Niú Huáng　　　　　　　　　　　　　　　Bovis Calculus

本品为牛科动物牛 *Bos taurus domesticus* Gmelin 的干燥胆结石。宰牛时，如在肝、胆内发现有结石，即滤去胆汁，将牛黄取出，除去外部薄膜，阴干。

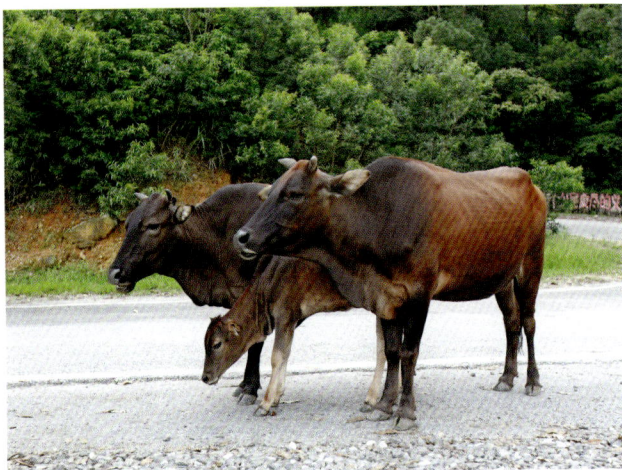

【原动物】体毛多黄色、褐色。体强壮，但体型较北方黄牛小。头短小，额宽阔，颈细长，颈垂大。鼻阔口大，鼻孔间皮肤硬而光滑无毛。眼、耳较大。角1对，弯曲，中空，有骨质角髓。胸部发达。肌肉发达。四肢匀称，4趾，有蹄甲，后方2趾不着地。尾较长，尾端有丛毛，多为黄色，无杂毛。

牛分布于广西各地，以桂西地区较多。

【药材性状】本品多呈卵形、方圆形或三角形，直径0.6～3cm，少数呈管状或碎片状。表面金黄色或棕黄色，深浅不一；有时外部有一层黑色光亮的薄膜，习称"乌金衣"；有的表面有裂纹，亦有呈麻面而不光滑的。质轻松脆，易于破碎。断面棕黄或金黄色，深浅不等，亦显光泽，有排列整齐的环状层纹。气清香，味先微苦，后微甜。入口芳香清凉，嚼之不粘牙，可慢慢溶化。

【性味归经】味甘，性凉。归心、肝经。

【功效主治】清心，豁痰，开窍，凉肝，息风，解毒。主治热病神昏，中风痰迷，惊痫抽搐，癫痫发狂，咽喉肿痛，口舌生疮，痈肿疔疮。

【药理作用】有解热镇痛、抗炎、抗惊厥、抗癫痫、强心、利胆、促肠蠕动和通便、兴奋呼吸作用。

【用法用量】内服：0.15～0.35g，作丸剂或散剂。外用：适量。

【使用注意】无热邪和脾胃虚寒者忌用。

【经验方】

（1）治中风半身不遂，或举体痹麻：牛黄（细研）、麝香（细研）各一分，赤箭一两半，白僵蚕（微炒）、白附子（炮裂）一两，白花蛇肉（涂酥，炙微黄）二两，羌活、桂心、干蝎（微炒）各三分。以上各药捣罗为末，研

入牛黄、麝香令匀，炼蜜和捣二三百杵，丸如梧桐子大，每于食前以温酒下十五丸。（《太平圣惠方》牛黄丸）

（2）治中风痰厥、不省人事，小儿急慢惊风：牛黄一分，朱砂半分，白牵牛子（头末）二分。以上各药共研为末，作一服，小儿减半。痰厥，温香油下；急慢惊风，黄酒入蜜少许送下。（《鲁府禁方》牛黄散）

（3）治伤寒咽喉痛，心中烦躁，舌上生疮：牛黄（研）、朴硝（研）、甘草（炙，锉）各一两，升麻、山栀子（去皮）、白芍药各半两。以上各药捣研为细散，再同研令匀。每服一钱匕，食后煎姜、蜜汤，放冷调下。（《圣济总录》牛黄散）

（4）治太阴温病，邪入心包，发汗不出，或汗出过多而神昏谵语：牛黄、郁金、犀角（水牛角代）、黄连、朱砂、山栀、雄黄、黄芩各一两，梅片、麝香各二钱五分，珍珠五钱。以上各药研为极细末，炼老蜜为丸，每丸一钱，金箔为衣，蜡护。脉虚者人参汤下；脉实者金银花、薄荷汤下。每服一丸。大人病重体实者，日再服，甚至日三服；小儿服半丸，不知再服半丸。（《温病条辨》安宫牛黄丸）

（5）治肺气，定喘嗽：牛黄（细研）、甘草（炙微赤，锉）各半两，人参（去芦头）、赤茯苓各一两，蛤蚧（头尾全者，涂酥炙令微黄）一对，诃黎勒（煨，用皮）、杏仁（汤浸，去皮、尖、双仁，麸炒微黄）各三分。以上各药捣罗为末，入牛黄更研令匀，炼蜜蜡同和丸如鸡头实大。不计时候含一丸咽津。（《太平圣惠方》牛黄丸）

（6）治心经邪热，狂言妄语，心神不安：牛黄（另研）、脑子（另研）、朱砂（另研）各一钱五分，大黄（生）一两。以上药各研为细末，和匀再研，每服三钱，煎生姜、蜜

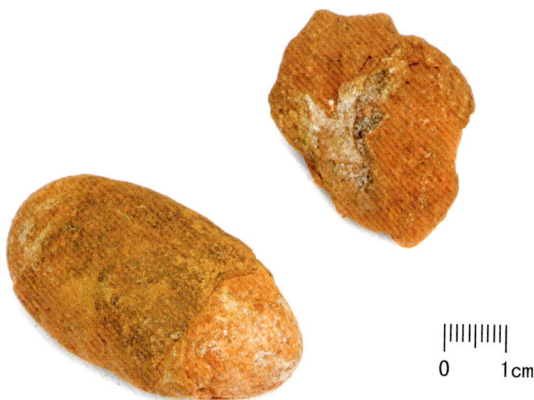

水调下。（《医学正传》牛黄泻心汤引《御药院方》）

（7）治产后脏腑虚，心怔惊悸，言语错乱：人参（去芦）、麦门冬（去心）各八钱，牛黄（研）、白薇各二钱，茯神（去木）、独活（去芦）、防风（去芦）、远志（去心）、生地黄、朱砂（水飞）、天竺黄（另研）、甘草（炙）、龙齿（研）各四钱，龙脑（另研）、麝香（细、研）各一钱。以上各药研为细末。每服二钱，薄荷酒调下，不拘时。（《证治准绳》人参散）

（8）治小儿惊热，发歇不定：牛黄（细研）一分，川大黄半两，蝉蜕（微炒）一分，黄芩半两，龙齿（细研）半两。以上各药捣罗为末，炼蜜和丸如麻子大，不计时候，煎金银花薄荷汤下三丸，量儿大小加减服之。（《太平圣惠方》牛黄丸）

注：牛 *Bos taurus domesticus* Gmelin 引自《中国药典》2020 年版，现在动物分类学认为其名称应为牛 *Bos taurus* Linnaeus，1758。

全蝎 Quán Xiē　　　　　　　　　　　　　　Scorpio

本品为钳蝎科动物东亚钳蝎 *Buthus martensii* Karsch 的干燥体。东亚钳蝎，又称马氏正钳蝎、蝁尾虫、荆问蝎、东全蝎、钳蝎、蝎子。春末至秋初捕捉，除去泥沙，置沸水或沸盐水中，煮至全身僵硬，捞出，置通风处，阴干。

【原动物】体绿褐色，尾土黄色。头胸部背甲梯形。侧眼 3 对。胸板三角形，螯肢的钳状上肢有 2 齿。触肢钳状，上下肢内侧有 12 行颗粒斜列。第 3、第 4 对步足胫节有距，各步足跗节末端有 2 爪和

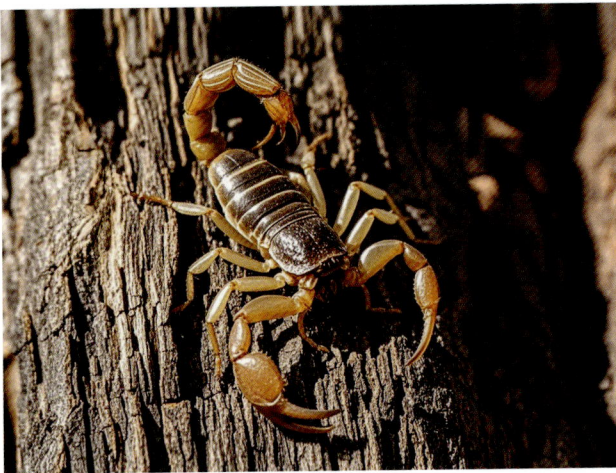

1个距。前腹部的前背板有5条隆脊线。生殖厣由2个半圆形甲片组成。栉状器有16～25个齿。后腹部的前4节各有10条隆脊线，第5节有5条，第6节的毒针下方无距。

　　东亚钳蝎分布于广西各地。已养殖。

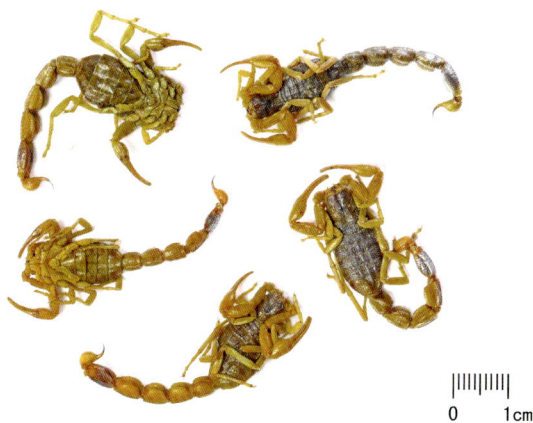

【药材性状】本品头胸部与前腹部呈扁平长椭圆形，后腹部呈尾状，皱缩弯曲。头胸部呈绿褐色，前面有1对短小的螯肢及1对较长大的钳状脚须，形似蟹螯，背面覆有梯形背甲，腹面有足4对，均7节，末端各具2爪钩。前腹部7节，第7节色深，背甲上有5条隆脊线。背面绿褐色，后腹部棕黄色，6节，节上均有纵沟，末节有锐钩状毒刺，毒刺下方无距。气微腥，味咸。

【性味归经】味辛，性平；有毒。归肝经。

【功效主治】息风镇痉，攻毒散结，通络止痛。主治小儿惊风，抽搐痉挛，中风口歪，半身不遂，破伤风，风湿顽痹，偏正头痛，疮疡，瘰疬。

【药理作用】有镇痛、抗惊厥、抗癫痫、抗血栓、抗肿瘤作用。

【用法用量】内服：研末，3～6g。

【使用注意】血虚生风者及孕妇禁用。

【经验方】

　　（1）治中风口眼歪斜：全蝎（去毒）、白僵蚕、白附子各等分，并生用。以上各药研为细末，每服一钱，热酒调下，不拘时候。（《杨氏家藏方》牵正散）

　　（2）治元阳虚弱，寒气攻冲，膀胱、小肠发肿作痛，或在心胁，牵连小腹，连属阴间，致身体憎寒撮痛：全蝎（炒）四十个，当归（去芦，酒浸一宿）、楮实子、川楝子（炒）各一两半，巴豆（炒）七个。以上各药研为细

末，用浸当归酒打面糊和丸，如鸡头实大。空心，温酒盐汤吞下二三丸，并进二服。（《太平惠民和剂局方》寸金丸）

（3）治肾气虚损，腰脚节骨疼痛，膝胫不能屈伸，久病脚膝缓弱：全蝎半两，天麻三钱，苍术（制）一两，附子（炮，去皮、脐）二钱，草乌头（生，去皮、脐）二钱。以上各药研为细末。每服用一字，空腹下，服讫麻痹少时，须臾疾随药气顿愈。骨中痛，嚼胡桃肉，酒调下，甚者三五服。（《太平惠民和剂局方》养肾散）

（4）治五痫症：全蝎三个，南星八钱，木香一钱。作二服，水一钟，姜十片，煎服。（《万氏济世良方》全蝎星香散）

（5）治风牙痛肿：全蝎（瓦上焙干）一枚，高良姜（约二寸）一块。以上二味药研为末，以手指点药如齿药用，须擦令热撒，须臾吐出少涎，以盐汤漱口大妙。（《是斋百一选方》逡巡散）

（6）治男子七种疝气，攻注小肠，急痛牵掣，不可忍者：川乌头（重三钱者，炮，去皮、脐）一枚，干蝎（全者，去毒炒）十四枚，盐（炒）三钱。以上各药捣粗末，水一碗，煎至七分一盏，去渣，放温作一服，空心，食前。（《杨氏家藏方》七疝汤）

（7）治小儿惊风，高热抽搐，牙关紧闭，烦躁不安：全蝎300g，牛黄80g，人工麝香40g，琥珀60g，炒僵蚕、雄黄、钩藤、制白附子、天竺黄、薄荷、珍珠、朱砂、胆南星、半夏（制）各100g，天麻、防风各200g，冰片40g，甘草400g。以上十八味药，除牛黄、人工麝香、冰片外，雄黄、朱砂分别水飞成极细粉，珍珠水飞或粉碎成极细粉；其余全蝎等十二味粉碎成细粉；将牛黄、人工麝香、冰片研细，与上述粉末配研，过筛，混匀。每100g粉末加炼蜜35～50g与适量的水，泛丸，低温干燥，制成水蜜丸；或加炼蜜110～140g制成小蜜丸或大蜜丸。（《中国药典》2020年版　牛黄镇惊丸）

（8）治小儿痉挛，大人脑血管意外后的半身不遂及偏头痛：全蝎（去头足）、地龙（洗去泥，焙燥）、甘草按3∶3∶2的比例，共研为细末，每次2～3g，每日2次，温开水送服。（《叶橘泉现代实用中药》）

注：东亚钳蝎 *Buthus martensii* Karsch 引自《中国药典》2020年版，现在动物分类学认为其名称应为马氏奥氏蝎 *Olivierus martensii*（Karsch，1879）。

蜈蚣 Wú Gōng　　　　　　　　　　　　Scolopendra

本品为蜈蚣科动物少棘巨蜈蚣 *Scolopendra subspinipes mutilans* L.Koch 的干燥体。少棘巨蜈蚣，又称金头蜈蚣、天龙、百足。春、夏二季捕捉，用竹片插入头尾，绷直，干燥。

【原动物】体长 11～14cm。头板和第 1 背板金黄色，自第 2 背板起墨绿色或暗绿色，末背板近于黄褐色，胸腹板和步足淡黄色。背板自第 4～9 节起，有两条不显著的纵沟。腹板在第 2～19 节间有纵沟。第 3、第 5、第 8、第 10、第 12、第 14、第 16、第 18、第 20 体节的两侧各具气门 1 对。头板前部的两侧各有 4 个单眼，集成左右眼群。颚肢内部有毒腺。齿板前缘具小齿 5 枚，内侧 3 枚小齿相接近。步足 21 对，最末步足最长，伸向后方，尾状。基侧板后端有 2 个小棘。前腿节腹面外侧有 2 个棘，内侧有 1 个棘。背面内侧有 1 个棘和 1 个隅棘。隅棘顶端有 2 个小棘。

少棘巨蜈蚣在广西各地均有分布。

【药材性状】本品呈扁平长条形。由头部和躯干部组成，体节 22 个。头部暗红色或红褐色，略有光泽，有头板覆盖，头板近圆形，前端稍突出，两侧贴有颚肢一对，前端两侧有触角一对。躯干部第一背板与头板同色，其余 20 个背板为棕绿色或墨绿色，具光泽，自第四背板至第二十背板上常有两条纵沟线；腹部淡黄色或棕黄色，皱缩；自第二节起，每节两侧各有步足一对；步足黄色或红褐色，偶有黄白色，呈弯钩形，最末一对步足尾状，故又称尾足，易脱落。质脆，断面有裂隙。气微腥，有特殊刺鼻的臭气，味辛、微咸。

【性味归经】味辛，性温；有毒。归肝经。

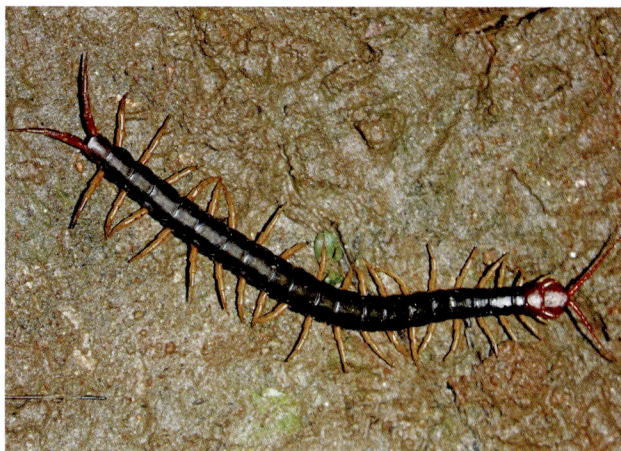

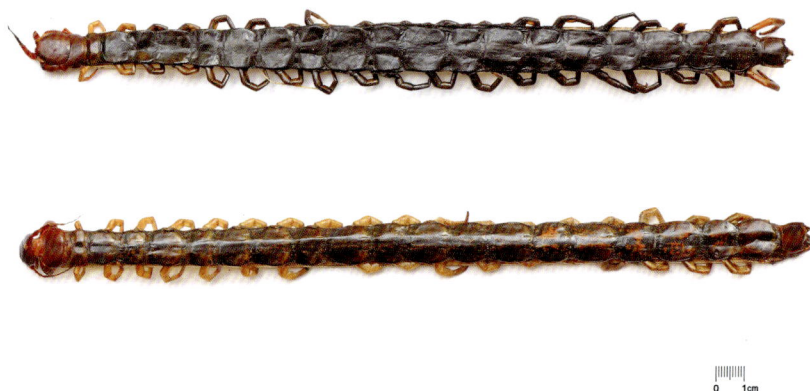

【功效主治】息风止痉，通络止痛，攻毒散结。主治急慢惊风，癫痫，破伤风，痉挛抽搐，中风口㖞，风湿顽痹，偏头痛，毒蛇咬伤，瘰疬疮疡。

【药理作用】有抗炎、镇痛、抗肿瘤、抗惊厥、增强免疫、促消化作用。

【用法用量】内服：煎汤，3～5g；研末，0.5～1g；或入丸、散。外用：适量，研末撒或调敷，或油浸。

【使用注意】用量不宜过大。血虚生风及孕妇禁服。

【经验方】

（1）治中风抽掣及破伤风后受风抽掣者：生箭芪六钱，当归四钱，羌活二钱，独活二钱，全蝎二钱，全蜈蚣大者两条。煎汤服。（《医学衷中参西录》逐风汤）

（2）治口眼歪斜，口内麻木者：蜈蚣（一蜜炙，一酒浸，一纸裹煨）三条，天南星切作四片，如蜈蚣法制，白芷、半夏各五钱。麝香少许，与上药共研为末，每服一钱，热酒送下。（《世医通变要法》）

（3）治丹毒瘤：蜈蚣（干者）一条，白矾皂子大，雷丸一个，百部二钱。以上各药共研为末。醋调敷之。（《本草衍义》）

（4）治颜面神经麻痹，风湿性关节炎，小儿痉挛惊抽：蜈蚣不拘多少，去头足，焙燥研细末，生甘草粉等分，水泛为丸，每次1g，每日2次，食后温开水送服。（《叶橘泉现代实用中药》）

（5）治鸡眼：生蜈蚣一条，捣烂，少许贴上，片时拔根。（《经验良方

全集》)

（6）治破伤风游入四肢，口不能语及四肢强硬：蜈蚣（全者，去头、足，炙黄）一条，天南星（生用）、防风（去芦头，生用）、草乌（生，去皮、尖）各二钱半。以上各药研为细末。每服一钱，热酒调下，不拘时候。（《杨氏家藏方》天南星散）

（7）治蛇咬伤：蜈蚣，烧，末，以敷疮上。（《肘后备急方》）

（8）治疯犬咬伤：大蜈蚣一条，大黄一两，甘草一两，煎汤服，至愈。（《医学衷中参西录》）

注：少棘巨蜈蚣 *Scolopendra subspinipes mutilans* L.Koch 引自《中国药典》2020 年版，现在动物分类学认为其名称应为少棘蜈蚣 *Scolopendra mutilans* Koch，1878。

羊角 Yáng Jiǎo　　　　　　　　　　　Caprae Cornu

本品为牛科动物山羊 *Capra hircus* Linnaeus 的干燥角。山羊，又称黑羊、夏羊。取角后，洗净，干燥。

【原动物】为中型家畜，体较窄长，四肢长，强健，头长，颈短。额有角 1 对，角大，公羊角更大，角基略呈三角形，角尖向后，表面有环纹，中空。耳大。上颌无门齿和犬齿。公羊下颌有须。毛粗直，有白、黑、灰和黑白相间等色。

山羊在广西各地均有分布。

【药材性状】本品为不规则片状。黄白色或灰黑色。表面有细密

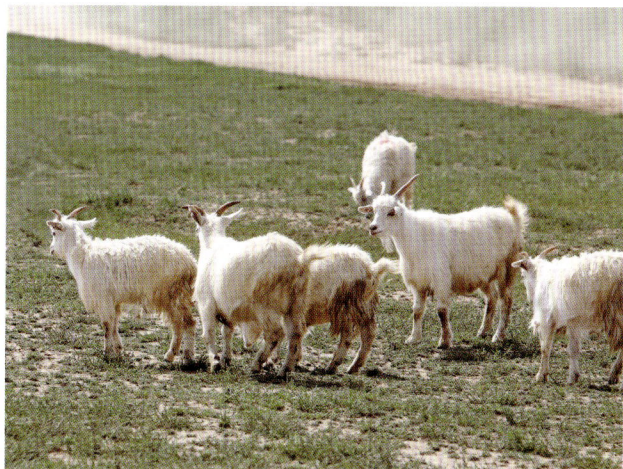

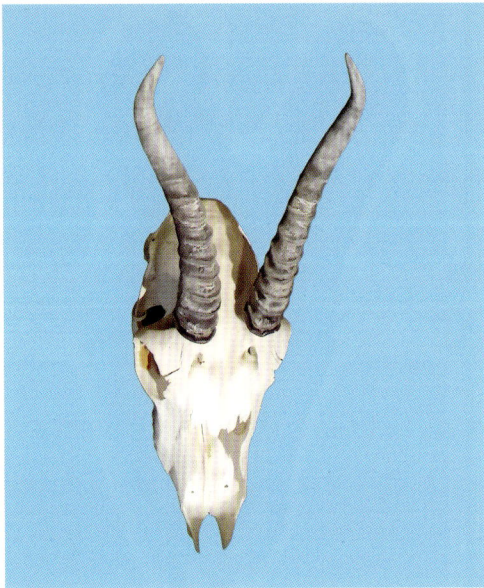

纵条纹。质坚韧。气微，味淡。

【性味归经】味苦、咸，性寒。归心、肝经。

【功效主治】清热解毒，镇惊止痛，明目。主治小儿发热，惊风、痫证，头痛，产后腹痛。

【药理作用】有解热、镇静、抗惊厥、镇痛、抗肿瘤作用。

【用法用量】内服：煮食或煎汤，9～30g；或入丸剂。

【使用注意】孕妇慎服。

【经验方】

（1）治肝阳头痛，痉挛抽，小儿惊痫，妇女产后中风：山羊角削片或研末，取30g，水煎服。（《叶橘泉现代实用中药》）

（2）治胆实热，精神不安，起卧不定，口中多苦：胡黄连一两，青羊角屑半两，熊胆一分，蛇黄（捣碎，细研如粉）半两，青黛（另研）一分。以上五味药共捣罗为末，更同研令匀，用黄牛胆汁和丸，如无黄牛胆，即用大羊胆和丸如绿豆大。每于食后煎竹叶汤下七丸。忌炙煿壅热物。（《太平圣惠方》胡黄连丸）

（3）治风，心烦恍惚，腹中痛，或时闷绝而后苏：羚羊角屑微炒，捣细罗为散。不计时候，以温酒调下一钱。（《太平圣惠方》）

（4）治痛风走注：威灵仙（酒浸）五钱，羊角灰三钱，白芥子一钱，苍耳（一云苍术）一钱半。以上四味药材研为末。每服一钱，生姜一大片，擂汁，入汤调服，又二妙散同调服。（《丹溪心法》四妙散）

（5）治支气管炎：陈羊角1只，炙灰，研末，每天2～3次，分3天服，开水冲服。（《广西药用动物》）

（6）治卒吐血不止：桂心二两，羊角（炙令黄焦）二枚。以上二味捣罗为末，不计时候以糯米粥饮，调下二钱。（《太平圣惠方》）

（7）治小儿惊痫：山羊角烧焦，研末。每次五钱，日服二次。（《吉林中

草药》）

（8）治小儿感冒发热：黄羊角二钱。水煎 3 小时，滤过，再加热浓缩，然后于滤液中加蔗糖，制成黄羊角糖浆。每次二分，日服三次。（《吉林中草药》）

蛇蜕 Shé Tuì　　　　　　　　　Serpentis Periostracum

本品为游蛇科动物黑眉锦蛇 *Elaphe taeniura* Cope、锦蛇 *Elaphe carinata*（Guenther）或乌梢蛇 *Zaocys dhumnades*（Cantor）等蜕下的干燥表皮膜。春末夏初或冬初采集，除去泥沙，干燥。

【原动物】

黑眉锦蛇：又称家蛇、锦蛇、花广蛇。体较大，头体背黄绿色或棕灰色，眼后有一条明显的黑纹延伸至颈部，如黑眉状，故名黑眉锦蛇。体前中段有黑色梯形或蝶形纹，至后段不明显。从体中段开始，两侧有明显的黑纵带达尾端。腹面灰黄色或浅灰色，两侧黑色。背中央数行背鳞稍有起棱。尾下鳞 2 列。

锦蛇：又称棱锦蛇、棱鳞锦蛇、王蟒、王蛇、菜花蛇、松花蛇。体粗大，头体背黑黄相杂，头背鳞缘黑色，中央黄色，头背面有"王"字样黑纹，故名王锦蛇。背鳞除最外侧 1～2 行平滑外，均强烈起棱，中段背鳞 21 行以上；腹鳞绝大多数 200 片以上。体背鳞片的四周黑色，中央黄色，体前部具有黄色横斜纹，体后部横纹消失，其黄色部分似油菜花瓣；腹面黄色，有黑

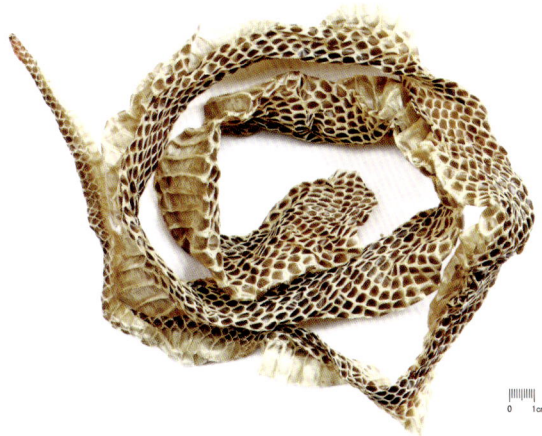

色斑。幼体的色斑相差大。

乌梢蛇：体背绿褐色或棕黑色，背侧2条黑纵纹贯穿全身，但在体前段明显。前段背鳞鳞缘黑色，形成网状纹；背中央2~4行鳞起棱。头颈区分明显。

黑眉锦蛇、锦蛇、乌梢蛇在广西各地均有分布。黑眉锦蛇、锦蛇被列入《国家保护的有益的或者有重要经济、科学研究价值的陆生野生动物名录》。

【药材性状】本品呈圆筒形，多压扁而皱缩，完整者形似蛇。背部银灰色或淡灰棕色，有光泽，鳞迹菱形或椭圆形，衔接处呈白色，略抽皱或凹下；腹部乳白色或略显黄色，鳞迹长方形，呈覆瓦状排列。体轻，质微韧，手捏有润滑感和弹性，轻轻搓揉，沙沙作响。味淡或微咸，气微腥。

【药理作用】有抗炎作用。

【性味归经】味甘、咸，性平。归肝经。

【功效主治】祛风，定惊，退翳，止痒，解毒消肿。主治惊痫抽搐，角膜翳障，风疹瘙痒，喉痹，口疮，眼肿，聤耳，痈疽，疔毒，瘰疬，恶疮，烫伤。

【用法用量】内服：煎汤，2~3g；研末，吞服，每次0.3~0.6g。外用：适量，煎汤洗；研末撒或调敷。

【使用注意】凡惊癫痫疾，肝气不足者，忌用。（《本草经疏》）孕妇禁用。（《本草纲目》）

【经验方】

（1）治卒得无名恶疮：蛇蜕，烧，末，以猪膏和，涂之。（《肘后备急方》）

（2）治小便不通：全蛇蜕一条，烧存性，研末，温酒服。（《濒湖集简方》）

（3）治痔漏久不瘥者：蛇蜕（研令细）、蝉蜕（剪细碎）各四两，白矾（煅）一两，皂角（末）二钱。以上各药共和令匀，分为六帖。每用时以药一帖于瓦器内烧，坐在桶中，桶盖上作一孔，正坐熏。（《杨氏家藏方》二蜕散）

（4）治乳痈疼痛，寒热：蛇蜕（烧灰）半两，麝香二钱。以上二味药共

研细末。每服二钱匕，热酒调下，不拘时。(《圣济总录》蛇蜕皮散)

（5）小儿风痫惊热：蛇蜕皮（炙）三寸，细辛（去苗叶，锉）、钩藤（锉）、黄芪（锉）、甘草（炙）各半两，大黄（蒸三度，锉，焙）一两，蚱蝉（炙，去翅、头、足）四枚。以上各药粗捣过筛。每服一钱匕，水八分，煎至四分，去渣，入牛黄少许搅匀，食后温服。(《圣济总录》蛇蜕汤)

（6）治小儿口疮：蛇蜕，水渍令湿软，拭口内疮。(《圣济总录》蛇蜕拭方)

注：黑眉锦蛇 *Elaphe taeniura* Cope 引自《中国药典》2020 年版，现在动物分类学认为其名称应为黑眉锦蛇 *Elaphe taeniura*（Cope，1861）。锦蛇 *Elaphe carinata*（Guenther）引自《中国药典》2020 年版，现在动物分类学认为其名称应为锦蛇 *Elaphe carinata*（Günther，1864）。乌梢蛇 *Zaocys dhumnades*（Cantor）引自《中国药典》2020 年版，现在动物分类学认为其名称应为 *Zaocys dhumnades* Cope，1860。

麝香 She Xiāng   Moschus

本品为鹿科动物林麝 *Moschus berezovskii* Flerov、马麝 *Moschus sifanicus* Przewalski 或原麝 *Moschus moschiferus* Linnaeus 成熟雄体香囊中的干燥分泌物。野麝多在冬季至次春猎取，猎获后，割取香囊，阴干，习称毛壳麝香；剖开香囊，除去囊壳，习称麝香仁。家麝直接从其香囊中取出麝香仁，阴干或用干燥器密闭干燥。

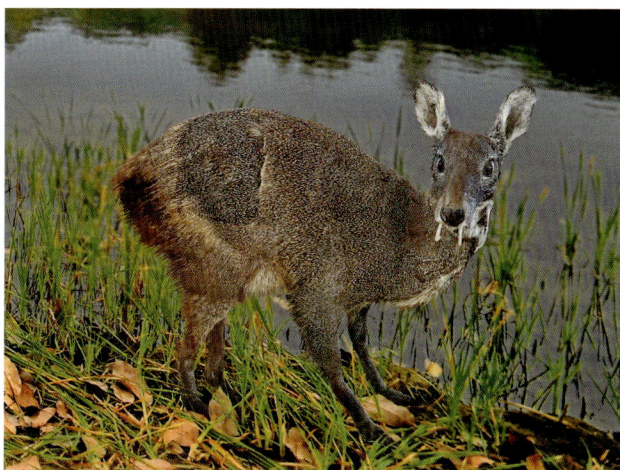

【原动物】林麝：又称南麝、森林麝、黑

獐子、林獐、香獐。雌雄均无角。耳长直立，端部稍圆。雄麝上犬齿发达，向后下方弯曲，伸出唇外。腹部生殖器前有麝香囊，尾粗短。尾脂腺发达。四肢细长，后肢长于前肢。体毛粗硬色深，橄榄褐色并染以橘红色。耳内和眉毛白色；耳尖黑色，基部橙褐色；下颌、喉部、颈下以至前胸间有界限分明的白色或橘黄色区，下颌部有奶油色条纹；喉侧面有 2 条奶油色色带，由颈的前面向下到胸部，而在颈的中上部则是与之相对应的深褐色宽带。腿和腹部黄色到橙褐色，臀部毛色近黑色。

林麝在广西西北部有分布，并被列入《国家重点保护野生动物名录》一级、《濒危野生动植物种国际贸易公约附录Ⅰ、附录Ⅱ和附录Ⅲ》（CITES）附录Ⅱ。严禁捕捉野生种群。

【药材性状】毛壳麝香：为扁圆形或类椭圆形的囊状体。开口面为皮革质，棕褐色，略平，密生白色或灰棕色短毛，从两侧围绕中心排列，中间有一小囊孔。另一面为棕褐色略带紫色的皮膜，微皱缩，偶显肌肉纤维，略有弹性，剖开后可见中层皮膜呈棕褐色或灰褐色，半透明，内层皮膜呈棕色，内含颗粒状、粉末状的麝香仁和少量细毛及脱落的内层皮膜（习称银皮）。

麝香仁：野生者质软，油润，疏松；其中颗粒状者习称当门子，呈不规则圆球形或颗粒状，表面多呈紫黑色，油润光亮，微有麻纹，断面深棕色或黄棕色；粉末状者多呈棕褐色或黄棕色，并有少量脱落的内层皮膜和细毛。饲养者呈颗粒状、短条形或不规则的团块；表面不平，紫黑色或深棕色，显油性，微有光泽，并有少量毛和脱落的内层皮膜。气香浓烈而特异，味微辣、微苦带咸。

【性味归经】味辛，性温。归心、脾经。

【功效主治】开窍醒神，活血通经，消肿止痛。主治热病神昏，中风痰厥，气郁暴厥，中恶昏迷，经闭，癥瘕，难产死胎，胸痹心痛，心腹暴痛，跌打损伤，痹痛麻木，痈肿瘰疬，咽喉肿痛。

【药理作用】有降血压、抗炎、抗早孕、抗肿瘤、增强免疫、雄激素样作用。

【**用法用量**】内服：0.03～0.1g，多入丸、散用。外用：适量。

【**使用注意**】阴虚体弱者忌用。孕妇禁用。

【**经验方**】

（1）治卒风哑中，忽然倒地，不省人事，左瘫右痪，口眼歪斜，诸药未服者：麝香（研细）二三钱，香油二三两。若遇此证，急将麝香研细，调入清油内搅匀，以竹管撬开牙关灌下，其人自苏。（《瑞竹堂经验方》麝香散）

（2）治一切心腹痛不可忍：沉香（锉）、麝香（研）、没药（研）、丹砂（研）、血竭（研）各一两，木香半两。以上六味药共捣研为末，银石器熬生甘草膏，丸皂荚子大，生姜盐汤嚼下一丸。端午日午时合。（《圣济总录》沉麝丸）

（3）治肾脏积冷，气攻心腹疼痛，频发不止：麝香（细研）半两，阿魏（面裹煨，面熟为度）半两，干蝎（微炒）三分，桃仁（麸炒微黄）五十枚。以上各药共捣罗为末，炼蜜和丸如绿豆大，每服不计时候，以热酒下二十丸。（《太平圣惠方》麝香丸）

（4）治扁桃体炎，咽峡炎，流行性感冒，炭疽病，风湿性关节炎，神经痛，胃痛，牙痛：麝香10g，诃子（去核）、黑草乌各300g，木香100g，藏菖蒲60g。以上五味药，除麝香外，其余诃子（去核）等四味粉碎成细粉。将麝香研细，再与上述粉末研，过筛，混匀，用安息香的饱和水溶液泛丸，低温干燥。（《中国药典》2020年版　五味麝香丸）

（5）治金创出血不止：麝香少许，海螵蛸、白龙骨各一两，五倍子、赤石脂各二两，血竭七钱。以上各药共研为末，以冷水洗净，敷于伤处。（《世医通变要法》）

（6）治牙痛：麝香大豆许，巴豆一粒，细辛末半两（钱）。以上各药同研令细，以枣瓤和丸，如粟米大。以新绵裹一丸，于痛处咬之，有涎即吐却，有蛀孔即纳一丸。（《太平圣惠方》麝香丸）

（7）治小儿吐逆不止：麝香（研）一钱，五灵脂（研末）一两。以上二味药拌匀。每服一钱匕，水、酒各半盏，煎至半盏，去渣，温分二服。量儿

大小加减。(《圣济总录》麝香汤)

　　注：马麝 *Moschus sifanicus* Przewalski 引自《中国药典》2020 年版，现代分类学认为其名称应为马麝 *Moschus chrysogaster*（Hodgson，1839）。

　　马麝和原麝在广西暂无分布记录。

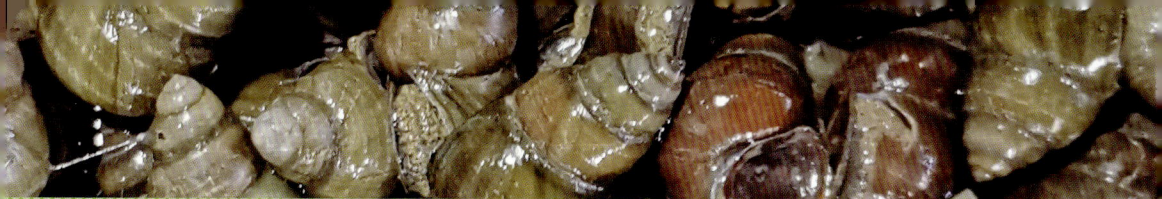

第六章
利湿化痰类动物中药

蝼蛄 Lóu Gū　　　　　　　　　　　　　　　　　　Gryllotalpa

本品为蝼蛄科昆虫东方蝼蛄 *Gryllotalpa orientalis* Burmeister 和华北蝼蛄 *Gryllotalpa unispina* Saussure 的干燥全体。夏秋出产，晚上用捕虫灯诱捕，或者翻地时捕捉。收集后，用开水烫死，晒干或烘干。

【原动物】蝼蛄，又称土狗、地狗、地牯牛、拉拉姑、拉拉狗、拉姑。

东方蝼蛄：体灰褐色，腹部色较浅，全身密布细毛。头圆锥形，触角丝状。前胸背板卵圆形。前翅灰褐色，较短，仅达腹部中部；后翅扇形，较长，超过腹部末端。前足为开掘足，后足胫节背面内侧有 3～4 个距。腹部圆筒形，1 对尾须。

华北蝼蛄：形似东方蝼蛄，体黄褐至暗褐色，体型更大一些。后足胫节背面内侧有棘 1 个或消失。腹部近圆筒形，背面黑褐色，腹面黄褐色。尾须长约为体长一半。

蝼蛄在广西各地都

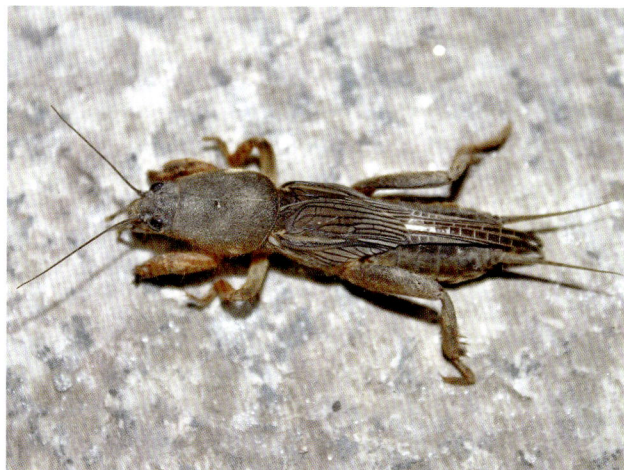

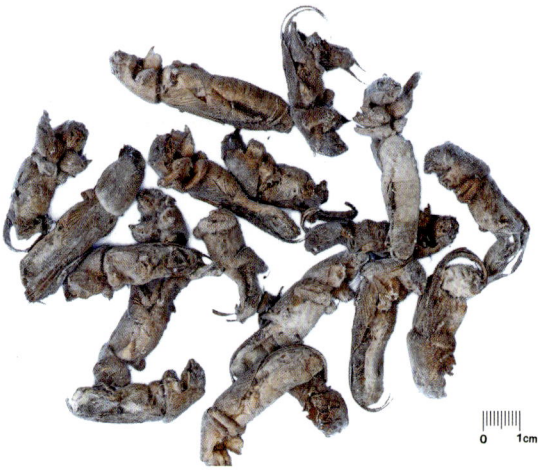

有分布。

【药材性状】干燥的虫体多已碎断而少完整。头胸部茶棕色，杂有黑棕色；复眼黑色而有光泽；翅膜质多碎落；足多折损不全。腹皱缩，浅黄色，有的呈黑棕色。有特异的腥臭气。

【性味归经】味咸，性寒；有小毒。归膀胱、胃经。

【功效主治】利水通淋，消肿解毒。主治小便不利，水肿，石淋，瘰疬，恶疮。

【用法用量】内服：煎汤，3～4.5g；研末，1～2g。外用：适量，研末，调涂。

【使用注意】体虚者慎服。（《本草汇言》）孕妇禁服。（《本草经集注》）

【经验方】

（1）治诸般水肿：芫花（醋浸，焙干）、大戟、甘遂、大黄各三钱，土狗七枚（五月内取，会飞的）。以上各药，先以葱捣烂为饼，摊新瓦上，却将土狗安葱上焙干，去翅足嘴，每个剪作两片，分左右成对记之，再焙干为末，欲退左边肿，即以左边七片为末，入前药调服；右边依前四味末，每服二钱，入土狗末和匀，用淡竹叶、天冬煎汤调，五更服。候左边退，至第四日服右边，如或未动，只以大黄三钱，煎至一半助之，如更不动，茶清助之。（《奇效良方》半边散）

（2）治十种水病，肿满喘促，不得眠卧：蝼蛄（晒令干）五枚，研为末，食前以暖水调下半钱至一钱，小便通利为效。（《太平圣惠方》）

（3）治面浮水肿：土狗一枚，轻粉一字。以上二味药研为细末。每用少许搐鼻中，其黄水尽从鼻中出。（《杨氏家藏方》分水散）

（4）治小便不通，诸药无效：① 活蝼蛄一枚，生研，加少许麝香，新汲水调下，立通。(《圣济总录》蝼蛄麝香散)②蝼蛄(微炒)三枚，苦瓜子(微炒)三十粒。以上二味药捣细罗为散。每服以冷水调下一钱。(《太平圣惠方》)③用去翅足干蝼蛄20～30只，去翅足蟋蟀20～30只，生甘草24g，以上三味药共研细末，拌匀。每次1～2g，每日3次，温开水送服。(《叶橘泉现代实用中药》)

(5)治小儿脐风汁出：甘草(炙，锉)、蝼蛄(炙焦)各一分。以上二味药捣罗为散。掺敷脐中。(《圣济总录》甘草散)

(6)治竹木刺入肉：软浅者以针拨出，硬深者，捣蝼蛄涂之，少时即出。如刺已出而仍作痛者，再以蝼蛄涂之。(《经验良方全集》)

(7)治跌打损伤，骨折血瘀：土狗(浸油内死，烘干)十个，降真香、乳香、没药、苏木、松节、自然铜(醋煅七次)、川乌(炮)、真血竭各一两，地龙(去土，酒浸烘干)、生龙骨各一钱。以上十二味药共重八两八钱，同研为末。每服五钱，随病上下酒调服。觉药自顶门而至遍身，搜到病所，则飒飒有声，而筋骨渐愈，病患自知。服药后仍服人参、白术、黄芪、当归、川芎、肉桂、甘草、白芷、厚朴以调补元气。(《景岳全书》引《秘传》正骨丹)

鲤鱼 Lǐ Yú

本品为鲤科动物鲤鱼 *Cyprinus carpio* Linnaeus 的肉。鲤鱼，又称鲤拐子、鲤子、仁鱼、河鲤、朱砂鲤、朝仔、毛鱼、花鱼、鱼王、鱼王仙、鲤鹅。全年捕捞，捕捉后，除去内脏，留存药用部位备用。

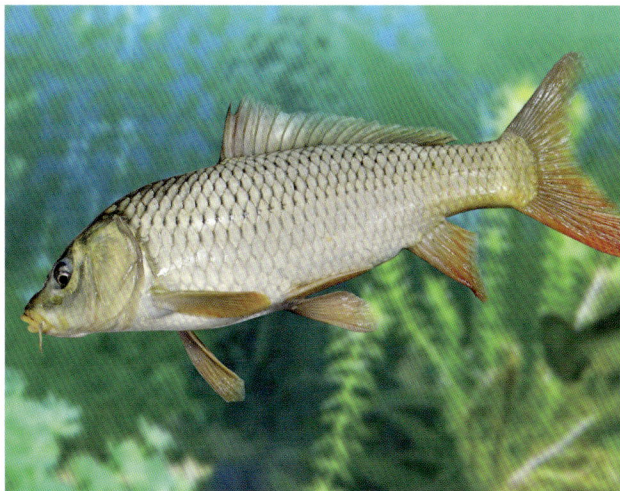

【原动物】体长纺锤形，中等侧扁。头侧扁。吻钝，鱼愈大眼径愈长。眼位于头侧上方，后缘距头后端较距吻略远。鼻孔距眼较距吻端近。口前位，圆弧状，达鼻孔下方。唇仅口角处发达。须 2 对；上颌须粗大，达瞳孔中央。鳃孔大，侧位，下端达前鳃盖骨角后下方附近。鳃盖膜连鳃峡。鳃耙短小，外行鳃耙内侧与内行外侧有许多小突起。侧线侧中位，前端稍高。背鳍最后一硬刺发达，后缘两侧向下有倒齿。臀鳍短。胸鳍侧位而低，圆刀状。腹鳍始于第 1～2 背鳍条基下方，圆刀状。尾鳍深叉状。体背侧蓝黑色；两侧及腹面有金黄色光泽。体侧鳞后缘较暗，中央黑斑状。背鳍及尾鳍淡红黄色，其他鳍金黄色。唇黄红色。虹彩肌金黄色。

鲤鱼在广西各地有分布。

【药材性状】鲜肉乳白色，可见肌肉纹理，偶见血丝。

【性味归经】味甘，性平。归脾、肾、胃、胆经。

【功效主治】开胃健脾，消肿利尿，止咳平喘，下乳，安胎。主治胃痛、反胃吐食、久咳气喘、乳汁不通、小便不利、胸部胀痛、胎动不安等。

【药理作用】有降血压、降血脂、促凝血作用。

【用法用量】内服：蒸汤或煮食，100～250g。

【使用注意】风热者慎服。

【经验方】

（1）治病后体虚弱倦怠，服补药不见效：鲤鱼一条，蒜 3 头，将鲤鱼去鳞和内脏，把去掉外皮的蒜头放在鱼腹内，加油、盐蒸熟吃，连吃五六次。（《广西药用动物》）

（2）治腹中水癖水肿：大鲤鱼一尾。去头尾及骨，惟取肉。以水二升，赤小豆一大升，和鱼肉煮，取汁二升以上，生布绞去渣，顿服尽。如不能尽，分为二服，后服温令暖。服讫，当下利，利尽则瘥。（《奇效良方》鲤鱼方）

（3）治猝肿满，身面皆洪大：① 大鲤一头，醇酒三升，煮之令酒干尽，乃食之。勿用醋及盐豉他物杂也，不过二三服。（《肘后备急方》）② 鲤鱼（重五斤者，以水二斗，煮取斗半，去鱼）一条，泽漆五两，茯苓三两，桑根白皮（切）三升，泽泻五两。又煮取四升，分四服。（《肘后备急方》）

（4）治卒身面浮肿，小便涩，大便难，上气喘促：① 鲤鱼（去肠肚）二斤，赤茯苓、桑白皮、泽漆、泽泻、紫苏各一两，杏仁（去皮、尖、双仁）半两。以上各药锉细，先用水五升煮鱼，取汁三升，去鱼纳药，煮至二升，去渣。食前温服一中盏，鱼亦食之。（《奇效良方》鲤鱼汤）②鲤鱼肉煮食。（《濒湖集简方》）

（5）治大人小儿暴痢：鲤鱼肉，烧末，米饮调服。（《濒湖集简方》）

（6）治妇人体虚，流汗不止，或时盗汗：鲤鱼二斤，葱白（切）一升，豉一升，干姜、桂心各二两。除鱼肉外，四味药粗捣；以水一斗煮鱼，取六升，去鱼，纳诸药，微火煮取二升，去渣，分二服，取微汗即愈。勿用生鱼。（《备急千金要方》鲤鱼汤）

（7）治妊娠腹大，胎间有水气：鲤鱼（重二斤）一头，白术五两，茯苓四两，生姜、芍药、当归各三两。以上六味药粗捣，以水一斗二升先煮鱼熟，澄清取八升，纳药煎取三升，分五服。（《备急千金要方》鲤鱼汤）

（8）治妊娠身体肿：生鲤鱼一头，长二尺。当归、白芍各三两，茯苓四两，白术五两，上味㕮咀。用水二斗煮鱼，纳药煮取五升，食鱼饮汁。（《古今录验方》鲤鱼汤）

鲫鱼 Jì Yú

本品为鲤科动物鲫鱼 *Carassius auratus*（Linnaeus）的肉。全年捕捉，捕后，去鳞和内脏，取肉，洗净，鲜用。

【原动物】体长椭圆形，侧扁，背鳍始点处为体最高处，腹部圆而窄，无皮棱。头侧扁。吻钝。眼侧中位，后缘距吻端较近。眼间隔宽凸。前、后鼻孔相邻，位于眼稍前方。口

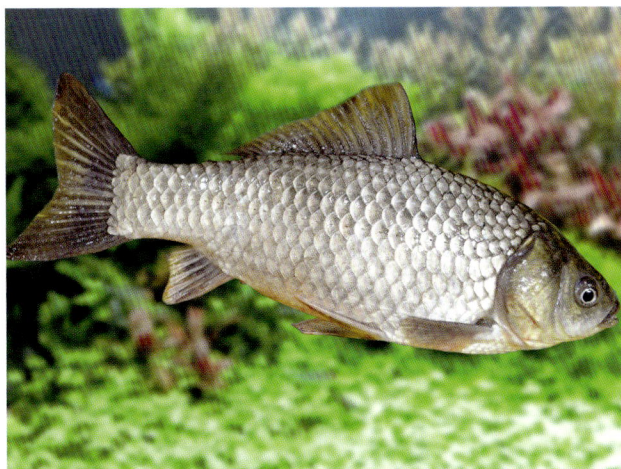

前位，斜形，下颌较上颌略短。唇发达，无须。鳃孔大，侧位，下端达前鳃
盖骨角下方。鳃盖膜相连且连鳃峡。鳃耙外行发达，内行宽短。除头部外都
是圆鳞，喉胸部鳞较小；肩后鳞近正方形，前端较横直。侧线侧中位。背鳍
始于体正中央的稍前方；最后一硬刺后缘有9～21个倒齿；第1分支鳍条最长。
胸鳍侧位而低；圆刀状；达腹鳍始点前后。腹鳍始于背鳍始点略前方；形似
胸鳍。臀鳍短，始于倒数第6～7背鳍条基下方；最后硬刺似背鳍硬刺。尾鳍
深叉状，叉钝圆。体色较暗；背侧黑色；两侧及下方常有金黄光泽，背鳍与
尾鳍色较暗。

　　鲫鱼在广西各地均有分布。

【药材性状】鲜肉乳白色，可见肌肉纹理，偶有小鱼刺。

【性味归经】味甘，性平。归脾、胃、大肠经。

【功效主治】健脾利湿，温中和胃，活血通乳，利水消肿。主治反胃吐
食，各种水肿，孕妇产后乳汁缺少；脾胃虚弱，不思饮食；小儿麻疹初期或
麻疹透发不快者；痔疮出血，慢性久痢等。

【用法用量】内服：煮食，1～2条，食肉饮汤。

【使用注意】多食动火。(《本草纲目》)

【经验方】

　　(1) 治猝毒肿起，急痛，恶核肿结不散：捣鲫鱼以敷之。(《肘后备
急方》)

　　(2) 治目生胬肉涩痛：新鲜鲫鱼，去皮骨取肉一片，中央开一窍，正贴
眼上，日三五度易之。(《圣济总录》鲫鱼贴)

　　(3) 治反胃：大鲫鱼一条，去肠留胆，纳绿矾末填满缝口，以炭火煅令
黄干，研为细末。每服一钱，陈米饮调下，日三次。(《奇效良方》鲫鱼散)

　　(4) 治牙齿急疳，唇口赤疮：鲫鱼一条(长三寸者，开肚，填满盐，烧
鱼焦)，石胆半两，雄黄一分。以上各药研如面，先以泔汤洗口及疮上，用散
贴之。(《太平圣惠方》)

　　(5) 治体虚浮肿(包括慢性肾炎、营养不良性水肿等)：大活鲫鱼1条，
去肠杂，另用商陆(切如豆粒大)、赤小豆各12g，填入鱼肚内，用线缚定。
放锅内(不用盐，可加少许糖)，加水，煮至熟烂，不吃鱼，只饮其汤，间日
服1剂。(《叶橘泉食物中药与便方》)

　　(6) 治痔疮热痛：鲫鱼一枚，破开去肠肚，入谷精草填满，烧留性。以

上各药研为细末，入脑子（冰片）并蜜同敷之。（《杨氏家藏方》龙脑散）

（7）治痔漏：鲫鱼（长二寸者）七枚，莨菪子三钱。将鲫鱼去内脏，洗净，再将莨菪子放入七条鱼腹内，用丝捆好，文武火上慢慢炙使鱼通体里黄骨焦。研细末。每服一钱，温酒调下，空心。（《杨氏家藏方》鲫鱼散）

（8）治产后乳汁不下：① 鲜活鲫鱼一尾（90～120g），与猪蹄1个同煮，连汤食之。每日1剂，连服2～3剂。（《叶橘泉食物中药与便方》）② 鲫鱼一尾（长七寸），猪肪半斤（切），漏芦、石钟乳各八两。以上四味药切细，鱼不须洗治，以清酒一斗二升合煮，鱼熟药成，绞去渣，适寒温，分五服，即乳下。其间相去须臾一饮，令药力相及。（《备急千金要方》鲫鱼汤）

黄颡鱼　Huáng Sǎng Yú

本品为鮠科动物黄颡鱼 *Pseudobagrus fulvidraco*（Richardson）的肉。黄颡鱼又称黄腊丁、黄骨鱼、嘎呀子。全年可捕捉，捕后，去内脏，洗净，鲜用。

【原动物】体较长，青黄色，大多数种具不规则的褐色斑纹，体光滑无鳞。头大且平扁，吻圆钝，口大，下位，上下颌均具绒毛状细齿。眼小，侧上位，两眼之间有一纵沟。口须4对。颌须2对。背鳍和胸鳍均具发达的硬刺，胸鳍短小，尾鳍分叉。

黄颡鱼在广西水系有分布。已养殖。

【药材性状】类似原动物。

【性味归经】味甘，性平。归肺经。

【功效主治】祛风利水，解毒敛疮。主治

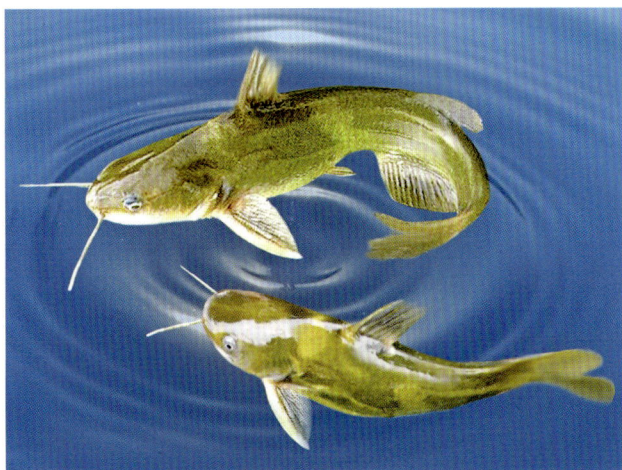

水气浮肿，小便不利，瘰疬，恶疮。

【用法用量】内服：煮食，100～200g。外用：适量，烧存性，研末，调敷。

【经验方】

（1）治水气浮肿（急性肾炎、肾病综合征等）：① 黄颡鱼 3 条（约 120 g），绿豆 30 g，大蒜 1 个，加水煮烂，不加盐，吃豆和汤，连服几次。（《广西药用动物》）② 一头黄颡八须鱼，绿豆同煎一合余。白煮作羹成顿服，自然水肿渐消除。（《医林类证集要》）

（2）治瘰疬溃烂、下肢溃疡：黄颡鱼 1 条，去内脏，蓖麻子 20 粒放鱼体内，用黄泥封固，放炭火中烧存性，去泥，研细末。用菜油调，涂患处，每天 2 次。用前先将患处用盐水洗涤拭净。（《叶橘泉食物中药与便方》）

（3）治恶疮：黄颡鱼烧灰，研末，用油调，涂患处。（《广西药用动物》）

（4）治小便不通：黄颡鱼 1～2 条，去内脏，不加盐，煮熟服。（《广西药用动物》）

注：黄颡鱼 *Pelteobagrus fulvidraco*（Richardson）引自《中华本草》，现在动物分类学认为其名称应为黄颡鱼 *Tachysurus fulvidraco*（Richardson，1846）。

青蛙 Qīng Wā

本品为蛙科动物黑斑蛙 *Rana nigromaculata* Hallowell 去内脏的全体。黑斑蛙，又称青蛙、田鸡、青鸡、青头蛤蟆、蚂、三道眉。夏、秋季节捕捉，捕后，洗净，除去皮和内脏，鲜用，阴干或烘干。

【原动物】头长大于头宽；吻部略尖，吻端钝圆，突出于下唇；吻棱不明显，颊部向外倾斜；鼻孔在吻眼中间，鼻间距等于眼睑宽，眼大而突出；眼间距窄，小于鼻间距及上眼睑宽；鼓膜大而明显，近圆形；犁骨齿两小团，突出在内鼻孔之间；舌宽厚，后端缺刻深。前肢短；指末端钝尖；关节下瘤小而明显。后肢较短而肥硕，左、右跟部不相遇；趾末端钝尖；第 4 趾蹼达远端第 1 关节下瘤，其余达趾端，缺刻较深；有内、外跖突，内者窄长，呈游离的刀状。背面皮肤较粗糙，背侧褶明显，褶间有多行长短不一的纵肤棱，后背、肛周及股后下方有圆疣和痣粒；体侧有长疣或痣粒；鼓膜上缘有细褶，口角后的颌腺窄长；胫背面有多条由痣粒连缀成的纵棱；无蹠褶。腹面光滑。生活时体背面颜色多样，有淡绿色、黄绿色、深绿色、灰褐色等颜色，杂有许多大小不一的黑斑纹；背侧褶金黄色、浅棕色或黄绿色；自吻端沿吻棱至颞褶处有一条黑纹；四肢背面浅棕色，股后侧有酱色云斑。腹面为一致的乳白色或带微红色。

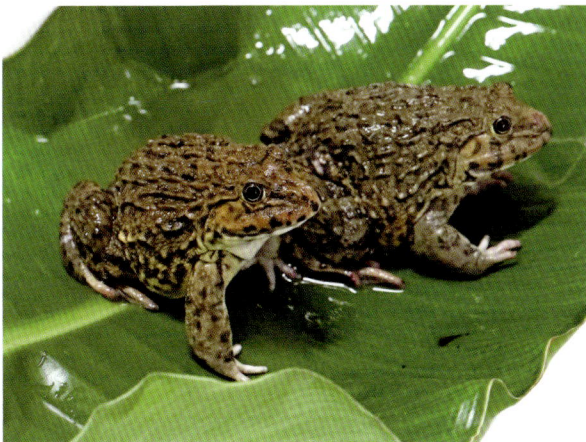

青蛙在广西各地均有分布，并被列入《国家保护的有益的或者有重要经济、科学研究价值的陆生野生动物名录》。

【**药材性状**】干品体完整，黑褐色，干瘪，腹面开裂，无内脏。头三角形，眼窝深陷，皮皱。气腥。

【**性味归经**】味甘，性凉。归肺、脾、膀胱经。

【**功效主治**】利水消肿，解毒止咳。主治水肿，臌胀，咳嗽，喘息，麻疹，痔疮。

【**药理作用**】有抗菌作用。

【**经验方**】

（1）治湿热黄疸：青蛙1只，生藕25g，水炖1次食，日2次。（《海洋药物民间应用》）

（2）治水鼓腹大（包括肾病浮肿、肝病腹水）：干青蛙2只（砂炒），蝼蛄10只，陈葫芦30g，共研细末为丸，每服6g，空腹时以温黄酒送下。（《叶橘泉食物中药与便方》）

（3）治毒痢噤口：水蛙一个，并肠肚捣碎，瓦上烘热，入麝香五分，做饼，贴脐上。气通即能进食。（《本草纲目》）

（4）治阴虚齿衄：青蛙数只，冰糖 120g，炖服，日 1 次。（《海洋药物民间应用》）

（5）治诸痔：长脚青色蛙一个，烧存性，研为末，雪糕和丸如梧桐子大。每服十五丸，空心先吃饭二匙，次以胡桃肉切细煎汤，调枳壳散送下。若产妇发痔，里急作疼，用黑豆一百粒，陈米一合，夹煎汤下，亦先吃饭二匙。（《仁斋直指方》青蛙丸）

（6）治疝气囊肿：用田中青蛙皮贴之。（《经验良方全集》）

（7）治骨结核：青蛙 1 只，红糖 60g，米酒 60mL，百部 9g，煮熟后 1 次服，每日 1 次。（《海洋药物民间应用》）

注：黑斑蛙 *Rana nigromaculata* Hallowell 引自《中华本草》，现在动物分类学认为其名称应为黑斑侧褶蛙 *Pelophylax nigromaculatus*（Hallowell，1861）。

乌鳢 Wū Lǐ

本品为鳢科动物乌鳢 *Channa argus*（Cantor）去内脏及鳞鳍的肉。

【原动物】体圆呈棒状。头略扁平，其背部有许多小感觉孔。吻长圆形。口裂大。两颌、犁骨及腭骨均有细齿，有时还间杂大型牙齿。体上部灰黑色，下部灰黄色或灰白色。体侧有八字形排列的黑色条纹。头侧有两条纵行黑条纹。

【药材性状】鲜肉乳白色，肌肉纹理细腻。气腥，味甘淡。

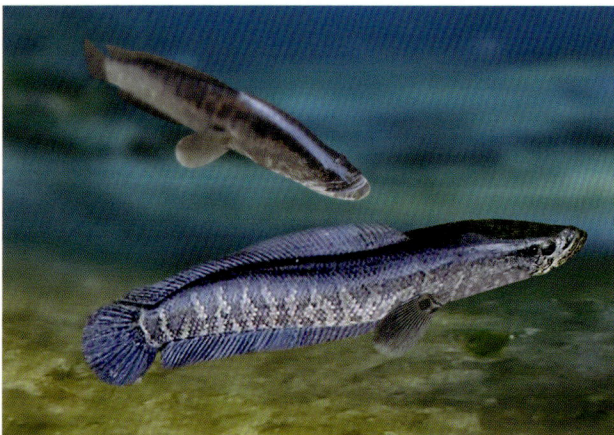

【性味归经】味甘，性寒。归大肠、小肠、肺经。

【功效主治】消肿，利尿，清热，补虚。主治湿痹，面目浮肿，大小便不利，肠痔下血。

【用法用量】内服：每天用量 120～250g；

煮汤或煎汤外洗。

【使用注意】患疹者忌服。（《绍兴本草》）

【经验方】

（1）治水肿：鳢鱼大者一尾，剖腹去肠杂，纳入大蒜一球，纸泥封固，炭火上煅存性，研细末，每次2～3g，每日3次，温开水送服。（《叶橘泉现代实用中药》）

（2）治面目水肿：乌鳢250～500g，配冬瓜、葱白，煎汤服，或将乌鳢用黄泥包好放在灶里煨熟吃。每隔3天吃1条，吃2～8条，效好。忌食盐。（《广西药用动物》）

（3）治卒身面浮肿，小肠涩，大便难，上气喘促：鳢鱼（洗，去鳞、内脏，令净）二斤，赤茯苓、泽漆、桑根白皮（锉）、泽泻、紫苏茎叶各一两，杏仁（汤浸，去皮、尖、双仁）半两。以上各药除鱼外共细锉，以水五升煮鱼取汁三升，去鱼骨药煮二升，去渣，每于食前温服一中盏，其鱼亦宜食之。（《太平圣惠方》鳢鱼汤）

（4）治单腹胀：乌鳢一尾，去肠，皮硝装入鱼腹，炭火焙干，研末。每日用滚水调服二三钱。（《经验良方全集》）

（5）治下肢肿，尿少，腰痛：乌鳢1条（重500g左右），去掉内脏和鳞片，加芒硝30g，煮熟，分3次吃。每4小时服一次。（《广西药用动物》）

（6）利大小便：乌鳢250g，配蝼蛄、肉苁蓉，炖汤服。（《广西药用动物》）

（7）治病后体虚，手术后补血：乌鳢适量，加油、盐等配料，煮熟做菜吃。（《广西药用动物》）

注：斑鳢 *Channa maculata*（Lacepède，1801）的肉也有类似功效。

螺蛳壳 Luó Sī Ké　　　　　　　　　　　　Bellamyae Concha

本品为田螺科方形环棱螺 *Bellamya quadrata*（Bellson）的干燥白色贝壳。方形环棱螺又称螺蛳、湖螺、石螺、豆田螺、金螺、蜗螺牛、丝螺。活体到

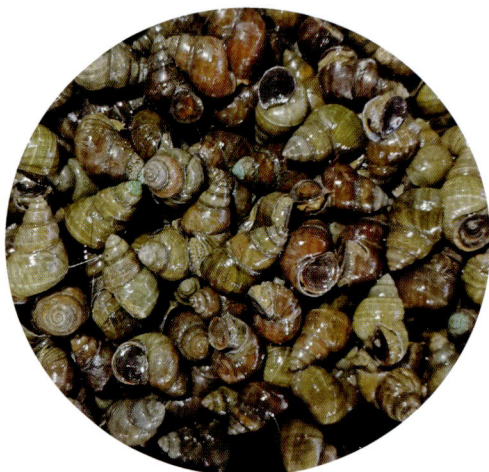

其栖息的地方拾取，用清水漂洗干净备用。白螺蛳壳是螺蛳死后堆积或散在土堆、墙脚、水域边，年久色变白的壳体，拾取后洗净晒干备用。

【原动物】贝壳中等大小，壳厚，坚实，外形呈长圆锥形。螺层7层，各层表面平不外凸，螺层高度、宽度缓慢增长，表面不外凸。缝合线明显，壳顶尖。螺旋部高，呈长圆锥形，其高度约等于全部壳高的2/3，体螺层不膨大。壳面黄褐色或深褐色，有明显的生长纹及较粗的螺棱，在体螺层上的螺棱显著。壳口呈卵圆形，上方有1个锐角，周缘完整，外唇简单。脐孔不明显。厣为角质的黄褐色薄片，有环纹，核位于略靠近内唇的中央。头和足能缩入壳内。

螺蛳在广西各地有分布。

【性味归经】味甘、淡，性平。归肺、胃经。

【功效主治】化痰，散结，止痛，敛疮。主治热痰咳嗽，瘰疬，胃痛，溃疡，烧烫伤，痔疮，疖肿。

【药理作用】有抗炎、抗菌作用。

【用法用量】内服：3～9g，作散剂或丸剂服。外用：撒敷或调敷。

【使用注意】脾胃虚寒者慎服。（《本草汇言》）

【经验方】

（1）治白蛇缠腰：白枯螺蛳壳七个，轻粉一分，杏仁七个，又用水浸久的杉木皮一块，烧灰二钱。将轻粉、杏仁共研为末，入螺蛳壳内，外用黄泥包固，以炭火煅，存性，去泥，研末，入杉木灰搅匀，入冰片七八厘。患处用甘草汤洗净，然后敷此药。（《经验良方全集》）

（2）治反胃吐食：取螺蛳（壳）一斗，水浸，去泥，晒干，研末，每服一钱，火酒调下。（《濒湖集简方》）

（3）治痰饮积，胃脘痛：螺蛳壳（墙上年久者，烧）、滑石（炒）、苍术、山栀、香附、南星各二两，枳壳、青皮、木香、半夏、砂仁各半两。以上各药研为末，生姜汁浸，蒸饼为丸，绿豆大。每服三四十丸，姜汤下。春加川芎，夏加黄连，冬加吴茱萸，各半两。有痰者，用明矾溶开，如鸡头大，热姜汤吞下一丸。（《丹溪心法》白螺蛳丸）

（4）治汤火伤：用多年干白螺蛳壳火煅，研为末，如疮破干掺；不破入轻粉，清油调敷。（《卫生易简方》）

（5）治杨梅疮烂：古墙上螺蛳壳、辰砂等分，片脑少许，研为末，搽。（《濒湖集简方》）

注：方形环棱螺 *Bellamya quadrata*（Bellson）引自《中华本草》，现在动物分类学认为其名称应为方形环棱螺 *Sinotaia quadrata*（W.H.Benson，1842）。

蚬壳 Xiǎn Ké

本品为蚬科动物河蚬 *Corbicula fluminea*（O.F.Müller）的干燥壳。河蚬又称蚬、黄蚬、蟟仔、扁螺、沙螺、沙喇、蜊仔、金蚶、台湾蚬。全年可采收，于水浅处拣取。洗净泥，用开水焯过，其壳即张开，去肉，将壳洗净，晒干。

【原动物】贝壳中等。贝壳三角形，两侧不对称，壳质厚而坚硬，两壳膨胀。前部短于后部，前部短圆，后部稍呈角度，壳顶膨胀，突出，向内和向前弯曲，两壳顶极接近，略偏前方，位于壳长2/5处，经常被腐蚀。背缘略呈截状，前缘圆，壳面呈棕黄色、黄绿色、黑褐色或漆黑色，并有光泽，壳面颜色与栖息环境及年龄有关，具有同心圆的粗的生长脉轮。腹缘很弯，

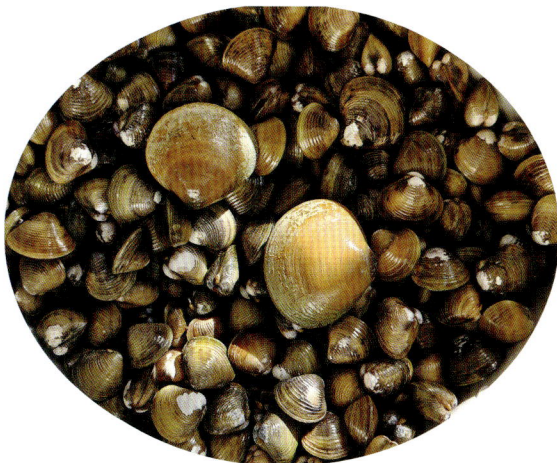

几乎呈半圆形。珍珠层浅黄色、淡紫色或鲜紫色，并有瓷状光泽。壳顶窝较深。外韧带强，呈短、粗棱形，黄褐色，位于壳顶后部。外套痕明显，完整。闭壳肌痕明显，外套痕深而显著。铰合部发达。左壳具 3 枚主齿，前后侧齿各 1 枚。右壳具 3 枚主齿，前后侧齿各 2 枚，其上有小齿列生。雌雄异体，有雌雄同体现象，幼虫在内鳃腔发育。

河蚬在广西各地有分布。

【药材性状】干品完整者近圆形。壳皮为黄褐色或黑褐色，陈年壳多为白色无皮。壳内面乌白色。无味。

【性味归经】味咸，性平。归肺、胃经。

【功效主治】化痰，除湿，制酸。主治痰喘咳嗽，溃疡，反胃吐食，疮毒。

【药理作用】有抗氧化作用。

【用法用量】内服：壳作散剂，9～12g。外用：适量。

【使用注意】素体虚寒者不宜多服或久服。

【经验方】

（1）治卒咳嗽不止：白蚬壳煅存性，研为细末。每服一钱，食后米饮调服，日三服。（《古今医统大全集要》）

（2）治痰喘咳嗽：蚬壳 500g，烧存性，研为极细末，米汤调服，每次3g，日 3 次。（《中国动物药志》）

（3）治反胃：田螺壳、黄蚬壳，二味药多少不计，陈者尤佳，各烧成白灰。每剂用白梅肉四两，田螺壳灰二两，黄蚬壳灰一两，同搜拌令匀作团，用砂盒子盛，盖了泥固缝，发顶火煅，令焦黑存性，取出碾细。每服二钱，用人参、缩砂汤调下，陈米饮亦得，食前服。（《是斋百一选方》大效散）

（4）治一切湿疮：蚬壳烧灰研细，涂。（《濒湖集简方》）

（5）治面上疔疮：蚬壳一个，烧灰过筛，用茶油调，涂患处。（《广西药用动物》）

（6）治奶疮（乳腺炎）：蚬壳适量，烧存性，研细末，用茶油调成糊状，每天一次涂患处。涂前先用温开水洗净患部。（《广西药用动物》）

（7）治刀伤出血：蚬壳研细末，撒敷伤处。（《广西药用动物》）

（8）治烧烫伤：蚬壳 120g，生石膏 30g，冰片少量，共研末备用。用时取适量和鸡蛋清（蛋白）调成稀糊状，涂患处，每天 1～2 次。（《广西药用动物》）

蛤壳 Gé Qiào　　　　　Meretricis Concha Cyclinae Concha

本品为帘蛤科动物文蛤 *Meretrix meretrix* Linnaeus 或青蛤 *Cyclina sinensis* Gmelin 的贝壳。夏、秋二季捕捞，去肉，洗净，晒干。

【原动物】文蛤：又称花蛤。贝壳略呈三角形。两壳大小相等。壳顶突出，位于背面偏前方。小月面狭长呈矛头状。盾面长卵圆形。壳表光滑，被有一层黄褐色的壳皮，同心生长线清晰。壳面花纹随个体而异。右壳有 3 个主齿和 2 个前侧齿，左壳有 3 个主齿和 1 个前侧齿。

青蛤：贝壳近圆形，壳面极凸出，宽度较大。壳顶突出，尖端弯向前方。无小月面，盾面狭长。韧带黄褐色，不突出壳面。生长纹明显，无放射肋。壳面淡黄色或棕红色。贝壳内面边缘具整齐的小齿，靠近背缘的小齿稀而大。左右两壳各具主齿 3 枚。

文蛤和青蛤在广西北部湾有分布。

【药材性状】本品为不规则碎片。碎片外面黄褐色或棕红色，可见同心生长纹。内面白色。质坚硬。断面有层纹。气微，味淡。

【性味归经】味苦、咸，性寒。归肺、肾、胃经。

【功效主治】清热化痰，软坚散结，制酸止痛。主治痰多咳嗽，胸胁疼痛，痰中带血，瘰疬瘿瘤，胃痛吞酸。外治湿疹，烫伤。

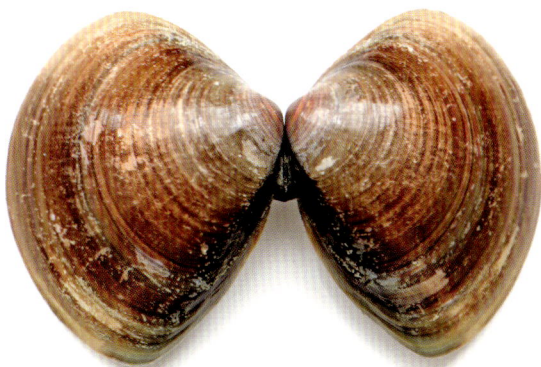

文蛤壳

【用法用量】内服：先煎，6～15g，蛤粉包煎。外用：适量，研极细粉撒布或油调后敷患处。

【使用注意】脾胃虚寒者慎服。

【经验方】

（1）治虚劳百病：海蛤、防风、瓜蒌、钟乳（粉）、赤石脂、白石脂各十分，干姜、白术、细辛各六分，桔梗、人参各五分，附子（炮）、桂心各三分。以上十三味药捣筛为散。以酒服方寸匕，日再服。忌猪肉、冷水、生菜、生葱、桃李、雀肉等。（《外台秘要》更生散）

（2）治太阳病，意欲饮水反而不渴者：文蛤、石膏各五两，麻黄、甘草、生姜各三两，杏仁（去皮、尖）五十个，大枣（擘）十二枚。以上七味药捣为散，以沸汤和一方寸匕，汤用五合，调服。（《伤寒杂病论》文蛤散）

（3）治水气遍身浮肿，上喘，小便不通：①海蛤（细研）、甜葶苈（隔纸炒令紫）、海藻（洗去咸味）、昆布（洗去咸味）、赤茯苓、泽漆各一两，汉防己、桑根白皮（锉）、木通（锉）各二两。以上各药捣罗为末，炼蜜和捣二三百杵，丸如梧桐子大，每服不计时候，以粥下三十丸。（《太平圣惠方》海蛤丸）②海蛤、泽泻、木猪苓（去皮）、木通、滑石、桑白皮、葵菜子各一两。以上各药研为细末。每服二钱，水一盏，入灯心十茎，通草二寸，同煎至七分，温服，食前。（《杨氏家藏方》海蛤汤）

（4）治小肠实热，小腹胀满，小便赤涩：海蛤三分，汉防己、甜葶苈（隔纸炒令香熟）、槟榔、木通（锉）、猪苓（去皮）各半两。以上各药捣罗为末，炼蜜和丸如梧桐子大，每服食前冬葵根汤下二十丸。（《太平圣惠方》海蛤丸）

（5）治石水，四肢细瘦，腹独肿大：海蛤（研）、防己各三分，陈皮（去白，炒）、郁李仁（去皮，炒）各半两，赤茯苓（去皮）、桑白皮、葶苈（隔纸炒）各一两。以上各药研为细末，炼蜜和丸如梧桐子大，每服二十丸，加至三十丸，米饮送下，早晚各一服。（《奇效良方》海蛤丸）

（6）治渴欲饮水不止者：文蛤五两，杵为散，以沸汤五合，和服方寸匕。（《金匮要略》文蛤散）

（7）治热则流通并治精滑者：蛤粉、黄柏、知母、青黛。以上各药捣为

细末，白粥和丸服。(《万氏济世良方》蛤粉丸)

（8）治妇人胁热下痢：蛤粉、硫黄等分。以上各药研为末，米糊和丸如梧桐子大。每服五十丸，米饮下。(《妇人大全良方》玉粉丹)

注：有文献已将丽文蛤 *Meretrix lusoria*（Röding，1798）合并到文蛤之下，作为一个异名。

第七章
活血化瘀类动物中药

水蛭 Shuǐ Zhì　　　　　　　　　　　　　　　　　　　Hirudo

本品为水蛭科动物水蛭 *Hirudo nipponica* Whitman、蚂蟥 *Whitmania pigra* Whitman 或柳叶蚂蟥 *Whitmania acranulata* Whitman、菲牛蛭 *Poecilobdella manillensis*（Lesson）的干燥全体。夏、秋二季捕捉，用沸水烫死，晒干或低温干燥。

【原动物】水蛭：又称日本医蛭、日本医水蛭、稻田医蛭、蚂蟥、线蚂蟥。体狭长，略呈圆柱状，背腹稍扁平。背面有 5 条黄白色的纵纹，以中间一条最宽和最长。黄白色纵纹又将灰绿底色隔成 6 道纵纹，以背中两条最宽，背侧两对较细。腹面两侧缘各有一条很细的灰绿色纵纹。雄性生殖孔位于第 31/32 环沟上，雌性生殖孔位于第 36/37 环沟上，两孔相隔 5 环。咽部有 6 条内纵褶，背中及腹侧各一对。

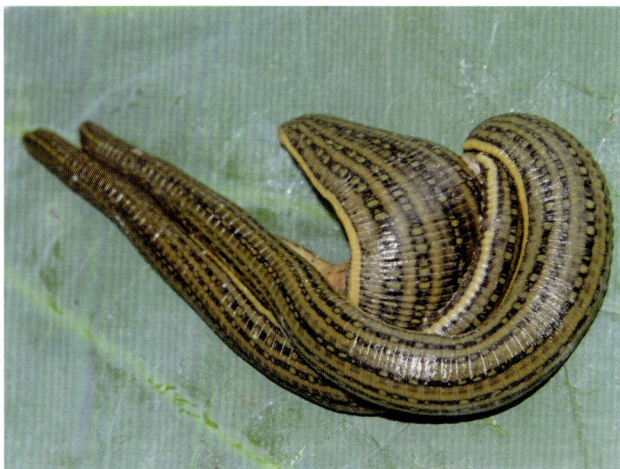

蚂蟥：又称宽身

蚂蟥、宽体金线蛭。体略呈纺锤形。背面暗绿色，有 5 条纵行的黑色间杂淡黄色的斑纹，此黄色部分由各体节中间 3 环上的圆形斑点构成。腹面两侧以及中间共有 9 条断续的黑色纵纹。体分 107 环，节 Ⅵ 的背

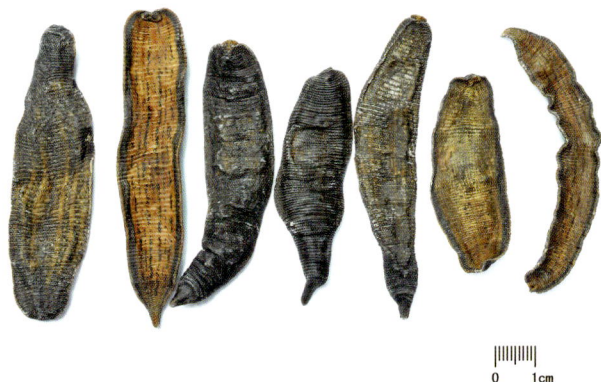

面可见 4 环，腹面仅有 3 环。体中部完全体节各有 5 环。眼 5 对，排列如医蛭形。前吸盘小，口内有颚，颚上有两行钝的齿板。雄性与雌性生殖孔分别位于节 Ⅺ 和 Ⅻ 的 b5/b6。环沟上，两孔相隔 5 环。

柳叶蚂蟥：又称尖细金线蛭、茶色蛭、尖细黄蛭、秀丽黄蛭、秀丽金线蛭。体披针形，头部极细小。前段 1/4 尖细，后半最宽阔。体背部为橄榄色或茶褐色，有 6 条黄褐色或黑色斑纹构成的纵纹。背中一对的两侧约有 18 对新月形的黑褐色斑。腹面灰色，两侧常有黑褐色斑点带各一条。5 对眼，呈医蛭型排列。雄性生殖孔位于节 Ⅻ b1（第 35 环），雌性生殖孔位于节 ⅩⅢ b1（第 40 环）。嗉囊与肠交界处（即节 ⅪⅩ / ⅩⅩ）向后方伸出一对纤细的侧盲囊。阴茎囊长达 4.5 体节。

菲牛蛭：又称马尼拟医蛭。个体狭长且扁平。活着时背面黄褐色或橄榄绿色，背中有一条不显著的蓝灰色纵纹。皮肤体节感觉器大而明显。两生殖孔通常被 5 环隔开，雄生殖孔在节 Ⅺ 的 b5/b6 上，雌生殖孔在节 Ⅻ 的 b5/b6 上。尾吸盘明显小于体宽。颚很大，两侧生有许多唾液腺乳突，通常约有 150 个锐利的齿。射精管粗大，呈纺锤形。精管膨腔短，呈圆球形，并被一层疏松的腺体覆盖着。阴道短，没有柄，与总输卵管一起开口向外。

水蛭自然分布于广西各地。

【药材性状】

水蛭：扁长圆柱形，体多弯曲扭转。大小不等，黑棕色，腹面略黄褐色，全身有节状环纹。长 2～5cm，宽 0.2～0.3cm。

蚂蟥：体扁平纺锤形，有多数环节。背部黑褐色或黑棕色，用水泡后可见黑色斑排成 5 条纵纹。腹面平坦，棕黄色。体两侧棕黄色，前端尖，后端圆，两端各有 1 个吸盘，后吸盘大。长 4～10cm，宽 0.5～2cm。

柳叶蚂蟥：狭长而扁平。长 5～12cm，宽 0.1～0.5cm。

水蛭，质脆，易折断，断面胶质状。气微腥。

【性味归经】味咸、苦，性平；有毒。归肝经。

【功效主治】破血通经，消积散癥，消肿解毒，堕胎。主治经闭腹痛、产后恶露不尽、癥瘕积聚、痔疮肿痛、跌扑损伤、无名肿毒、肝积等。外用：可治痈肿、丹毒。

【药理作用】有抗血栓、抗凝血、溶栓、降血脂、终止妊娠作用。

【用法用量】内服：1～3g。外用：适量，捣敷。

【使用注意】体弱血虚、孕妇、妇女月经期及有出血倾向者禁服。

【经验方】

（1）治发背初作：取活水蛭置肿上，令饮血。胀自落，另换，胀蛭以新水养之即活。（《是斋百一选方》）

（2）治跌打损伤，瘀血不通，局部胀痛，大小便不通欲死：水蛭 300g 炒黄研为细末，大黄、接骨木、牵牛子各 600g 共研细末，拌匀，每次 6g，每日 2～3 次，温黄酒冲服。（《叶橘泉现代实用中药》）

（3）治金疮打损，及从高坠下，木石所压，内损瘀血，心腹疼痛，大小便不通，气绝欲死：红蛭（用煅石灰慢火炒令焦黄色）半两，大黄二两，黑牵牛二两。以上各药研为细末，每服三钱，用热酒调下，如人行四五里，再用热酒调牵牛末二钱催之，须脏腑转下恶血成块或成片，恶血尽则愈。（《严氏济生方》夺命散）

（4）治妇人月经不利，腹中满时自减，并男子膀胱满急：水蛭二十枚，桃仁三十个，大黄、虎杖各二两。以上四味共以水三升煮取一升，去渣，尽服，当下恶血为度。（《备急千金要方》抵当汤）

（5）治月经不行，或产后恶露，脐腹作痛：熟地黄三两，水蛭（糯米同炒黄，去糯米）、虻虫（去头、足、翅，炒）、桃仁（制，去皮、尖）各五十枚。以上各药研为末，蜜丸如梧桐子大。空心温酒下五丸，未知，加至七丸。

（《妇人大全良方》地黄通经丸）

（6）治漏下不止：① 取水蛭治下筛，酒服一钱许，日二，恶血消即能愈。（《备急千金要方》）② 水蛭，微炒，一两，研末。每服空心以温酒调下一钱，隔三日再服，恶血消尽自愈。（《太平圣惠方》）

注：水蛭 *Hirudo nipponica* Whitman 引自《中国药典》2020 年版，现在动物分类学认为其名称应为日本医蛭 *Hirudo nipponia*（Whitman，1886）。蚂蟥 *Whitmania pigra* Whitman 引自《中国药典》2020 年版，现在动物分类学认为其名称应为宽体金线蛭 *Whitmania pigra*（Whitman，1884）。柳叶蚂蟥 *Whitmania acranulata* Whitman 引自《中国药典》2020 年版，现在动物分类学认为其名称应为尖细金线蛭 *Whitmania acranulata*（Whitman，1886）。

斑蝥 Bān Máo　　　　　　　　　　　　　　　　　　　Mylabris

本品为芫菁科昆虫南方大斑蝥 *Mylabris phalerata* Pallas 或黄黑小斑蝥 *Mylabris cichorii* Linnaeus 的干燥体。斑蝥又称斑猫、龙尾、螌蝥、斑蚝、龙蚝、斑菌、螌蚤、晏青、龙菌、斑毛、羊米虫、老虎斑毛、花斑毛、花壳虫、花罗虫。夏、秋二季捕捉，闷死或烫死，晒干。

【原动物】南方大斑蝥：体型较大。体黑色，被黑毛；头、前胸背板黑色，有密刻点；腹面有黑毛。眼半球形。触角11 节，不达鞘翅基部。鞘翅黑色，有光泽，每个鞘翅基部有 2 个黄斑，内斑较大，外斑小；鞘翅内侧圆形斑相对，成"眼斑"型，外斑有黑毛，无黄毛；鞘翅中部有 2 条曲折带状

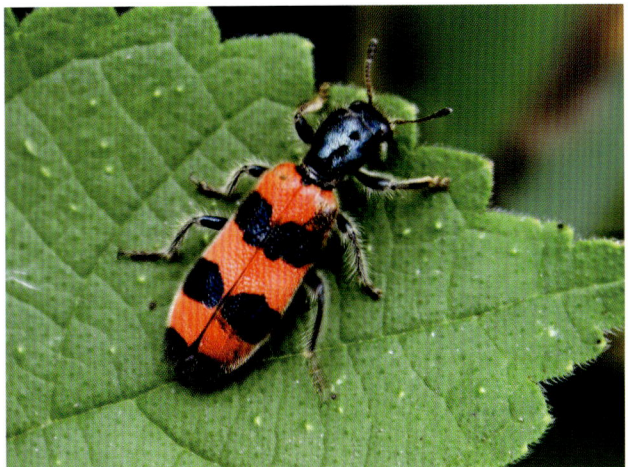

斑，之间为黑色鞘翅基色，三者约等宽；鞘翅长过腹部，翅缝端合拢。各足腿节和胫节外侧有黑长毛，后足胫节有 2 个端距。爪间突发达，刚毛较多，内爪片无锯齿。前足跗节毛垫较厚。

黄黑小斑蝥：体小型。体黑色，被短黑毛。头近圆形。眼半球状。上唇前缘中央有缺刻。上颚发达，基部黑褐色，端部内缘无齿。触角 11 节。前胸背板与头同宽，密被黑短毛。鞘翅黑色，有光泽，密被皱褶，被黑短毛；每个鞘翅基部有 2 个黄斑，内斑大，外斑略呈长方形，鞘翅内侧圆形斑相对，成"眼斑"型，外斑上有黑毛，无黄毛；鞘翅中部和近端部有黄色波浪状横带，较宽，所有黄斑外围均有一锈红晕圈；鞘翅长度达腹末，翅缝端部合拢。前足腿节和胫节腹面被棕色毛，余下各足腿节和胫节外侧被黑色长毛。爪间突细，刚毛少，内爪片无锯齿。前足跗节毛垫金黄色，较厚。

斑蝥在广西各地都有分布。

【药材性状】南方大斑蝥　呈长圆形，长 1.5～2.5cm，宽 0.5～1cm。头及口器向下垂，有较大的复眼及触角各 1 对，触角多已脱落。背部具革质鞘翅 1 对，黑色，有 3 条黄色或棕黄色的横纹；鞘翅下面有棕褐色薄膜状透明的内翅 2 片。胸腹部乌黑色，胸部有足 3 对。有特殊的臭气。

黄黑小斑蝥　体型较小，长 1～1.5cm。

【性味归经】味辛，性热；有大毒。归肝、胃、肾经。

【功效主治】破血逐瘀，散结消癥，攻毒蚀疮。主治癥瘕，顽癣，瘰疬，赘疣，痈疽不溃，恶疮死肌。

【药理作用】有抗肿瘤、抗炎、增强免疫作用。

【用法用量】内服：0.03～0.06g，炮制后入丸、散。外用：适量，研末或浸酒醋，或制油膏涂敷患处，不宜大面积用。

【使用注意】本品有大毒。内服慎用。孕妇禁用。

【经验方】

（1）治瘰疬：斑蝥（糯米炒，去皮、足、翅，不用米）、防风、白术（生）、槟榔（生）、甘草（生）、牵牛（一半生，一半熟炒）、郁李仁（汤浸，去皮）、密陀僧各等分。以上各药研为末，面糊为丸如梧桐子大。早晚煎甘草槟榔汤送下，每服二十丸，至月后，觉腹中微痛，于小便中取下疬子毒物，

有如鱼目状，已破者自合，未破者自消。(《瑞竹堂经验方》遇仙无比丸)

（2）治急心疼：斑蝥（头翅全）七个，胡椒四十九粒。以上二味药同炒，令斑蝥焦碎，吹去斑蝥不用，净吹胡椒无斑蝥末，将胡椒碾为细末，只作一服，热酒调服，不拘时候。(《瑞竹堂经验方》)

（3）治反胃吐食：大枣一枚（去核），用斑蝥一只（去头、翅），入内，煨熟去斑蝥，空心食之，白汤下。(《濒湖集简方》)

（4）治身上诸般恶疮，及小儿耳、项、头颐疼：斑蝥五个，蝉蜕五个，轻粉一钱，槟榔三个，香白芷、蛇床子、硫黄、樟脑各二钱。以上各药研为细末，罗过，却入轻粉，再碾极细，用香油调药搽敷，立效。(《瑞竹堂经验方》白芷散)

（5）治诸瘘：斑蝥（去足、翅，糯米炒）七枚，珍珠（研）、桂（去粗皮）、水银（与众药研令星尽）各半两，葛上亭长（去足、翅，糯米炒）七枚。以上五味药，捣研为散。每服半钱比，米饮调下，空心午后服，小便有所出，即瘥。(《圣济总录》斑蝥散)

（6）治妇人月水不通，时作寒热，食少体瘦：斑蝥（糯米中同炒令黄，去翅、足）一分，川大黄（锉，微炒）三分，水蛭（炒令黄）一分，当归（锉，微炒）三分，虻虫（炒令黄，去翅、足）一分。以上各药捣细罗为散。每于食前以温酒调下一钱。(《太平圣惠方》斑蝥散)

（7）治圆形秃发：① 斑蝥 100g，浸入 500mL 50 度白酒中，10 天后，每天用棉签搽擦患部，每日 3～5 次。(《叶橘泉现代实用中药》)② 斑蝥 5 只，闹羊花 9g，毛姜 9g，高粱酒 150g。浸半月，外擦患部，日 3~4 次，以不破为度，可以逐步生发。(《朱良春虫类药的应用》)

（8）治干癣：斑蝥（去头、足、翅）、狼毒、草乌各等分。以上各药共研为末，用津吐调抹之。(《世医通变要法》)

注：南方大斑蝥 *Mylabris phalerata* Pallas 引自《中国药典》2020 年版，现在动物分类学认为其名称应为大斑沟芫菁 *Hycleus phaleratus*（Pallas，1871）。黄黑小斑蝥 *Mylabris cichorii* Linnaeus 引自《中国药典》2020 年版，现在动物分类学认为其名称应为眼斑沟芫菁 *Hycleus cichorii*（Linnaeus，1758）。

蟑螂 Zhāng Láng　　　　　　　　　　　　　Periplanetae

本品为蜚蠊科昆虫美洲大蠊 *Periplaneta americana*（Linnaeus）的干燥全体。美洲大蠊又称红蠊、船蠊、美洲蜚蠊、油婆、蟑螂、大蜚蠊。四季捕捉，捕后，用开水烫死，晒干或烘干。

【原动物】雌雄虫体形相似，但雌虫体稍宽于雄虫。头部小，隐于前胸背板下方。复眼较大，位于头上部两侧，单眼位于触角的内上方。头顶及两复眼间为黑褐色；下颚须淡褐色，端部两节褐色。触角发达，呈鞭状，由多节组成，其长度超过尾端。咀嚼式口器。前胸背板近梯形，前缘几乎平直，后缘缓弧形，边缘黄色，中央红褐色，近前缘处有"T"形淡黄色斑，中部有赤褐色蝶形斑。中胸和后胸背板形状几乎相同。步足 3 对，均发达。双翅平时重叠于腹部背面。前翅革质，深褐色；后翅膜质，半透明，浅褐色。腹部赤褐色，宽而扁平。腹部 10 节。第 10 腹节特化为外生殖器。尾须 1 对。

美洲大蠊在广西各地有分布。已养殖。

【药材性状】本品椭圆形。体红褐色，背腹扁平，头小，触角多残，复眼大。前胸扩大如盾状，边缘有宽的黄色带纹。足 3 对，多不全；翅 2 对。质松脆，易碎。气微腥，味微咸。

【性味归经】味咸，性寒；有毒。归肝、脾、肾经。

【功效主治】破瘀，化积，消肿，解毒。主治癥瘕积聚、小儿疳积、疔疮、喉蛾、痈肿、蛇虫咬伤等。

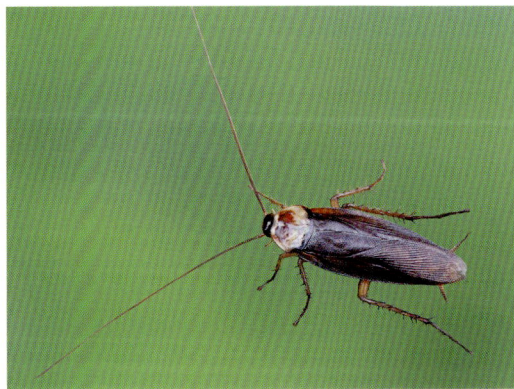

【药理作用】有抗癌、抗菌、抗炎、镇痛作用。

【用法用量】内服：1～3 只，煎汤；焙干研末。外用：适量，捣敷。

【经验方】

（1）治吐血：蟑螂五个，只去翅净，在火盆净瓦上焙干

为末，纸包安土上，存性，用湿腐皮包一个，滚汤吞下，每天如此，吞五日，不可间断。(《本草纲目拾遗》徐云生方)

(2) 治气虚中满：蟑螂七个为末，用地骷髅煎汤送服。(《本草纲目拾遗》引《医宗汇编》)

(3) 治鼓胀：蟑螂(焙干)一个，莱菔子一撮。以上二味药共炒为末，好酒吞十日。(《本草纲目拾遗》引《家宝方》)

(4) 治原发性肝癌：将蟑螂提取物 AT-2 制成胶囊或浸膏片剂，每次 3～6 片，每日 3 次。(《抗癌本草》)

(5) 治诸毒恶疮：蟑螂捣，煅石灰敷之。(《本草纲目拾遗》引《严氏家用方》)

(6) 治小儿疳：① 灶上蟑螂焙干，与食之。(《本草纲目拾遗》引《集听》) ② 蟑螂去头、足、翅，新瓦焙干，常与食之。(《本草纲目拾遗》引《百草镜》)

鱼油 Yú Yóu

本品为魟科动物赤魟 *Dasyatis akajei*（Müller et Henle）、花点魟 *Dasyatis uarnak*（Forskal）以及鳐科动物何氏鳐 *Raja hollandi* Jordan et Richardson 等鱼中提取的脂肪油。全年捕捉，捕后，剖腹取出脂肪，熬油。

【**原动物**】赤魟：又称鲬鱼、魟鱼、草帽鱼、盘鱼、海鳐鱼。体扁平，体盘宽大近圆形，宽约等于体长的 1.2 倍。口小，在头的腹面，牙细小，铺石状排列，眼小，稍突起，眼的后面有一群小刺。体光滑无鳞。从背面头部到尾的后部有成行的棘刺。胸鳍宽大，伸展到体的两侧，背鳍和尾鳍退化。尾细长如

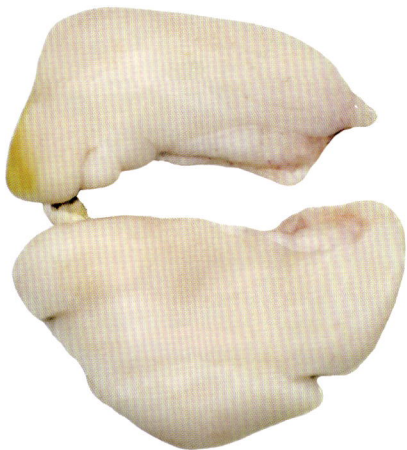

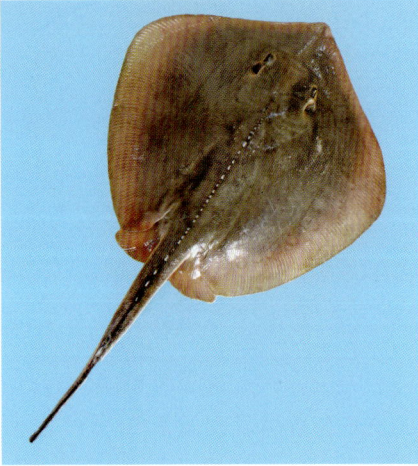

鞭。体赤褐色，体盘周边浅淡，腹面近边缘区橙黄色。尾部有一根尾刺，尾刺包以皮膜。

花点虹：又称花甫、鲕鱼、花点虹。体盘菱形，前缘微凹。吻尖，突出。眼小，眼径比喷水孔稍小。口小。口底乳突4～7个。尾细长；尾刺1枚。体背面黑点扩大成豹纹斑或云状斑纹；腹面淡白，边区褐色；尾部具黑白环，延伸至尾部末端。

何氏鳐：前鼻瓣宽大，后缘细裂，伸达下颌外侧；后鼻瓣前部半环形，突出于口侧。口大，浅弧形；牙小，铺石状排列，平扁近圆形或细尖上颌牙40～50纵行。喷水孔亚椭圆形，紧位于眼后，前部伸达眼后半部下方，前缘里侧具一片皮膜，皮膜后缘细裂，能开闭。鳃孔5个，中间3个最大，间距约相等。眶上和喷水孔上的结刺颇小，眶前1～3个，眶上2～4个，喷水孔上1～3个，一般连续作半环形排列。头后脊板上具结刺一个；尾上结刺雌性为5、雄性一般为3纵行。胸鳍前延，伸达吻侧中部，外角、里角圆形。腹鳍外缘分裂很深，前部突出呈足趾状；鳍脚宽扁，后端钝尖。背鳍2个，同形，第一背鳍稍大。前缘和后缘连合呈半圆形，后缘连于皮上；背鳍间隔很短，等于或稍小于第一背鳍基底长。在幼体有3～5个结刺；第二背鳍与尾鳍上叶有一相当距离。尾鳍上叶低而长，与第二背鳍基底长相等或稍长。背面黄褐色，具深褐色小斑点；在肩区上的斑点，常聚集一起呈大型斑块状；胸鳍里角上方具一眼状斑块。尾上隐具暗色横条8～9条。尾鳍上叶具暗色横纹2～4条。腹面灰褐色，具许多暗色细斑，细斑中央有一黏液孔。

赤虹在广西北部湾海域及南宁、龙州、宁明等淡水水域有分布，并被列入《国家保护的有益的或者有重要经济、科学研究价值的陆生野生动物名录》。

花点虹、何氏鳐在广西北部湾有分布。

【药材性状】本品呈膏状，乳白色至稍黄褐色。气稍腥。

【**性味归经**】味甘，性温。归脾、肾经。

【**功效主治**】活血，降脂。主治高血脂，高血压，冠心病，脑栓塞。

【**药理作用**】有调节血脂、抗血栓、抗血小板聚集作用。

【**用法用量**】一般制成胶丸，按常规服。

【**经验方**】

（1）治瘰疾：用和煅石灰泥船鱼脂（腥臭者）二斤，安铜器内，燃大炷令暖，隔纸熨瘰上，昼夜勿熄火。（《本草纲目》陈藏器）

（2）治小儿疳积：鱼油，每日放入少量在菜或汤里食用。（《常见药用动物》）

注：赤魟 *Dasyatis akajei*（Müller et Henle）引自《中华本草》，现在动物分类学认为其名称应为 *Hemitrygon akajei*（Müller & Henle，1841）。花点魟 *Dasyatis uarnak*（Forskal）引自《中华本草》，现在动物分类学认为其名称应为花点窄尾魟 *Himantura uarnak*（Gmelin，1789）。何氏鳐 *Raja hollandi* Jordan et Richardson 引自《中华本草》，现在动物分类学认为其名称应为 *Okamejei hollandi*（Jordan & Richardson，1909）。

五灵脂 Wǔ Líng Zhī　　　　　　　　　　　　　　　Trogopteri Faeces

本品为鼯鼠科动物复齿鼯鼠 *Trogopterus xanthipes*（Milne-Edwards）的干燥粪便。粪便全年可采收。复齿鼯鼠一般生活在 1000m 以上的险峻山岭地区，喜食松、柏、杉等的叶、嫩枝和籽实；常在岩缝、石洞、树洞及

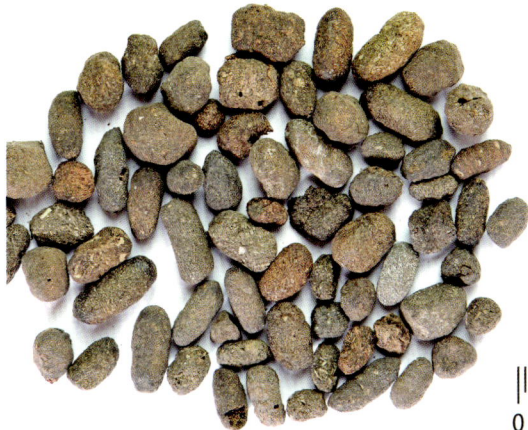

0　1cm

松树枝杈上营巢。复齿鼯鼠是夜行动物，清晨或黄昏时活动频繁；常在离巢15m左右的固定地点排便；其粪便与尿液的混合物，就是传统中药材——五灵脂。五灵脂常与岩石紧实附着，采时一般从悬崖上部沿绳下到岩石上，用锤、凿敲下，有时会带起碎石或泥土。将混杂在五灵脂中的泥土、砂石等杂质拣除，砸成1～2cm的小块，进一步晒干或低温烘干后，装入粉碎机粉碎，过2mm筛，即得。

【原动物】

复齿鼯鼠又称橙足鼯鼠、黄足鼯鼠、寒号鸟、寒号虫、寒搭拉虫。体型中等。尾稍扁粗，与身体等长。头圆眼大，吻部短，耳郭圆宽发达。眼眶四周成黑圈。耳基部有长而软的毛丛，背毛基部淡灰黑色，上部淡黄色，尖端黑色。颈背部黄色明显，腹部毛灰白色，毛尖淡橙色，飞膜颜色与腹面相同，边缘灰白色，背腹分界明显。尾背面毛色与体背部相近，但较浅，尾端黑色，尾腹面除尾基部毛稍显浅黄外，其余部分毛均为黑色，形成一纵纹直至尾端。

复齿鼯鼠为中国的特有种，广西田林老山、那坡、平孟均有分布，并被列入《国家保护的有益的或者有重要经济、科学研究价值的陆生野生动物名录》。

【药材性状】五灵脂由许多粪粒凝结而成，为不规则的块状，大小不一。表面黑棕色、黄棕色、红棕色或灰棕色，凸凹不平，有的有油润光泽。粪粒长椭圆柱形，表面常碎裂，纤维性。体轻，质较硬，但较易破碎，断面不平坦，可模糊地看出粪粒的形状，有时呈纤维状。气腥臭，味苦。以块状、黑棕色、有光泽、油润而无杂质者为佳。

【性味归经】味苦、甘，性温。归肝、脾经。

【功效主治】活血止血，散瘀止痛，解毒消积。主治瘀血诸痛，胸腹疼痛，经闭腹痛，产后腹痛，癥瘕，跌打损伤瘀血作痛，疝气痛；炒用治瘀血崩漏，月经过多，赤带不绝，肠风便血。外用，治蛇、蝎、蜈蚣咬伤。

【药理作用】有抗炎、抗动脉粥样硬化、抗血小板聚集、抗胃溃疡、抗脑缺血、抗衰老作用。

【**用法用量**】内服：煎汤，5～10g；或入丸、散，适量。外用：研末，调敷。

【**使用注意**】孕妇慎服。

【**经验方**】

（1）治积年口疮：五灵脂一两，杏仁（汤浸，去皮尖、双仁）四十九枚，黄丹（炒令紫色）半两。以上各药捣细罗为散，用生蜜调令得所。每取少许，涂于疮上，有涎即吐之。（《太平圣惠方》五灵脂含化丸）

（2）治吐血呕血：① 五灵脂一两，芦荟二钱。以上二味药捣研为末，滴水和丸如鸡头大，捏作饼子。每服二饼，龙脑、浆水化下，不拘时。（《圣济总录》五灵脂饼子）② 五灵脂一两，黄芪（细研）半两。以上二味药捣罗为散。每服二钱匕，新汲水调下，不拘时。（《圣济总录》黄芪散）

（3）心绞痛：五灵脂15g，干姜3g，共研末，每日2次，每次4.5g，酒冲服。（《广西药用动物》）

（4）治胃脘寒痛：五灵脂9g，文火微炒后和炮姜9g，共研末，热酒送服。（《广西药用动物》）

（5）治发背：五灵脂半两，海螵蛸（乌贼鱼骨）（去甲）一两。以上二味药捣研为散。凡患者初觉时，以水调扫肿处。如已大作者，入醋面同调敷之。（《圣济总录》五灵脂散）

（6）治妇人积年癥块，恶血气久不除：五灵脂、川乌头（炮裂，去皮、脐）、干漆（捣碎，炒令烟出）各一两，麝香（细研）、硫黄（细研）、硇砂（细研）各半两，巴豆（去皮，用醋煮令赤）三十枚。以上各药捣罗为末，入研了药令匀，以醋煮面糊和丸如绿豆大。每服空心以温酒下五丸。（《太平圣惠方》五灵脂丸）

（7）产后腹痛：五灵脂（醋炒）60g，益母草30g，共研末，每日2次，每次9g，开水送服。（《广西药用动物》）

（8）治小儿心胸痰壅，咳嗽，咽喉不利，常作呀呷声：半夏（汤洗七遍去滑）、甜葶苈（隔纸炒令紫色）、杏仁（汤洗，去皮尖、双仁，麸炒微黄）各一分，朱砂（细研，水飞过）半两，五灵脂半分。以上各药捣罗为末，用生姜自然汁煮面糊和丸如绿豆大。每服煎麻黄汤下三丸，日三服，量小儿大

小以意加减。(《太平圣惠方》)

注：广西分布的棕鼯鼠 *Petaurista petaurista*(Pallas，1766)、黑白飞鼠 *Hylopetes alboniger*(Hodgson，1836)、毛耳飞鼠 *Belomys pearsonii*(Gray，1842)的干燥粪便也作五灵脂。

虻虫　Méng Chóng　Tabanus

本品为虻科昆虫华虻 *Tabanus mandarinus* Schiner 或其他同属昆虫的干燥雌性全虫。华虻又称牛虻、虻、虻虫、牛苍蝇、牛蚊子。6～8 月捕捉。用蝇拍轻轻拍取，用线穿起，晒干或阴干。

【原动物】体灰黑色。前额黄灰色，基胛近卵圆形，黄棕色。触角第 1 环节基部棕红色，有明显锐利的突起，翅透明，翅脉棕色。胸部背板灰色，有 5 条明显黑灰纵带。腹部圆钝形，有明显的白斑。雄虫与雌虫相似，较雌虫稍大，仅腹部呈圆锥形。

【药材性状】本品干燥的虫体呈长椭圆形。头部呈黑褐色，头大多已经脱落。胸部黑褐色，背面呈壳状而光亮，翅长超过尾部；胸部下面突出，黑棕色。足 3 对，多碎断。腹部棕黄色。质松而脆，易破碎。气臭，味苦咸。

【性味归经】味苦，性寒；有毒。归肝经。

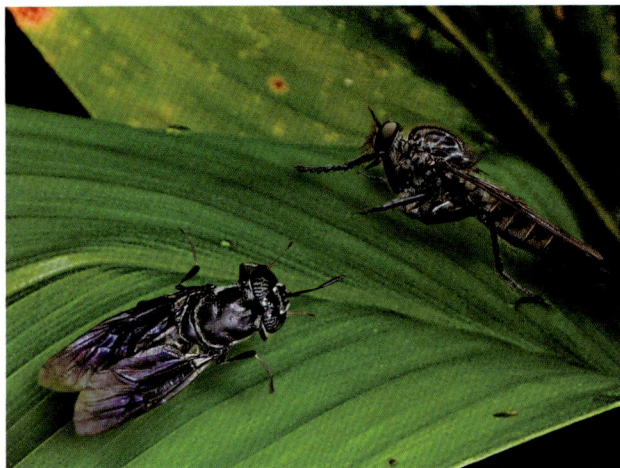

【功效主治】逐瘀破积，通经。主治月经闭止，小腹痛，癥瘕积聚和跌扑疼痛。外用拔毒。

【用法用量】内服：每天用量 2.5～3g，作煎剂或散剂。外用：适量，研末敷或调搽。

【使用注意】孕妇

及月经期忌服。

【经验方】

（1）治太阳病，身黄脉沉结，少腹硬，小便不利者，或小便自利，其人如狂者：虻虫（去翅、足）、水蛭（熬）各二十个，桃仁（去皮、尖）二十五个，大黄（酒洗）三两。以上四味药以水五升，煮取三升，去渣。温服一升，不下，更服。（《伤寒论》抵当汤）

（2）逐瘀血：桃仁、苏木各一两，生地黄五钱，虻虫（去足、翅，炒）、水蛭（炒）各三十个。以上各药捣粗，每服三钱，水一盏，煎六分。空心服。（《景岳全书》桃仁汤）

（3）治金疮内漏，瘀血在腹中胀满：①虻虫（去翅足，微炒）三十枚，桃仁（汤浸，去皮、尖、双仁，麸炒微黄）一两，桂心一两半，川大黄（锉碎，微炒）三两，水蛭（炒令微黄）三十枚。以上各药共捣细罗为散。每服二钱，用童子小便一中盏，煎到五分，温温和渣服，日五服，夜三服。如猝无小便，用酒水代之亦得。（《太平圣惠方》虻虫散）②虻虫（炒令微黄）三两，牡丹二两。以上各药共捣细罗为散，每服食前以温酒调下二钱，日四五服。（《太平圣惠方》）

（4）治带下，经闭不通：桃仁、虻虫各一升，朴消五两，大黄六两。以上四味药研为末，另治桃仁，以醇苦酒四升纳铜铛中，炭火煎至二升，下大黄、桃仁、虻虫等，搅勿住手，当欲可丸，下朴硝，更搅勿住手，良久出之，可丸乃止。取一丸如鸡子黄投酒中，预一宿勿食服之，至晡时，下如大豆汁，或如鸡肝凝血下虾蟆子。（《备急千金要方》桃仁煎）

（5）治月经不通五七年，或肿满气逆，腹胀瘕痛：虻虫四百枚，蛴螬一升，干地黄、牡丹、干漆、芍药、牛膝、土瓜根、桂心各四两，吴茱萸、桃仁、黄芩、牡蒙各三两，茯苓、海藻各五两，水蛭三百枚，芒硝一两，人参一两半，葶苈五合。以上十九味药共研为末，蜜和丸如梧桐子大。每日空心酒下七丸，不知加之，日三服。（《备急千金要方》大虻虫丸）

（6）治子宫肌瘤，月经闭止：虻虫、水蛭、干漆、生甘草按10∶10∶8∶10的比例，共研为细末，炼蜜为丸如赤豆大，每次2g，每日3次，温开水送服。（《叶橘泉现代实用中药》）

注：复带虻 *Atylotus miser*（Szilády，1915）、姚虻 *Tabanus yao*（Macquart，1855）、双斑黄虻 *Atylotus miser*（Szilády，1915）的干燥虫体也作虻虫。

刺猬皮 Cì Wèi Pí　　　　　　　　　　　Erinacei Corium

本品为刺猬科动物刺猬 *Erinaceus europaeus* Linnaeus 的干燥皮。刺猬又名猬、白刺猬、猬鼠、刺鼠。全年均可捕捉，将皮剥下，撒上一层石灰，用篾片将皮撑开，置于通风处阴干。

【原动物】体型较大。头宽，吻尖。耳短，不超过其周围的棘长。足及爪较长。身体背面被粗而硬的棘刺，头顶部棘略向两侧分列。棘之颜色可分两类：一类纯白色，或尖端略染棕色；另一类棘之基部白色或土黄色，其上为棕色，再上段复为白色，尖梢呈棕色。整个体背呈土棕色。脸部、体侧和腹面以及四肢的毛为灰白或浅灰黄色。四足浅棕色。

刺猬在广西各地均有分布。

【药材性状】本品干燥的皮呈多角形板刷状或直条状，有的边缘卷曲成筒状或盘状。外表面密生错综交叉的棘刺，刺长 1.5～2cm，坚硬如针，灰白

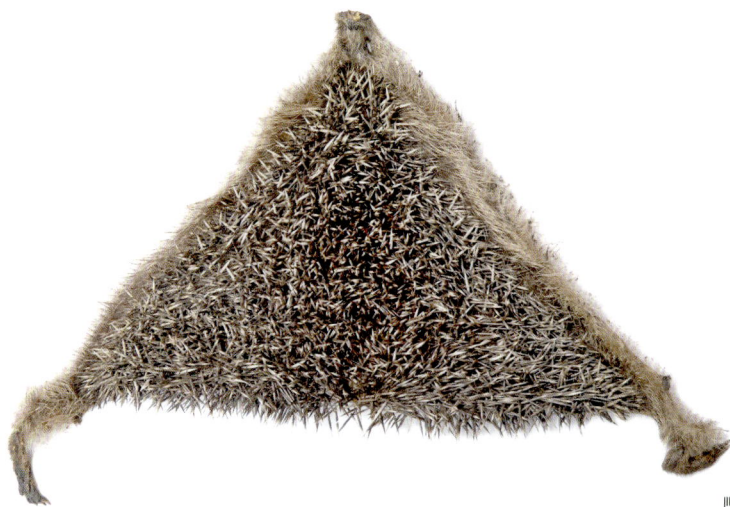

0　1cm

色、黄色或灰褐色不一。在腹部的皮上多有灰褐色软毛。皮内面灰白色或棕褐色，留有筋肉残痕。具特殊腥臭气。

【**性味归经**】味苦、甘，性平。归胃、大肠经。

【**功效主治**】化瘀止痛，收敛止血，涩精缩尿。主治胃脘疼痛，反胃吐食，便血，肠风下血，痔漏，脱肛，遗精，遗尿。

【**用法用量**】内服：煎汤，6～12g；或入散剂。外用：适量，研末调敷。

【**使用注意**】孕妇慎用。

【**经验方**】

（1）治鼻衄：猬皮一枚，烧为灰，细研，每用半钱，绵裹纳鼻中，数易之。（《太平圣惠方》塞鼻散）

（2）治虚劳吐血：猬皮（烧灰）一两，硫黄一分。以上二味药同研令匀细。每服空心以温酒调下一钱。（《太平圣惠方》）

（3）治肠风下血：白刺猬皮（于铫子内煿针焦，去皮，只用针）一枚，木贼（炒黄）半两。以上二味药研为细末。每服二钱，热酒调下，空心，食前。（《杨氏家藏方》猬皮散）

（4）治五痔：① 猬皮（炙）、龟甲（炙）、当归各六分，黄芪、槐子、大黄各八分，蛇蜕（炙）五寸，露蜂房（炙）五分，藁本、桂心各五分，猪后悬蹄甲（炙）十四枚。以上十一味药捣为散。空腹，以米饮服方寸匕，日二，渐加一匕半。忌鱼、热面等。（《外台秘要》皮散方）② 猬皮（切）三指大，熏黄（末）枣大，熟艾鸡子大。以上三味药，空地作孔，调和，取便熏之，口中熏黄烟气出为佳，火气消尽即停，停三日将息，更熏之，几三度永瘥。勿犯风冷，羹臛将补，慎猪鸡等。（《备急千金要方》猬皮散）③ 猬皮烧灰，酒调敷。（《是斋百一选方》）

（5）治旧新肠风痔瘘，着床头痛不可忍：刺猬皮（锉）十六两，猪悬蹄一百只，牛角腮（锉）十二两，槐角六两，雷丸、脂麻各四两，乱发（皂角水洗净，焙）、败棕各八两，苦楝根五两。以上各药锉碎，瓮罐内烧存性，碾为细末，入乳香二两，麝香八钱，研令和匀，用酒打面糊为丸如梧桐子大。每服八粒，先细嚼胡桃一个，以温酒吞下，空心，晚食前，日二服，如病甚，日三服。（《太平惠民和剂局方》神应黑玉丹）

（6）治痔疮，脱肛：刺猬皮炙焦燥，研细末，每次 3～5g，另用槐花、地榆各 10g，加水 500mL 煎至 300mL，送服刺猬皮粉末，每日 2 次分服。（《叶橘泉现代实用中药》）

瓦楞子 Wǎ Léng Zǐ　　　　　　　　　　　Arcae Concha

本品为蚶科动物毛蚶 *Arca subcrenata* Lischke、泥蚶 *Arca granosa* Linnaeus 或魁蚶 *Arca inflata* Reeve 的贝壳。秋、冬至次年春捕捞，洗净，置沸水中略煮，去肉，干燥。

【原动物】毛蚶：壳中等大小，质坚厚，长卵圆形。左壳稍大于右壳。背侧两端略显棱角，腹缘前端圆，后端稍延长。壳面白色，被有褐色绒毛状壳皮。放射肋 35 条左右，肋上有小结节。生长纹在腹侧极明显。壳内白色，壳缘有齿。铰合部直，齿细密。前闭壳肌痕略呈马蹄形，后闭壳肌痕近卵圆形。

泥蚶：又称粒蚶、血蚶。壳坚厚，卵圆形，两壳相等。韧带面宽，呈菱形。壳面白色，被褐色的壳皮。放射肋粗壮，18～22 条，肋上有明显的结节。壳内面灰白色，边缘具齿。铰合部直，齿细密。

魁蚶：又称大毛蛤、赤贝、血贝、瓦垄子、瓦楞子。壳大，坚厚，斜卵圆形，两壳近相等。壳表面极凸，背缘直。两侧钝角，前端及腹面边缘圆，后端延伸。壳面白色，被褐色绒毛状壳皮。放射肋 42～48 条，无明显结节。壳内面灰白色，边缘具齿。铰合部直。

毛蚶、泥蚶、魁蚶在广西北部湾有分布。

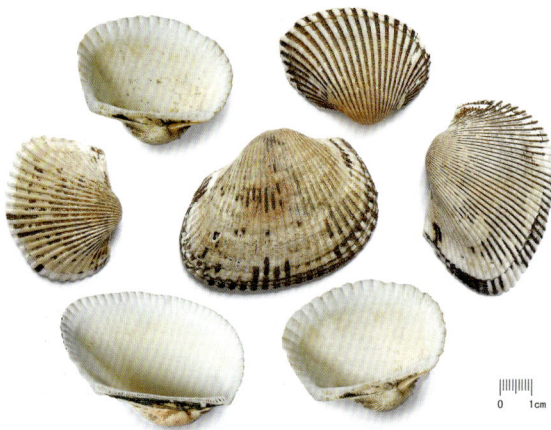

【药材性状】干品完整者呈扇形或三角

形。背面隆起，有数十条直棱如瓦垄状，由顶端向周围放射，棱纹明显。壳内面乳白色，光滑，上端边缘有与肋纹相应的凹陷。质坚硬，能砸碎，断面白色。气无，味淡。

【性味归经】味咸，性平。归肺、肝、胃经。

【功效主治】消痰化瘀，软坚散结，制酸止痛。主治顽痰胶结，黏稠难咳，瘿瘤，瘰疬，癥瘕痞块，胃痛泛酸。

【用法用量】内服：9～15g，煎汤（宜久煎）或入丸散。外用：研末，调敷。

【使用注意】无痰积者勿用。

【经验方】

（1）治一切气血癥瘕，次能消痰：瓦楞子，烧，醋淬三度，埋令坏，研末，醋膏丸。（《万氏济世良方》瓦楞子丸）

（2）治痰饮：瓦楞子不拘多少，炭火煅研末，候瓜蒌黄熟时，正捣和瓦粉作饼子，晒干为末，用蜜汤调一钱。（《古今医统大全》瓦粉瓜蒌丸）

（3）治胃痛、胃酸过多：瓦楞子62g，海螵蛸31g，甘草15g。先煅瓦楞子，所有药均研末过筛。饭前20分钟服药，每日2次，每次6g。（《山东药用动物》）

（4）治胃溃疡：山药一两，茯苓、薏苡仁各五钱，瓦楞子（煅）、阿胶、白芍各四钱，甘草、仙鹤草、海螵蛸（乌贼骨）各三钱，川贝母一钱。以上各药共研末，每用一钱，温水下，日三次。（沈仲圭《新编经验方》）

（5）治急性胃炎：瓦楞子（煅）三钱，香附子、甘草各二钱，高良姜一钱。以上各药共研末，每服二钱，日二次。（《青岛中草药手册》）

（6）治佝偻病：瓦楞子煅灰，适量冲服。（《山东药用动物》）

（7）治皮肤刀伤及冻疮溃疡：瓦楞子一两，冰片五分。以上二味药共研

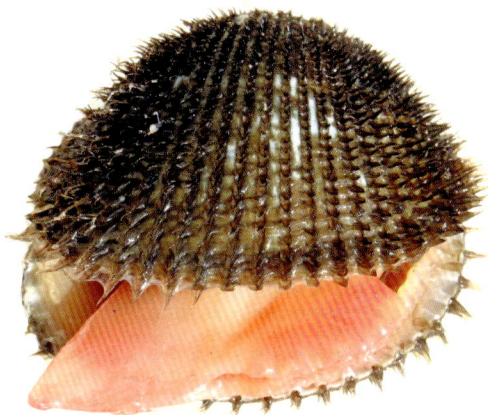

末，外敷。(《青岛中草药手册》)

(8) 治烧烫伤：将煅瓦楞子研成细末，加冰片少许，用香油调匀，涂患处。(《山东药用动物》)

注：毛蚶 *Arca subcrenata* Lischke 引自《中国药典》2020 年版，现在动物分类学认为其名称应为毛蚶 *Anadara kagoshimensis*（Tokunaga，1906）。泥蚶 *Arca granosa* Linnaeus 引自《中国药典》2020 年版，现在动物分类学认为其名称应为泥蚶 *Tegillarca granosa*（Linnaeus，1758）。魁蚶 *Arca inflata* Reeve 引自《中国药典》2020 年版，现在动物分类学认为其名称应为魁蚶 *Glycymeris inflata*（Brocchi，1814）。

海星　Hǎi Xīng　　　　　　　　　　　Craspridaster

本品为槭海星科动物镶边海星 *Craspidaster hesperus*（Muller & Troschel）及其他种海星的干燥全体。镶边海星又称五角海星。全年捕捉，捕后，开水烫死，去肉，洗净，晒干。

【原动物】体坚实，腕 5 个，狭长，末端渐变细；辐径（R）与间辐径（r）比约为 3.5。反口面满生小柱体，盘中央和边缘的小柱体小而密集。每个小柱体的顶上有半球形的颗粒 1~20 个，周缘有 7~20 个作放射状排列的小棘，棘间有膜相连。上缘板一般约为 30 个，大而厚，略呈长方形，排列得整齐而美观，像镶嵌的边一样。下缘板与上缘板上下相对，数目相等，仅间辐部者比上缘板略宽。上下缘板的表面都生有玻璃状和容易脱落的细颗粒；各板的

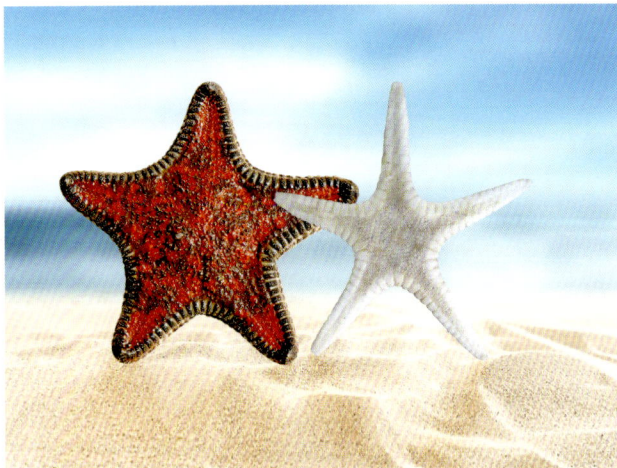

边缘有小棘，棘间有膜相连。侧步带板小、呈菱形，在沟缘有一行 5～6 个较大的棘；其他三边都生有较小的棘，内有一个呈拇指状大棘。口板小而狭长。口面间辐部各有一些大小不等和排列不太规则的腹侧板。筛板上也生有颗粒和小棘，与邻近小柱体上的同形。

镶边海星在广西北部湾有分布。

【**药材性状**】干品完整者呈五角星状，5 个腕，狭长，逐渐变细，末端钝圆，下缘板表面有许多小颗粒，各缘板边缘具小棘。气微腥，味咸。

【**性味归经**】味咸，性平。归心、胃经。

【**功效主治**】化瘀散结，和胃止痛。主治气瘿、瘰疬、胃痛泛酸、腹泻、耳胀、耳闭等。

【**药理作用**】有抗癌、抗菌、抗炎、抗氧化、降压、抑制血小板聚集作用。

【**用法用量**】内服：煎汤，20～30g；研末，每次 3g。

【**经验方**】

（1）治癫痫：海星腕末端，如指甲大小，焙干，茶叶一二钱，共研末。发作前用黄酒冲服。（《中国药用海洋生物》）

（2）治甲状腺肿大：鲜海星一两，煎服。（《山东药用动物》）

（3）治胃及十二指肠溃疡，胃痛吐酸：海星焙干研末，每次一匙，每日 3 次。或海星被醋煮酥后，研末，每日一钱，黄酒冲服。（《中国药用海洋生物》）

（4）治腹泻：海星一个，焙干，研细粉，冲服。（《山东药用动物》）

（5）治中耳炎：海星一个，焙干，研成细粉，麻油调匀，滴入耳内。（《中国药用海洋生物》）

注：章海星 *Stellaster childreni*（Gray，1840）、多棘海星 *Asterias amurensis*（Lutken，1871）、罗氏海盘车 *Asterias rollestoni*（Bell，1881）、真五角海星 *Anthenea pentagonula*（Lamarck，1816）、蔷薇海星 *Rosaster symbolicus*（Sladen，1889）、陶氏太阳海星 *Solaster dawsoni*（Verrill，1880）、轮海星 *Crossaster papposus*（Linnaeus，1767）也有类似药效。

青蟹 Qīng Xiè

本品为棱子蟹科动物锯缘青蟹 *Scylla serrata*（Forskål）的全体。锯缘青蟹又称青蟹、黄甲蟹、蝤蛑、膏蟹。全年捕捉。随时，鲜用或腌制。

【原动物】头胸甲大，背面青绿色，腹面灰白色。整体略近横摆的椭圆形。头胸甲的胃、心区有一个明显的"H"形凹痕，胃区有一细而中断的横行颗粒隆起，前侧缘短于后侧缘，具 9 枚等大的齿。额分 4 齿，内眼窝齿大于额齿。头胸甲与胸背甲间有 5 对附肢，横向两侧伸张。第一对特别强大（螯足），掌节特别大，没有绒毛，整足的指节内有锯齿，长节的前缘有 3 刺，后缘有 2 刺；掌膨肿，两指内缘有钝齿。第 2、第 3、第 4 对附肢各是末节尖端的爪状步足，用作步行。最后 1 对附肢（游泳足）扁平屈折如桨叶状，前后缘上长有刚毛。雄性腹部呈宽三角形，雌性腹部呈圆形。

锯缘青蟹在广西北部湾有分布。

【药材性状】如原动物。

【性味归经】味咸，性寒。归肝、胃经。

【功效主治】化瘀止痛，利水消肿，滋补强壮。主治产后腹痛、乳汁不足、体虚水肿等。

【用法用量】内服：每次 1 只，煮食；或研末。

【使用注意】素体虚寒者忌服。

【经验方】

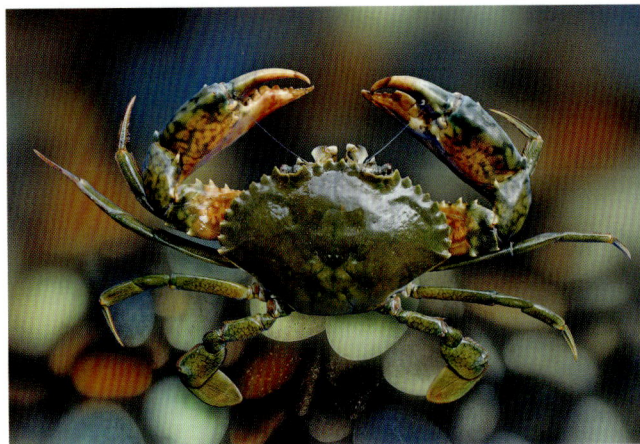

（1）治高血压：青蟹 250g，醋 60g，煮熟，加糖调味服，每日一次。（《广西药用动物》）

（2）治水肿：青蟹全体一只，同糯米煮食。（《中国药用海洋生物》）

（3）治产后宫缩痛及恶露多：青蟹壳晒干，研成细末，每次 5g，黄酒兑服，每日 2 次，冲服。（《广西海洋药物》）

（4）治妇人产后风：怀卵雌青蟹，用盐腌一个月以上，煮水食，连吃几次。（《广西药用动物》）

（5）治乳汁缺乏：中等个锯缘青蟹 1～2 个，煮熟食用，每日 1 次，连服 1 周。（《广西海洋药物》）

注：拟穴青蟹 *Scylla paramamosain*（Estampador，1950）、榄绿青蟹 *Scylla olivacea*（Herbst，1796）、紫螯青蟹 *Scylla tranquebarica*（Fabricius，1798）也有类似功效。

河蟹 Hé Xiè

本品为弓蟹科动物中华绒螯蟹 *Eriocheir sinensis* H.Milne-Edwards 或日本绒螯蟹 *Eriocheir japonica*（De Haan）的全体。夏秋季用网捕捞，捕后，洗净，将各肢与蟹体用绳捆好，放在铁桶内，开水烫死，晒干，备用。

【原动物】中华绒螯蟹：又称河蟹、毛蟹、大闸蟹、清水蟹、胜芳蟹等。头胸甲圆方形。背面隆起，额及肝区凹陷，胃区前面有 6 个对称的突起，各具颗粒。额宽，分四齿。眼窝上缘近中部处突出。前侧缘具四锐齿，斜行于鳃区的外侧。掌节与指节基部的内外面密生绒毛，腕节内角具一个锐刺，长节背缘近末端处与步足的长节各具一锐刺。螯足，雄比雌大。

日本绒螯蟹：与中华绒螯蟹外形相似，主要区别为：胃区前面有 4 个对称的突起，额齿

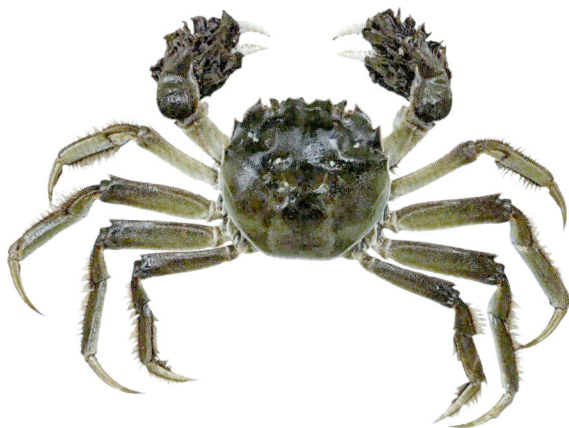

较钝，前侧缘具三锐齿。

两种绒螯蟹在广西水系均有分布。

【药材性状】绒螯蟹的药材叫方海。体黄褐色，肢多脱落，体轻，中空。气腥，味咸。

【性味归经】味咸，性寒。归肝、胃经。

【功效主治】清热，散瘀，消肿解毒。主治湿热黄疸，产后瘀滞腹痛，筋骨损伤，痈肿疔毒，漆疮，烫伤。

【用法用量】内服：烧存性，研末，或入丸剂，5～10g。外用：适量，鲜品捣敷，或焙干研末调敷。

【使用注意】脾胃虚寒者慎服。

【经验方】

（1）治病中及病后体虚之食欲不振：鲜河蟹一只，切开，加油、盐等配料蒸熟做菜食。（《广西药用动物》）

（2）治闪腰岔气：螃蟹一只，焙干研末，黄酒冲服。（《青岛中草药手册》）

（3）治湿热黄疸：蟹烧存性研末，酒和丸如梧桐子大，每服五十丸，白汤下，日服二次。（《濒湖集简方》）

（4）治漆疮（漆过敏性皮炎）：① 活河蟹适量，清水洗净，捣烂放入布袋中绞汁，涂抹患处。（《叶橘泉食物中药与便方》）② 用蟹汁涂之即愈。（《卫生易简方》）③ 生螃蟹，取黄涂敷疮上，日三五度。（《圣济总录》蟹黄涂方）

（5）治冻疮溃烂不敛：活河蟹烧存性，研细末，蜂蜜调涂，每日更换2次。（《叶橘泉食物中药与便方》）

（6）治经血闭止：河蟹一只，黄酒蒸熟吃。日服1次，血行停药。（《常见药用动物》）

（7）治产后儿枕痛（包括产后子宫收缩不全）：河蟹烧存性，研细，温黄酒送服，每服2～3g，每日2～3次。（《叶橘泉食物中药与便方》）

（8）治产后小腹作痛，诸药不效，及吹乳、乳痈，痛不可忍：螃蟹一个，烧存性，研末。空心，好酒一盏调服，立止。（《种杏仙方》）

（9）治小儿脑解不合：生蟹足骨半两，白蔹半两。以上二味药捣细罗为散，用乳汁和涂颅上。（《太平圣惠方》）

（10）治跌打损伤，骨折筋断，瘀血肿痛：活河蟹适量，洗净，捣烂，加适量烧酒拌和，敷于伤处，加以包扎，每日更换 1 次。（《叶橘泉食物中药与便方》）

（11）治金疮：蟹黄及足中肉熬末，纳疮中。筋断亦可续。（《卫生易简方》）

土鳖虫 Tǔ Biē Chóng　　　　Eupolyphagaseu Steleophaga

本品为鳖蠊科昆虫地鳖 *Eupolyphaga sinensis* Walker 或冀地鳖 *Steleophaga plancyi*（Boleny）的雌虫干燥体。土鳖虫，又称䗪虫、土鳖、地鳖、地乌龟、土元、苏土元、臭虫母、簸箕虫。捕到后，用沸水烫死，晒干或烘干。

【原动物】地鳖：体扁平阔卵形，体黑褐色。前端稍窄，后端较宽，背部紫褐色，具光泽。各体节背面具密刻点或小凹坑。头小。前胸背板较发达，盖住头部；前端圆弧形，后端近直，但中间稍向后弯。触角线状。胸足 3 对，各足具密刺或距。无翅。腹背板 9 节，呈覆瓦状排列，第 6～8 腹背板后缘向内凹。肛上板具中脊。腹面红棕色。

地鳖在广西八步有分布。一般为养殖品种。广西暂无冀地鳖分布记录。

【药材性状】体呈扁平卵形，前端较窄，后端较宽，背部紫褐色，具光泽，腹面红棕色。头部较小，有丝状触角 1 对，常脱落。前

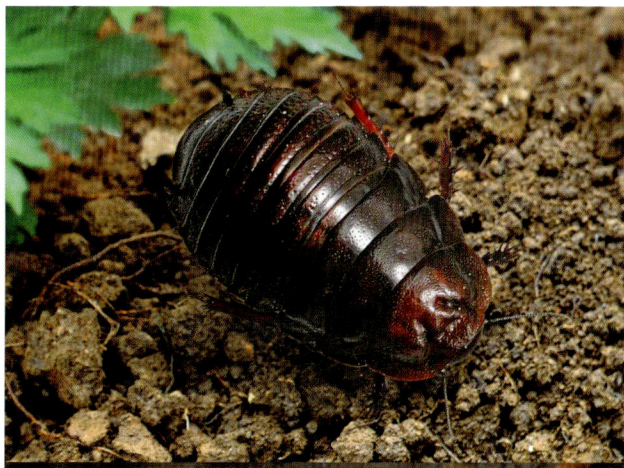

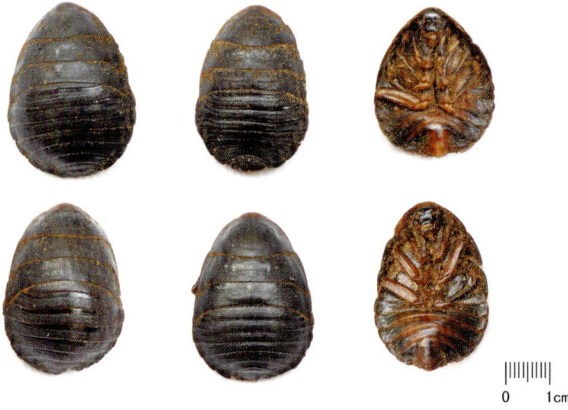

胸背板较发达，盖住头部；胸部有足3对，具细毛和刺；无翅。腹背板9节，呈覆瓦状排列。质松脆，易碎。气腥臭，味微咸。

【性味归经】味咸，性寒；有小毒。归肝经。

【功效主治】破血逐瘀，续筋接骨。主治跌打损伤，筋伤骨折，血瘀经闭，产后瘀阻腹痛，癥瘕痞块。

【药理作用】有抗凝血、抗肿瘤、调血脂作用。

【用法用量】内服：煎汤，3～10g。或浸酒饮，1～1.5g。外用：适量，煎汤含漱、研末撒或鲜品捣敷。

【使用注意】孕妇禁用。

【经验方】

（1）治五劳虚极羸瘦，腹满不能饮食，食伤、忧伤、饮伤、房室伤、饥伤、劳伤，经络荣卫气伤，内有干血，肌肤甲错，两眼黯黑：大黄（蒸）十分，黄芩二两，甘草三两，桃仁一升，杏仁一升，芍药四两，干地黄十两，干漆一两，虻虫一升，水蛭百枚，蛴螬一升，土鳖虫半升。以上十二味药共捣为末，炼蜜和丸如小豆大。酒饮服五丸，日三服。（《金匮要略》大黄䗪虫丸）

（2）治五淋：土鳖虫（熬）五分，斑蝥（去足、翅，熬）、地胆（去足，熬）各二分，猪苓三分。以上四味药共捣筛为散。每服四分匕，日三服，夜二服。小腹有热者，去猪苓。以小麦汁服之良。服药二日后，以器盛小便，当有所下。禁食羹、猪肉、生鱼、葱、盐、酢。（《外台秘要》）

（3）治被打伤破，腹中有瘀血：土鳖虫、虻虫、水蛭各三十枚，桃仁五十枚，桂心二两，大黄五两。以上六味药粗捣，以酒水合五升煮取三升，分五服。（《备急千金要方》）

（4）治折伤接骨：①土鳖虫焙存性，研为末。每服二三钱，接骨有特效。（《本草纲目》杨拱摘要方）②土鳖虫捣出汁，酒送服。（《本草纲目》）③䗪虫（隔纸，砂锅内焙干）六钱，自然铜（火煅过，醋淬七次）二两。以上各药共研为末，每服二钱，温酒送下。（《本草纲目》袖珍方）④土鳖虫（阴干）一个，临时研末入药。乳香、没药、龙骨、自然铜（火煅醋淬后）各取等分，加麝香少许，共研为末。每次取三分，与土鳖虫末拌匀，酒调下。服药前，须先整定骨，否则接错。（《本草纲目》董炳集验方）

（5）治瘰疬疮肿：干地鳖末、麝香各研少许。以上二味药共研匀。干掺或贴，随干湿治之。（《圣济总录》）

（6）治月经往来，腹肿，腰腹痛：土鳖虫四枚，蜀椒、干姜各六铢，大黄、女青、桂心、川芎各半两。以上七味药共捣过筛为末，取一刀圭，先食酒服之，日三，十日微下，善养之。（《备急千金要方》）

（7）治产妇腹痛有干血：大黄二两，桃仁、土鳖虫（熬，去足）各二十枚。以上各药共研末，炼蜜和为四丸，以酒一升，煎一丸，取八合，顿服之。（《金匮要略》下瘀血汤）

（8）治慢性子宫内膜炎，月经困难，痛经：土鳖虫（去头足）30个，桃仁（研如泥）、红花、丹参各100g，大黄50g。以上各药研细末拌匀，炼蜜为丸如绿豆大，每次3g，每日2次，温开水送服。（《叶橘泉现代实用中药》）

注：地鳖 *Eupolyphaga sinensis* Walker 引自《中国药典》2020年版，现在动物分类学认为其名称应为中华真地鳖 *Eupolyphaga sinensis*（Walker，1868）。

【附药】

金边土鳖

本品为姬蠊科昆虫金边土鳖 *Opisthoplatia orientalis*（Burmeister，1838）的干燥全体。雌雄虫均入药。分布于广西钦州、梧州等地。有抗肿瘤、抗凝血作用。经验方参见"土鳖虫"。

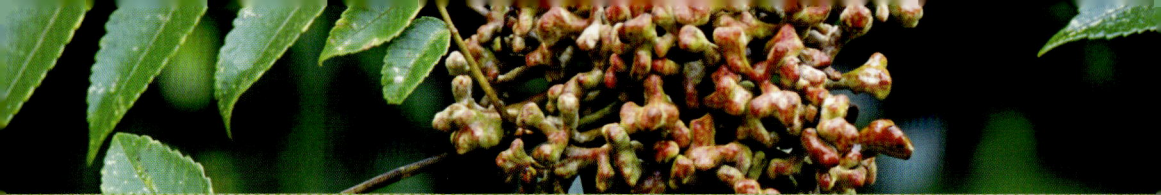

第八章
收敛固涩类动物中药

海螵蛸 Hǎi Piāo Xiāo   Sepia Os

本品为乌贼科动物无针乌贼 *Sepiella maindroni* de Rochebrune 或金乌贼 *Sepia esculenta* Hoyle 的干燥内壳。收集乌贼鱼的骨状内壳，洗净，干燥。

【原动物】无针乌贼：又称花拉子、麻乌贼、乌鱼、墨鱼、目鱼、乌贼、臭屁股、疴血乌贼、血墨。体中型，比金乌贼小，一般胴体长 15cm。眼部椭圆形，后端圆，长度为宽度的 2 倍。躯体瘦薄。眼部后面有一脉孔，常流出近红色的腥臭腺体。肉鳍前段狭窄，向后部渐宽，位于胸部两侧全缘，末端分离。腕 5 对，4 对长度相近，第 4 对腕较其他腕长。各腕吸盘大小也相近。其胶质环外缘具尖锥形小齿。触腕一般超过胴长，触腕穗狭小。眼背白花斑明显。石灰质内骨长椭圆形，长度约为宽度的 3 倍，角质缘发达，后端无骨针。

金乌贼，又称乌子、乌鱼、墨鱼（山东名）、针墨鱼（广东名）。个体中大，胴长可达 20cm。头大，圆球状，两侧有眼，顶端中央有口，口的周围及头的前方有腕和触腕。腕 4 对，长度相等，吸盘均 4 行，大小相近。雄性左侧第 4 腕茎化为交接腕。触腕 1 对较短，稍超过胴长，触腕穗狭小，吸盘约 10 行，小而密。胴部卵圆形，长为宽的 2 倍。背腹略扁平。肉鳍狭窄，位于胴部左右两侧全缘，末端分离。体黄褐色，胴体上有棕紫色和白色相间的细斑。雄体胴背有波状条纹，在阳光下具有金黄色光泽。内壳发达，长椭圆形，壳背面有坚硬的石灰质粒状突出，自后端开始略呈同心环状排列，腹面石灰质松软，中央有1条纵沟，横纹面略呈菱形，后端骨针粗壮。

无针乌贼和金乌贼在广西北部湾有分布。

【药材性状】本品为不规则状或小方块，类白色或微黄色。气微腥，味微咸。

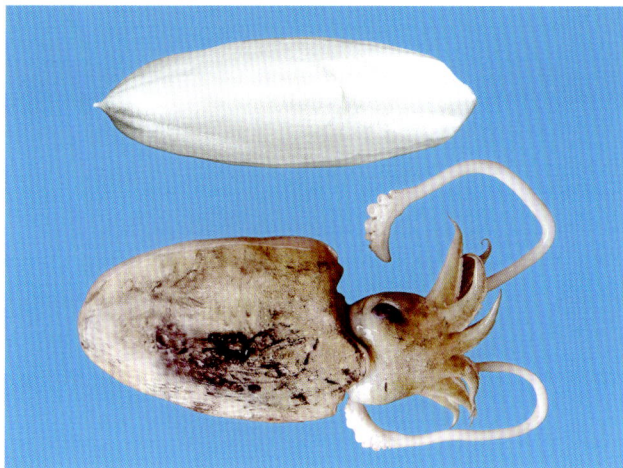

【性味归经】味咸、涩，性温。归脾、肾经。

【功效主治】收敛止血，涩精止带，制酸止痛，收湿敛疮。主治吐血衄血，崩漏便血，赤白带下，胃酸过多。外用，治创伤出血，湿疹湿疮，溃疡不敛。

【药理作用】有抗氧化、抗溃疡、抗肿瘤、抗病毒、抗炎作用。

【用法用量】内服：5～10g。外用：适量，研末，敷患处。

【使用注意】阴虚多热者不宜多服。久服易致便秘。（《本草经疏》）

【经验方】

（1）治鼻衄：海螵蛸（乌贼鱼骨）、槐花等分，研末，入鼻。（《世医得效方》）

（2）治肠胃虚滑，下痢无度，赤白相杂，脐腹疞痛，里急后重，减食羸瘦：胡粉、海螵蛸（乌贼鱼骨）、阿胶（炒焦如珠子）各四十两，白矾（煅）、龙骨（洗）各八十两，密陀僧二十两。以上各药研为末，以粟米饭为丸如梧桐子大。每服二三十丸，温粟米饮空心下。（《太平惠民和剂局方》神效胡粉丸）

（3）治肝胃不和所致的胃脘疼痛、泛吐酸水、嘈杂似饥，胃及十二指肠溃疡见上述证候者：海螵蛸（去壳）850g，浙贝母150g。以上二味，粉碎成细粉，加入陈皮油1.5g，混匀，过筛，即得。（《中国药典》2020年版　乌贝散）

（4）治小便血淋：海螵蛸（末）一钱。生地黄汁调服。（《濒湖集简方》）

（5）治诸疳疮：海螵蛸三钱，白及三分，轻粉一分。上药为末，先用浆

水洗，拭干贴。(《小儿药证直诀》白粉散)

(6)治妇人久赤白带下：海螵蛸(乌贼骨)(烧灰)一两，白矾(烧汁尽)三两，釜底墨二两。以上各药共捣罗为末，用软饭和丸，如梧桐子大，每于食前，以粥饮下三十丸。(《太平圣惠方》)

(7)治妇人漏下不止：海螵蛸(乌贼骨)、当归各二两，鹿茸、阿胶各三两，蒲黄一两。以上五味药研末过筛。空心酒服方寸匕。日三，夜再服。(《备急千金要方》)

(8)治小儿体肥，耳后、腋下、阴间湿痒：海螵蛸研末，炒微黄，敷。(《经验良方全集》)

注：广西常见品种拟目乌贼 *Acanthosepion lycidas* (J.E.Gray) 和虎斑乌贼 *Acanthosepion pharaonis* (Ehrenberg) 的内壳也有类似功效。

桑螵蛸 Sāng Piāo Xiāo　　　　Mantidis Oötheca

本品为螳螂科昆虫大刀螂 *Tenodera sinensis* Saussure、小刀螂 *Statilia maculata* (Thunberg) 或巨斧螳螂 *Hierodula patellifera* (Serville) 的干燥卵鞘。以上三种分别习称为"团螵蛸""长螵蛸"及"黑螵蛸"。深秋至次春采收，除去杂质，蒸至虫卵死后，干燥。

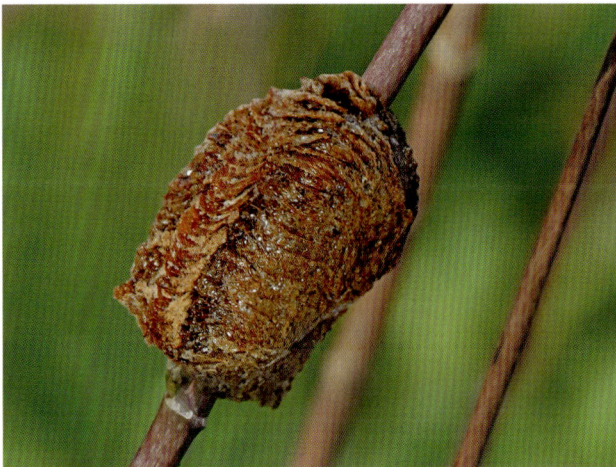

【原动物】大刀螂：中华大刀螂、华刀。成虫体大型，体暗褐色或绿色。头三角形，复眼大而突出。前胸背板前端略宽于后端，前端两侧具有明显的齿列；前半部中纵沟两侧排列有许多小颗粒。前翅前缘区较宽，草绿色，革质。后翅略超过前翅的末端，黑褐色，前缘区为紫红色，全翅布有透明斑纹。足细长，前足基节长度超过前胸背板后半部的 2/3，基节下部外缘有 16 根以上的短齿列，前足腿节下部外缘有刺 4 根，等长；下部内缘有刺 15～17根，中央有刺 4 根，其中以第 2 根刺最长。

卵鞘：圆楔形，沙土色到暗沙土色。由许多卵室组成。卵粒金黄色，长椭圆形，一端稍宽。

小刀螳：又称棕静螳、小螳螂、小刀螳螂、绿小刀螳、绿污斑螳螂、斑翅螳螂、棕污斑螳。体型中等；体大多为棕色，也有褐色、米色，绿色个体较少见。前足基节和腿节内侧具有大块的黑斑，前足内部有黑、白、粉色斑。复眼突出。单眼三个，排成三角形。触角丝状。口器咀嚼式，上颚发达。

卵鞘：细长。

巨斧螳螂：又称广斧螳螂、拒斧螳螂、广腹螳、苏氏斧螳、天马。体绿色、草绿、翠绿或褐色。头三角形。复眼发达。触角细长，丝状。前胸背板粗短，长菱形，几乎与前足基节等长，横沟处明显膨大，侧缘具细齿，前半部中纵沟两侧光滑。前胸腹极平，基部有 2 条褐色横带。中胸腹板上有 2 个灰白色小圆点。前足基节前龙骨具 3 个黄色圆盘突；腿节粗，侧扁，内线及内缘和外线之间具相当长的小刺；胫节长为腿节的 2/3。中、后足基节短。腹部很宽。前翅前缘区甚宽，翅长过腹，股脉处有 1 浅黄色翅斑。后翅与前翅等长。

卵鞘：长圆形，深棕色。孵化区浅棕色，稍突出。结构紧密坚硬，外层空室小。卵黄色。

三种螳螂在广西各地均有分布。

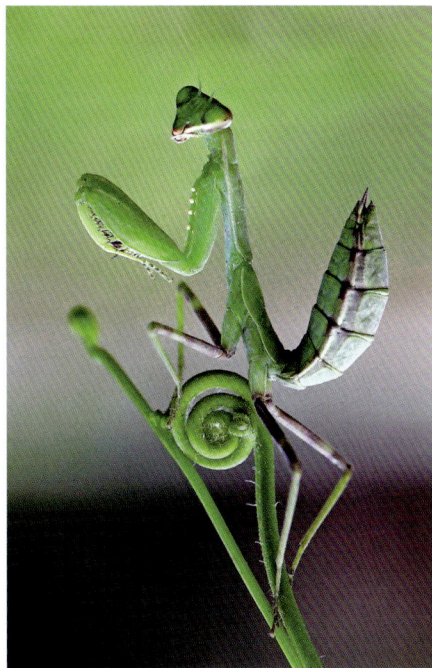

【药材性状】团螵蛸：略呈圆柱形或半圆形，由多层膜状薄片叠成，长2.5～4cm，宽 2～3cm。表面浅黄褐色，上面带状隆起不明显，底面平坦或有凹沟。体轻，质松而韧，横断面可见外层为海绵状，内层为许多放射状排列的小室，室内各有一细小椭圆形卵，深棕色，有光泽。气微腥，味淡或微咸。

长螵蛸：略呈长条形，一端较细，长 2.5～5cm，宽 1～1.5cm。表面灰黄色，上面带状隆起明显，带的两侧各有一条暗棕色浅沟及斜向纹理。质硬而脆。

黑螵蛸：略呈平行四边形，长 2～4cm，宽 1.5～2cm。表面灰褐色，上面带状隆起明显，两侧有斜向纹理，近尾端微向上翘。质硬而韧。

【性味归经】味甘、咸，性平。归肝、肾经。

【功效主治】补肾助阳，固精缩尿。主治遗尿尿频，遗精滑精，小便白浊，腰膝酸软，阳痿，经漏，子宫下垂，带下。

【药理作用】有耐缺氧、抗利尿、抗过氧化、促消化作用。

【用法用量】内服：煎汤，5～10g，一天量；或研末，3～5g，入丸、散剂。外用：适量，研末撒或油调敷。

【使用注意】阴虚火旺或膀胱湿热者慎用。

【经验方】

（1）补心气，安神魂，定心志，治健忘：桑螵蛸、远志、菖蒲（石菖蒲）、龙骨、人参、茯神、当归、龟甲（醋炙）各一两。以上各药共研为末。夜卧，人参汤调下二钱。（《本草衍义》桑螵蛸散）

（2）治下焦虚冷，精滑不固，遗沥不断：附子（炮，去皮、脐）、五味子、龙骨各半两，桑螵蛸（切细，炒）七枚。以上各药共研为细末，醋糊丸如梧桐子大。每服三十丸，温酒、盐汤任下，空心。（《杨氏家藏方》桑螵蛸丸）

（3）治虚劳小便数，精气虚冷：桑螵蛸（微炒）三七枚，薯蓣一两，山茱萸一两，黄芪（锉）三分，桂心三分，附子（炮裂，去皮脐）一两，鹿茸（酒洗，去毛微炒）一两半，杜仲（去粗皮，炙微黄）一两。以上各药共捣细罗为散，每服食前以温酒调下二钱。（《太平圣惠方》桑螵蛸散）

（4）治小便不通：桑螵蛸（炙）三十枚，黄芩（去黑心）二两。以上二味药细锉，用水三盏，煎至二盏，去渣，分温二服，相次顿服。（《圣济总

录》桑螵蛸汤)

（5）治吹奶，痈肿疼痛，寒热发歇，昼夜呻唤：桑螵蛸（烧令断烟）三枚、皂荚（去黑皮，涂酥炙微黄，去子）一寸。以上各药同捣为末，用酒一中盏煎至六分，去渣，温服。（《太平圣惠方》）

（6）治产后小便数兼渴：栝楼根、黄连各二两，人参三两，大枣十五枚，甘草二两，麦冬二两，桑螵蛸二十枚，生姜三两。以上八味药共捣粗末，以水七升煮取二升半，分三服。（《备急千金要方》栝楼汤）

（7）治小儿慢惊风：桑螵蛸四枚，干薄荷叶、干蝎（全者，炒）、人参、山药、天南星（炮）、半夏（生姜汁浸透，切，焙）各一分。以上七味药捣罗为细散。每服半钱匕，麝香粟米饮调下。（《圣济总录》睡脾散）

（8）治小儿聤耳出脓：桑螵蛸（须桑上者，微炙），入麝香小许，共研。先用物拭脓净，然后擦药。（《圣济总录》螵蛸散）

注：大刀螂 *Tenodera sinensis* Saussure 引自《中国药典》2020 年版，现在动物分类学认为其名称应中华大刀螳 *Tenodera sinensis*（Saussure，1871）。小刀螂 *Statilia maculata*（Thunberg）引自《中国药典》2020 年版，现在动物分类学认为其名称应为棕静螳 *Statilia maculata*（Thunberg，1784）。巨斧螳螂 *Hierodula patellifera*（Serville）引自《中国药典》2020 年版，现在动物分类学认为其名称应为广斧螳螂 *Hierodula patellifera*（Serville，1839）。

此外，枯叶大刀螳 *Tenodera aridifolia*（Stoll，1813）、狭翅刀螳 *Tenodera angustipennis*（Saussure，1869）、薄翅螳 *Mantis religiosa*（Linne，1758）、索氏斧螳 *Hierodula saussurei*（Kirby，1904）的干燥卵鞘也作桑螵蛸。

五倍子 Wǔ Bèi Zǐ　　　　　　　　　　Galla Chinensis

本品为漆树科植物盐麸木 *Rhus chinensis* Mill.、青麸杨 *Rhus potaninii* Maxim. 或红麸杨 *Rhus punjabensis* Stew.var.*sinica*（Diels）Rehd.et Wils. 叶上的虫瘿，主要由五倍子蚜 *Melaphis chinensis*（Bell）Baker 寄生而形成。秋季采摘，置沸水中略煮或蒸至表面呈灰色，杀死蚜虫，取出，干燥。按外形不

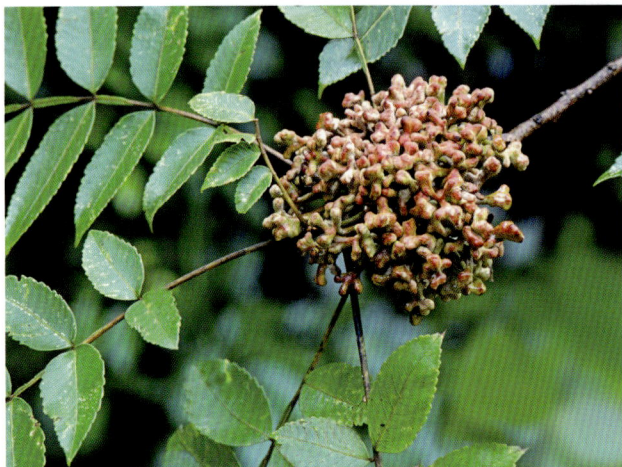

同，分为"肚倍"和"角倍"。

【原动物】有翅型体长1.5mm，无翅型体长约1.1mm，淡黄褐色至暗绿色。蜡板发达，体被白色蜡粉。有翅型触角5节，第3节最长，第5节稍短于第3节。翅透明，翅痣长，镰刀状弯曲。前翅中脉不分支，基部消失。后翅脉正常。跗节1节。无腹管，尾片小，半圆形。

五倍子在广西各地均有分布。

【药材性状】肚倍：呈长圆形或纺锤形囊状。表面灰褐色或灰棕色，微有柔毛。质硬而脆，易破碎，断面角质样，有光泽，内壁平滑，有黑褐色死蚜虫及灰色粉状排泄物。气特异，味涩。

角倍：呈菱形，具不规则的钝角状分枝，柔毛较明显，壁较薄。

【性味归经】味酸、涩，性寒；无毒。入肺、大肠、肾经。

【功效主治】敛肺降火，涩肠止泻，敛汗止血，收湿敛疮。主治肺虚久咳、肺热痰嗽、久泻久痢、盗汗、消渴、便血痔血、外伤出血、痈肿疮毒、皮肤湿烂、脱肛、吐血、衄血、尿血、便血、子宫出血、带下、疮口不收等。

【药理作用】有收敛、抑菌、抗氧化作用。

【用法用量】内服：3～6g，作煎剂或散剂。由于味过于酸涩，所以作散剂用比较好。外用：适量。制成五倍子软膏是优良的外用创伤药。

【使用注意】外感咳嗽和湿热泻痢者忌服。

【经验方】

（1）治盗汗：五倍子研末，以唾调，填满脐中，缚定，一宿即止。（《卫生易简方》）

（2）治嗽而失声：诃子、五味子、五倍子、黄芩、甘草等分。以上各药

共研为末，蜜为噙化。（《万氏济世良方》润肺散）

（3）治诸淋证已愈，因淋久气化不固，遗精白浊：五倍子（去虫）一两，甘草（粉）八钱，共轧细，每服一钱，竹叶煎汤送下，日再服。（《医学衷中参西录》秘真丹）

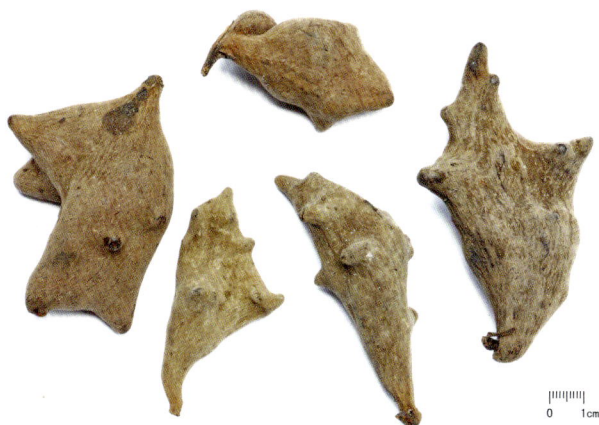

（4）治痢疾下血，一夜十余次：香白芷（炒）、五倍子（烧灰）各一两。二味药共研为末，每服二钱，食前清汤送下，日三服。（《世医通变要法》）

（5）解一切毒并蛊毒，痈疽发背及一切恶疮、无名肿毒：五倍子（打破，洗净）三两，山慈菇（去皮，洗净）二两，千金子（去壳油，取霜）二两，红牙大戟（去芦，洗，焙）一两半，麝香（另研）三钱。除千金子、麝香外，余三味药共研细末，然后与另二味研匀，用糯米饮调和为剂，杵捣千余下，制成丸药，冷水或井花水调下。（《世医通变要法》加减万病解毒丸）

（6）治赤眼烂弦：五倍子内有虫，同炉甘石研极细末，点眼。（《濒湖集简方》）

（7）治口唇生疮：五倍子（去心中垢及虫，培干）、槐花（择净，炒）等分。以上二味共研为细散，每用蜜调敷唇上。如疮口干，以葱涎调涂之。（《圣济总录》五倍子散）

（8）治脱肛：① 五倍子末三钱，加白矾一块，水一碗，煎汤洗。（《经验良方全集》）② 五倍子八个，去虫，川椒二十粒，葱三根，米泔水煎洗。（《经验良方全集》）

注：五倍子蚜 *Melaphis chinensis*（Bell）Baker 引自《中国药典》2020 年版，现在动物分类学认为其名称应为五倍子蚜 *Schlechtendalia chinensis*（Bell，1851）。

龙虱 Lóng Shī　　　　　　　　　　　　　　　Gybister

本品为龙虱科昆虫三星龙虱 *Cybister tripunctatus*（Olivier）或中华大龙虱 *Cybister chinensis* Motschulsky 的全体。全年捕捉，捕后，用开水烫死，晒干。

【原动物】三星龙虱：又称东方潜龙虱、水鳖虫、射尿龟、尿缸贼、水龟子。头部近扁平，中央微隆起；前头两侧有浅凹陷及小点刻。触角 1 对，线形，黄褐色。唇基前缘直，近前角处有一横陷。上唇狭，两端圆，前缘中央弯曲，半月形。复眼 1 对，突出。前胸背板横阔。鞘翅有 3 行稀疏的纵点。腹部两侧有绿黄褐色斑纹。足 3 对，前足黄褐色，后足红褐色，中后跗节暗色。雄性前跗节基部 3 节扩大，有吸盘。

中华大龙虱：又称黄缘大龙虱。体长椭圆形，前部略窄，背面略隆拱。背面黑色，常具绿色的光泽。上唇、唇基及前胸背板侧缘和鞘翅侧缘黄色，翅侧黄边于基部宽于前胸背板黄边，向后渐狭，末端钩状。鞘翅缘折基部黄色，略后黑色。腹面、后足、中足股节棕褐色或黑红色。雄性前胸背板光滑，鞘翅上具较密集的细小瘤突；雌性前胸背板两侧具网状刻皱。鞘翅基部具短纵刻线，刻线于翅缘后延至翅中部以后，内缘不达中部，呈三角形。

龙虱在广西各地水系均有分布。

【药材性状】干燥虫体呈长卵形，有光泽，背面黑色。鞘翅边缘有棕黄色狭边。除去鞘翅，可见浅褐色的膜质翅 1 对。腹面红褐色至黑褐色。腹部有横纹。质松脆。气腥，味微咸。

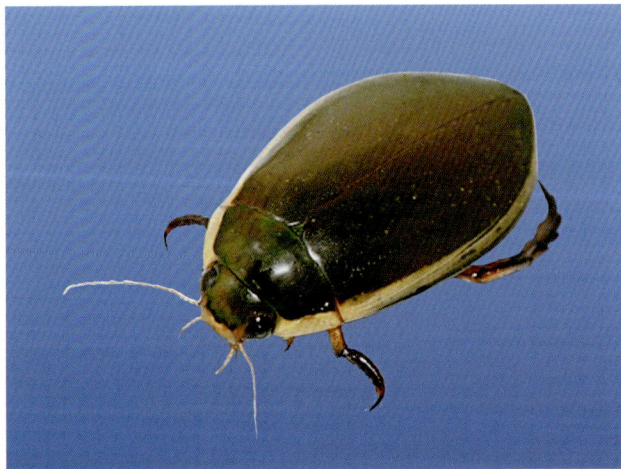

【性味归经】味甘、微咸，性平。入膀胱经。

【功效主治】补肾止遗，活血通经。主治小儿遗尿、老人尿频、面部褐斑等。

【用法用量】内服：

煮熟、炒香，3～5g，或 8～12 只；或焙干研末入丸、散。

【使用注意】湿热下注之淋证忌服。

【经验方】

（1）治小便多：龙虱 50g，炒熟一次吃完。（《广西药用动物》）

（2）治老人尿频：将龙虱盐渍，蒸熟做菜吃。（《中国动物药志》）

（3）治小儿疳积：将龙虱穿成串，烧上酱油，烧熟食之。每次 5 个，日服 2 次。（《中国动物药志》）

（4）治小儿遗尿：龙虱 5 只，用油炒香，或先用水煮熟，再用油炒香，每晚睡前嚼服，连服 3 晚。（《广西药用动物》）

（5）治肾虚阳痿，腰脚冷：龙虱、蛇床子、附子、巴戟天、淫羊藿各等分，研末，制成蜜丸，每次服 3～5g，温黄酒送服，每日 2 次。（《叶橘泉食物中药与便方》）

鹿角霜 Lù Jiǎo Shuāng　　Cervi Cornu Degelantinatum

本品为鹿角去胶质的角块（熬制鹿角胶剩下的骨渣）。春、秋二季生产，将骨化角熬去胶质，取出角块，干燥。

【原动物】见"鹿角"条目。

【药材性状】本品呈长圆柱形或不规则的块状，大小不一。表面灰白色，显粉性，常具纵棱，偶见灰色或灰棕色斑点。体轻，质酥，断面外层较致密，白色或灰白色，内层有蜂窝状小孔，灰褐色或灰黄色，有吸湿性。气微，

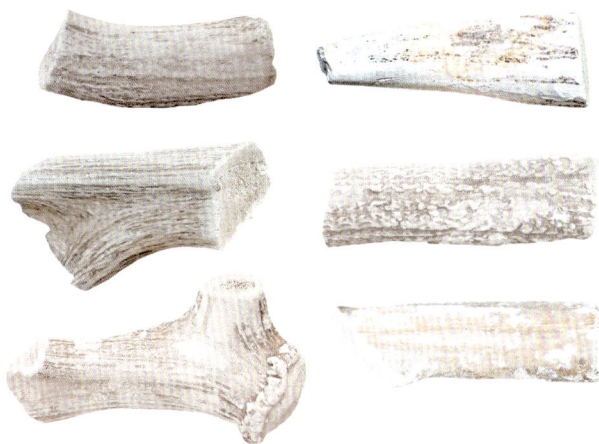

味淡，嚼之有粘牙感。

【性味归经】味咸、涩，性温；归肝、肾经。

【功效主治】温肾助阳，收涩止血。主治脾肾阳虚，食少吐泻，白带过多，遗尿尿频，崩漏下血，疮疡不敛。

【用法用量】内服：先煎，9～15g。

【使用注意】阴虚火旺者禁服。(《中华本草》)

【经验方】

（1）治一切虚损，五劳七伤，面色黧黑，唇口干燥，发渴目暗，耳鸣心忪，气短食少，神倦夜梦惊恐，四肢酸疼，寒热盗汗，小肠拘急，小便滑数，妇人诸疾：鹿角霜三两，熟地黄（洗再蒸）、沉香、菟丝子（酒浸蒸，研焙）、覆盆子（去枝蒂）、白茯苓（去皮）、人参（去芦头）、宣木瓜、薏苡仁（炒）、黄芪（炙）、苁蓉（洗，酒浸）、五味子（去枝，炒）、石斛（去根，炒）、当归（去芦，酒炒）、泽泻（切块，再蒸）各一两，麝香（另研）一钱，朱砂（另研）半两。以上各药研为细末，炼蜜为丸如梧桐子大。每服五七十丸，空心盐汤下。(《普济方》双补丸)

（2）治卒中风，语涩多涎：鹿角霜、白垩各二两，天南星（炮裂）、羌活、附子（炮裂，去皮脐）、天麻、白附子（炮裂）、白僵蚕（炒）各一两，蛤粉三两，龙脑（细研）一分，麝香（研）半两，川乌头（炮裂，去皮脐）。以上各药研为末，令匀，用糯米饭和捣二三百杵，丸如鸡头实大。每服不拘时候，以温酒研下一丸。(《太平圣惠方》白垩丸)

（3）治嗜欲过度，劳伤肾经，精元不固，梦遗白浊：鹿角霜、肉苁蓉（酒浸，薄切焙）、阳起石（煅研）、鹿茸（燎去毛，酥炙）、韭子（炒）、龙骨（生用）、赤石脂（煅七次）、川巴戟（去心）、白茯苓（去皮）、附子（炮，去皮脐）各等分。以上各药研为细末，酒糊为丸，如梧桐子大。每服七十丸，空心，盐酒、盐汤任下。(《普济方》固精丸)

（4）治遗精白浊，滑泄盗汗：鹿角霜二两，龙骨（生用）、牡蛎（煅）各一两。以上各药研为末，酒煮面糊为丸，如梧桐子大。每服四十丸，空心，食前，用盐汤送下。(《普济方》三白丸)

（5）治五种腰痛，夜多小便，膀胱宿冷：鹿角霜细研如面，每日空腹时

以温酒调下二钱，晚食前再服。（《太平圣惠方》鹿角霜方）

（6）治肾寒羸瘦，生阳气，补精髓：鹿角霜、肉苁蓉（酒浸，去皱皮，切，焙）、附子（炮裂，去皮脐）、巴戟天（去心）、蜀椒（去目及闭口，炒出汗）各一两。上药捣罗为末，酒煮面糊和丸如梧桐子大。每服二十丸，空心温酒下。（《圣济总录》鹿角霜丸）

（7）治肠风及一切血痢，脾毒脏毒，下血不止：鹿角霜、琥珀屑（研）、赤小豆、槐花、枳壳（去瓤，麸炒）、白芷各一两。除琥珀外，以上各药锉碎，同炒令焦黑，杵为散，入琥珀研令匀。每服二钱匕，米饮调下，空心食前各一服。（《圣济总录》琥珀散）

（8）治冲任虚弱，月候不调，来多不断，淋沥不止：鹿角霜、艾叶（醋炙炒）、干姜（炮）、伏龙肝各半分。以上各药杵为细末，熔鹿角胶和药，趁热丸如梧桐子大。每服五十丸，淡醋汤下。空心，食前服。（《杨氏家藏方》固经丸）

鸡内金 Jī Nèi Jīn

本品为雉科动物家鸡 *Gallus gallus* f.*domesticus* Brisson 的干燥沙囊内膜。将鸡杀死后，取出沙囊，剖开，趁热剥取内膜，洗净晒干。

【原动物】见"鸡睾丸"条目。

【药材性状】本品为不规则卷片，表面黄色、黄绿色或黄褐色，薄而半透明，有明显的条状皱纹。质脆，易折断，断面角质样，有光泽。气微腥，味微苦。

【性味归经】味甘，

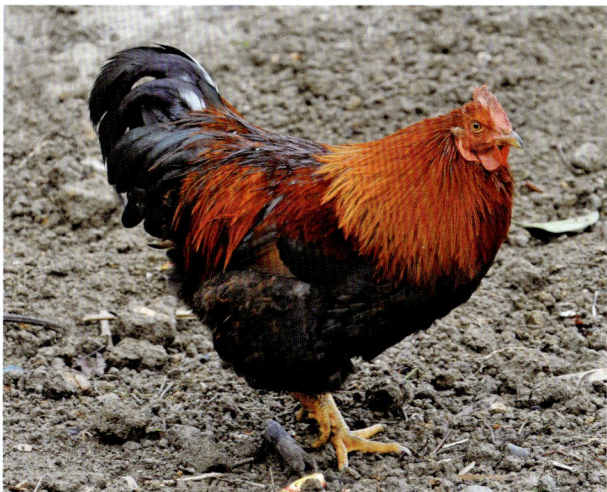

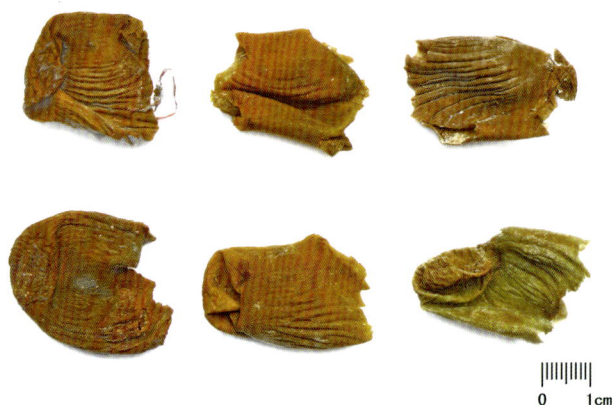

0　　1cm

性平。归脾、胃、小肠、膀胱经。

【功效主治】健脾消食，涩精止遗，通淋化石。主治消化不良、饮食积滞、呕吐反胃、泄泻下痢、小儿疳积、遗精、遗尿、小便频数等。

【药理作用】有促进胃肠蠕动、降血脂、抗氧化、保护心肌作用。

【用法用量】内服：煎汤，3～9g。外用：适量，研末调敷或生贴。

【使用注意】脾虚无积食者禁服。（《四川中药志》）

【经验方】

（1）治口腔炎，齿龈炎，扁桃体炎：鸡内金适量，烧存性，研细末，加入等量的山豆根末，作撒布或吹喉用。（《叶橘泉现代实用中药》）

（2）治肺脾不足，痰湿内壅所致咳嗽或痰多稠黄，咳吐不爽，气短，喘促，动辄汗出，食少纳呆，周身乏力，舌红苔厚：鸡内金、鳖甲、人参、茯苓、紫菀、陈皮、黄芪、款冬花、枸杞子各20g，北沙参、麦冬各39g，青蒿、瓜蒌各29g，地骨皮、桑白皮各23g，炙甘草、大黄（酒炙）各12g，白术、桂枝、干姜、淡附子、胆南星各8g。以上二十二味药，黄芪、地骨皮、北沙参、麦冬、炙甘草、青蒿、桂枝、瓜蒌、紫菀、桑白皮加水煎煮二次，每次2小时，合并煎液，滤过，滤液浓缩成相对密度为1.26～1.30（80℃）的清膏；其余人参等十二味粉碎成细粉，与上述清膏、蔗糖适量混匀，制成颗粒，干燥，制成1000g，即得。（《中国药典》2020年版小儿肺咳颗粒）

（3）治食积滞引起的脘腹胀满、食后疼痛，消化不良：山楂600g，六神曲（炒）100g，槟榔、山药、炒白扁豆、炒鸡内金、麸炒枳壳、炒麦芽各50g，砂仁25g。以上九味，粉碎成细粉，过筛，混匀；每100g粉末加炼蜜130～150g制成大蜜丸。（《中国药典》2020年版牙痛一粒丸）

（4）治气郁成臌胀，兼治脾胃虚而且郁，饮食不能运化：鸡内金（生，净，捣碎）四钱，白术三钱，白芍（生）四钱，柴胡二钱，陈皮二钱，生姜三钱。煎汤服。（《医学衷中参西录》鸡胵汤）

（5）治小便数而多：鸡肶胵（微炙）二两，黄芪（锉）、龙骨、麦冬（去心，焙）、熟干地黄各一两，黄连（去须）、土瓜根各半两。以上各药共捣罗为末，炼蜜和捣二三百杵，丸如梧桐子大。每于食前以粥饮下三十丸。（《太平圣惠方》鸡肶胵散）

（6）治发背已溃：鸡肶黄皮同棉絮焙，研末，搽。（《濒湖集简方》）

（7）治小儿温疟：烧鸡肶胵中黄皮，研末，和乳与服。（《备急千金要方》）

（8）治小儿诸癫痫症：锅焦（炒黄）三斤，神曲（炒）四两，砂仁（炒）二两，山楂（蒸）四两，莲肉（去心）四两，鸡肶皮（炒）一两。以上各药共研为细末，加白糖、米粉和匀，焙做饼用。（《经验良方全集》）

参考文献

[1]　曹庭栋．老老恒言．王振国，等整理．北京：人民卫生出版社，2006.

[2]　常敏毅．海药掇英．北京：海洋出版社，1993.

[3]　陈杰．回生集．2 版．陈振南，杨杰荣点校．北京：中医古籍出版社，1999.

[4]　陈实功．外科正宗．胡晓峰整理．北京：人民卫生出版社，2007.

[5]　陈言．三因极一病证方论．王咪咪整理．北京：人民卫生出版社，2007.

[6]　陈自明．妇人大全良方．王咪咪整理．北京：人民卫生出版社，2006.

[7]　邓家刚．广西海洋药物．南宁：广西科学技术出版社，2008.

[8]　邓家刚，侯小涛，郝二伟．海洋中药学．南宁：广西科学技术出版社，2018.

[9]　方广．丹溪心法附余．王英，曹钒，林红校注．北京：中国中医药出版社，2015.

[10]　方文才．食药本草．昆明：云南科技出版社，2017.

[11]　高士贤，戴定远，范勤德，等．常见药用动物．上海：上海科学技术出版社，1984.

[12]　高士贤．中国动物药志．长春：吉林科学技术出版社，1996.

[13]　葛洪．肘后备急方．汪剑，邹运国，罗思航整理．北京：中国中医药出版社，2016.

[14]　龚廷贤．鲁府禁方．田代华，田丽莉，何敬华点校．天津：天津科学技术出版社，2000.

[15]　龚廷贤．万病回春．张效霞整理．北京：人民卫生出版社，2007.

[16]　何一骏．海味营养与药用指南．广州：广东科技出版社，1990.

[17]　洪遵．洪氏集验方．宋咏梅，张云杰点校．上海：上海科学技术出版社，2003.

[18]　忽思慧．饮膳正要．庄展鑫编译．南京：江苏凤凰科学技术出版社，2017.

[19]　胡濙．卫生易简方．北京：人民卫生出版社，1984.

[20]　华佗．华氏中藏经．古求知校注．北京：中国医药科技出版社，2011.

[21]　华岫云．种福堂公选良方．刘燕君校注．北京：中国医药科技出版社，2012.

[22]　纪加义，赵玉清．山东药用动物．济南：山东科学技术出版社，1979.

[23]　景日昣．《嵩崖尊生书》校注．刘道清，刘霖校注．郑州：河南科学技术出版社，2015.

[24]　可嘉．奇效良方．北京：中国中医药出版社，1995.

[25]　孔庆洛，苏伟庭，张福荣．海洋药物民间应用．福州：福建科学技术出版社，1984.

[26]　寇宗奭．本草衍义．张丽君，丁侃校注．北京：中国医药科技出版社，2012.

[27]　雷丰．时病论．北京：人民卫生出版社，2012.

[28]　李梴．医学入门．田代华，等整理．北京：人民卫生出版社，2006.

[29]　李军德，黄璐琦，曲晓波．中国药用动物志．2 版．福州：福建科学技术出版社，2013.

[30]　李时珍．濒湖集简方．王剑，郑国华辑录．北京：中国中医药出版社，2018.

[31]　李振琼．食疗——药用动物．广州：广州出版社，2001.

[32]　梁廉夫．不知医必要．黄鑫校注．北京：中医古籍出版社，2012.

[33]　林吕何．广西药用动物．南宁：广西科学技术出版社，1991.

[34]　龙柏．脉药联珠药性食物考．苏颖等校注．北京：中国中医药出版社，2016.

[35]　卢荫长．文堂集验方．何惠川撰辑．太原：山西科学技术出版社，1993.

[36]　倪朱谟．本草汇言．郑金生，等点校．北京：中医古籍出版社，2005.

[37]　祁坤．外科大成．上海：上海卫生出版社，1957.

[38] 钱超尘，等 . 金陵本《本草纲目》新校正 . 上海：上海科学技术出版社，2008.

[39] 钱乙 . 小儿药证直诀 . 阎孝忠，郭君双整理 . 北京：人民卫生出版社，2006.

[40] 青岛市中草药手册编写组 . 青岛中草药手册 . 1975.

[41] 沙图穆苏 . 瑞竹堂经验方 . 宋白杨校注 . 北京：中国医药科技出版社，2012.

[42] 尚志钧 . 嘉祐本草辑复本 . 北京：中医古籍出版社，2009.

[43] 沈仲圭 . 新编经验方 . 北京：人民卫生出版社，2012.

[44] 苏颂 . 本草图经 . 尚志钧辑校 . 合肥：安徽科学技术出版社，1994.

[45] 孙方胤 . 丹台玉案 . 竹剑平，欧春，金策校注 . 北京：中国中医药出版社，2016.

[46] 孙思邈 . 备急千金要方校释 . 李景荣，等校释 . 北京：人民卫生出版社，2014.

[47] 孙一奎 . 赤水玄珠 . 周琦校注 . 北京：中国医药科技出版社，2011.

[48] 太平惠民和剂局 . 太平惠民和剂局方 . 刘景源整理 . 北京：人民卫生出版社，2007.

[49] 万表 . 万氏济世良方 . 齐馨，永清点校 . 北京：中医古籍出版社，1991.

[50] 万全 . 万氏秘传外科心法 . 罗田县万密斋医院校注 . 武汉：湖北科学技术出版社，1984.

[51] 汪绂 . 医林纂要探源 . 江凌圳，等校注 . 北京：中国中医药出版社，2015.

[52] 王好古 . 医垒元戎 . 竹剑平，欧春，金策校注 . 北京：中国中医药出版社，2015.

[53] 王怀隐，等 . 太平圣惠方 . 郑金生，汪惟刚，董志珍校点 . 北京：人民卫生出版社，2016.

[54] 王焕华 . 中华食物养生大全 . 广州：广东旅游出版社，2005.

[55] 王肯堂 . 证治准绳 . 北京：人民卫生出版社，2014.

[56] 王璆 . 是斋百一选方 . 刘耀，张世亮，刘磊点校 . 上海：上海科学技术出版社，2003.

[57] 王焘 . 外台秘要方 . 王淑民校注 . 北京：中国医药科技出版社，2011.

[58] 王玺 . 医林类证集要 . 焦振廉，等校注 . 北京：中国中医药出版社，2016.

[59] 王子接 . 绛雪园古方选注 . 赵小青，点校 . 北京：中国中医药出版社，1993.

[60] 危亦林 . 世医得效方 . 金芬芳校注 . 北京：中国医药科技出版社，2011.

[61] 翁藻 . 医钞类编 . 崔为，等校注 . 北京：中国中医药出版社，2015.

[62] 吴谦，等 . 医宗金鉴 . 2 版 . 北京：人民卫生出版社，2002.

[63] 吴瑭 . 温病条辨 . 北京：人民卫生出版社，2012.

[64] 徐春甫 . 古今医统大全集要 . 余瀛鳌，等编选 . 沈阳：辽宁科学技术出版社，2007.

[65] 徐春甫 . 医学指南捷径六书 . 张志斌校注 . 北京：中国中医药出版社，2015.

[66] 薛己 . 校注妇人良方 . 田松，等点校 . 太原：山西科学技术出版社，2012.

[67] 薛铠，薛己 . 保婴撮要 . 李奕祺校注 . 北京：中国中医药出版社，2016.

[68] 严用和 . 重辑严氏济生方 . 王道瑞，申好真重辑 . 北京：中国中医药出版社，2007.

[69] 杨倓 . 杨氏家藏方 . 于文忠，王亚芬，李洪晓点校 . 北京：人民卫生出版社，1988.

[70] 杨卫平，夏同珩 . 特色中草药及配方 . 贵阳：贵州科技出版社，2016.

[71] 姚俊 . 经验良方全集 . 陈湘萍，由昆校注 . 北京：中国中医药出版社，1994.

[72] 叶橘泉 . 叶橘泉现代实用中药 . 北京：中国中医药出版社，2015.

[73] 叶橘泉 . 叶橘泉食物中药与便方 . 北京：中国中医药出版社，2013.

[74] 叶廷器 . 世医通变要法 . 徐光星，魏丽丽校注 . 北京：中国中医药出版社，2015.

[75] 叶显纯，金岚，吴燕芳 . 中国传统补品补药 . 上海：上海科学技术文献出版社，1991.

[76] 佚名 . 急救仙方 . 周永林点校 . 上海：上海涵芬楼影印正统道藏本 .

[77] 虞抟.医学正传.熟瑞华,等点校.北京:中医古籍出版社,2002.

[78] 张景岳.景岳全书.李玉清,等校注.北京:中国医药科技出版社,2011.

[79] 张时彻.摄生众妙方.北京:中医古籍出版社,1994.

[80] 张锡纯.医学衷中参西录.太原:山西科学技术出版社,2009.

[81] 张仲景.桂林古本伤寒杂病论.张树生点校.北京:中国中医药出版社,2014.

[82] 张仲景.金匮要略.何任,等整理.北京:人民卫生出版社,2005.

[83] 张子和.儒门事亲.邓铁涛,等整理.北京:人民卫生出版社,2005.

[84] 长春中医学院革命委员会.吉林中草药.长春:吉林人民出版社,1970.

[85] 赵佶敕.圣济总录.王振国,杨金萍主校.北京:中国中医药出版社,2018.

[86] 管颂声.跌损妙方·救伤秘旨·救伤秘旨续刻 校释.韦以宗校注.上海:上海科学技术出版社,1988.

[87] 赵学敏.本草纲目拾遗.2 版.北京:中国中医药出版社,2007.

[88] 甄权.古今录验方.谢盘根辑校.北京:中国医药科技出版社,1996.

[89] 甄权.药性论·药性趋向分类论(合刊本)辑.合肥:安徽科学技术出版社,2006.

[90] 中国科学院四川分院中医中药研究所.四川中药志.成都:四川人民出版社,1960.

[91] 中国人民解放军海洋后勤部卫生部,上海医药工业研究院.中国药用海洋生物.上海:上海人民出版社,1977.

[92] 国家药典委员会.中华人民共和国药典[S].一部.北京:中国医药科技出版,2020.

[93] 周仲瑛,于文明.中医古籍珍本集成(方书卷)仁斋直指方论.长沙:湖南科学技术出版社,2014.

[94] 朱棣,等.普济方.北京:人民卫生出版社,1959.

[95] 朱良春.朱良春虫类药的应用.北京:人民卫生出版社,2011.

[96] 朱震亨.丹溪心法.王英,等整理.北京:人民卫生出版社,2005.

中文索引

A

鹌鹑 / 081

B

百花锦蛇 / 134
斑蝥 / 193
蚌肉 / 015
鲍鱼 / 039
壁虎 / 021
鳖甲 / 053

C

蝉蜕 / 001
蛏壳 / 018
刺猬皮 / 204

D

淡菜 / 040
地龙 / 152
对虾 / 094

E

阿胶 / 068

F

蜂蜜 / 049
蜂乳 / 077

G

干贝 / 037
鸽子 / 082
蛤蚧 / 099
蛤壳 / 187
狗宝 / 028
狗鞭 / 110
狗骨 / 143
龟甲 / 055
龟甲胶 / 058

H

海参 / 032
海龙 / 089
海马 / 091
海螵蛸 / 216
海蛇 / 140
海星 / 208
海蜇 / 007
蚝豉 / 042

禾虫 / 114
合浦珍珠 / 145
河虾 / 097
河蟹 / 211
花胶 / 070
滑鼠蛇 / 137
黄颡鱼 / 179
灰鼠蛇 / 133

J

鸡睾丸 / 079
鸡内金 / 227
鲫鱼 / 177
江珧柱 / 035
僵蚕 / 155
金环蛇 / 128
金钱白花蛇 / 125
九香虫 / 111

K

蛞蝓 / 008

L

鲤鱼 / 175

龙虱 / 224
龙虾 / 096
蝼蛄 / 173
鹿鞭 / 109
鹿角 / 102
鹿角胶 / 105
鹿角霜 / 225
鹿筋 / 142
鹿茸 / 107
螺蛳壳 / 183

M

马宝 / 027
马鬃蛇 / 118
蚂蚁 / 116
虻虫 / 202
牡蛎 / 147

N

泥鳅 / 016
牛黄 / 157

Q

蕲蛇 / 120
青蛙 / 180
青蟹 / 210
全蝎 / 160

S

三索锦蛇 / 138
桑螵蛸 / 218
沙虫 / 031
鲨鱼肉 / 087
鳝鱼 / 046
蛇胆 / 024
蛇蜕 / 167
蛇油 / 139
麝香 / 169
石决明 / 150
水牛角 / 005
水蛇 / 135
水蛭 / 190

T

弹涂鱼 / 075
塘鲺 / 048
田螺 / 013
土鳖虫 / 213

W

瓦楞子 / 206
蜗牛 / 011
乌鸡 / 061
乌鳢 / 182
乌梢蛇 / 123

蜈蚣 / 163
五倍子 / 221
五灵脂 / 199

X

蚬壳 / 185

Y

鸭肉 / 063
鸭血 / 064
眼镜蛇 / 130
眼镜王蛇 / 132
燕窝 / 059
羊角 / 165
羊肉 / 085
羊血 / 052
鱼油 / 197
原蚕蛾 / 078

Z

章鱼 / 044
蟑螂 / 196
鹧鸪 / 084
猪胆粉 / 003
猪血 / 065
竹蜂 / 020
竹鼠 / 067